传承中医养生精华

展示当代保健新知

健康人生快乐百年

第3版

主　笔　马有度

特邀作者　　刘正才　宁蔚夏　蒲昭和

张子平　楼绍来　马肇禹

冯涤尘　陈国华　郑家本

郑邦本　李坤吉　熊永厚

田维君　张小华　郑　丽

漆　敏　徐亚华　马红玲

王爱琴

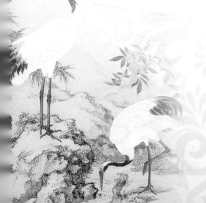

重庆大学出版社

图书在版编目（CIP）数据

健康人生　快乐百年/马有度著.—3 版.—重庆：
重庆大学出版社，2017.3（2022.5 重印）
ISBN 978-7-5689-0428-5

Ⅰ.①健…　Ⅱ.①马…　Ⅲ.①保健—普及读物　Ⅳ.
①R161-49

中国版本图书馆 CIP 数据核字（2017）第 037194 号

健康人生　快乐百年
（第 3 版）
马有度　著

责任编辑：马　宁　　版式设计：马　宁
责任校对：贾　梅　　责任印制：张　策

*

重庆大学出版社出版发行
出版人：饶帮华
社址：重庆市沙坪坝区大学城西路 21 号
邮编：401331
电话：（023）88617190　88617185（中小学）
传真：（023）88617186　88617166
网址：http://www.cqup.com.cn
邮箱：fxk@cqup.com.cn（营销中心）
全国新华书店经销
重庆俊蒲印务有限公司印刷

*

开本：720mm×1020mm　1/16　印张：28　字数：358 千　插页：16 开 4 页
2017 年 3 月第 3 版　　2022 年 5 月第 13 次印刷
ISBN 978-7-5689-0428-5　定价：49.00 元

主笔简介

马有度，男，回族，祖籍湖南邵阳，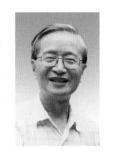
1937年出生于北京。1962年成都中医药大学
首届毕业生，重庆医科大学教授、主任医师。
国务院特殊津贴专家，科普作家，全国科普
先进工作者，全国首席中医健康科普专家，
全国中医药文化建设先进个人，重庆市优秀
科技工作者，重庆市促进中医发展先进个人，重庆市首届十
佳写书人。历任中华中医药学会常务理事、中华中医药学会
科普分会主任委员、重庆市中医药学会会长、重庆市教育工
会副主席、重庆市科学技术协会常委、重庆市政协委员。现
任世界中医药学会联合会养生专业委员会首席学术顾问、澳
门中国中医药文化研究促进会资深专家咨询委员会副主任委
员、重庆市中医药学会名誉会长、《实用中医药杂志》《大
众医学》专家顾问团顾问、《世界中医药》《中医杂志》编委。

马教授一贯奉行"一手抓科研，一手抓科普"，荣获国
家教委科技进步奖、四川省中医药科技进步奖、重庆市科技
进步奖。发明安眠新药"复方枣仁胶囊"、止咳新药"麻芩
止咳糖浆"。独著、主编《感悟中医》《医方新解》《中国
心理卫生学》《中医心悟感言》《重庆名医证治心悟》等20

余部著作。《中国心理卫生学》获四川省中医药科技进步奖，《方药妙用》获中华中医药学会学术著作奖，《医方新解》被日本同类著作《中医处方解说》列为第一部中国原著参考书，《中医精华浅说》由台湾知音出版社用繁体字出版向海外发行，《医中百误歌浅说》《自学中医阶梯》等著作深受读者欢迎。先后出版《家庭中医顾问》《健康奥秘》《大众养生妙法》《健康人生快乐百年》《奇妙中医药——家庭保健顾问》《名老中医马有度趣谈养生保健》《走好中医科普路》等科普著作。《家庭中医顾问》获全国优秀科普作品奖、高士其科普基金奖，并译成日文在《汉方研究》连载，台湾牛顿出版公司出版该书繁体字版向海外发行。《健康人生快乐百年》一版再版，重印7次，获全国中医药优秀科普著作一等奖。《奇妙中医药》4次重印，先后荣获中华人民共和国成立60周年中医药科普图书著作一等奖、重庆市科技进步二等奖。《名老中医马有度趣谈养生保健》4次重印，评为2013年优秀畅销书，《走好中医科普路》还荣获世界华人科普佳作奖。

马教授从事中医医疗工作50多年，经验丰富，疗效显著。主攻中医内科、妇科、皮肤科，对胃肠病、咳嗽病、虚损症、失眠症及皮肤病有专题研究。

《世界传统医学杰出人物》《中国当代中医名人志》《感悟中医》《中医成功之路》《名老中医之路续编》《走好中医路——五十年脚印》《走好中医科普路》录入其从事中医药临床、教学、科研、科普的成就和传承创新中医药的感悟。

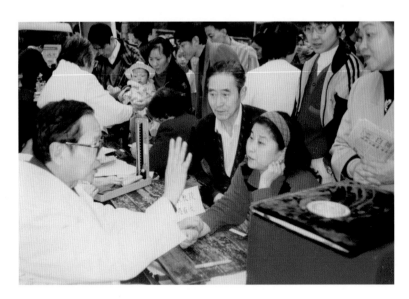

马有度主任医师热情接诊病人，望、闻、问、切，一丝不苟，辨证施治，特别注意与病友亲切交流，治养结合。

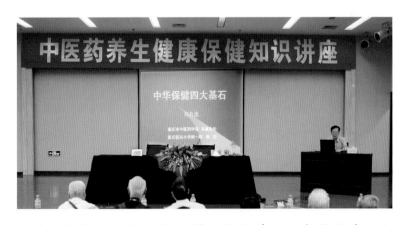

马有度教授十分热心中医药文化科普，以中华保健四大基石为主题，在北京、南京、武汉、成都开展健康科普大讲堂，更在重庆进机关，进学校，进社区，进农村，深受欢迎。

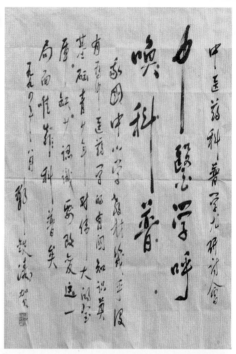

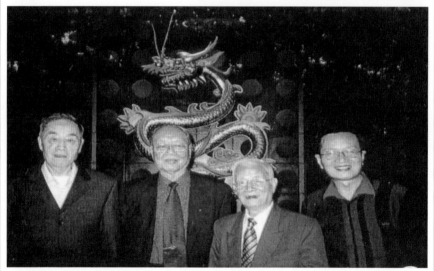

马有度向国医大师邓铁涛（右二）、朱良春（左二）、任继学（左一）请教后，取得共识：一手抓诊疗，一手抓教学，一手抓科研，一手抓科普。

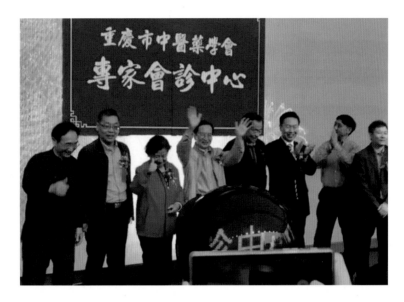

中医院士、大师、名家热烈祝贺重庆市中医药学会专家会诊中心和重庆市中医专家门诊部落户重庆铭医堂医院。

从左至右：马烈光、余曙光、刘敏如、马有度、石学敏、陈涤平、安昫、阮岩。

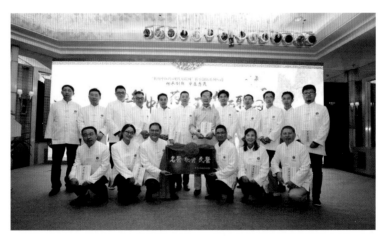

名老中医马有度教授传承工作室，汇聚知名度高的名医、深明医理的明医，全心为民的民医。传承中医精气神，传播人间真善美，造福民众康寿乐。

致读者

亲爱的读者朋友：

    您好！

    生命因为健康而美丽，生活因为快乐而幸福。以人为本，健康第一，自我调养延年寿，自我陶冶享快乐，赢得幸福的金钥匙就在我们自己的手中。这就是我们要大力倡导的生存智慧、生命质量的新理念。

    为了推动大众不断增强自我保健意识，自觉学习自我保健知识，坚持实行自我保健措施，大力推进科学、文明、健康的生活方式，这本《健康人生　快乐百年》应运而生。

    读者朋友，当您见到这本读物的时刻，我们的缘分也就从此开始，也许您是尊敬的长者，也许您是年轻的朋友，希望我们都能娓娓谈心，共话生存智慧，共同探讨养生之道。

    养生之道，就是研究怎样保养生机的道理，探讨怎样维护健康的办法。我国传统养生，强调怡情养生、饮食养生、动静养生、起居养生，都是维护健康的养生妙道。当代世界保健，强调合理膳食、适量运动、戒烟限酒、心理平衡，都是维护健康的保健要道。本书在探讨**生存智慧**之后，着重推出**健康奥妙**，介绍这些养生妙道，讨论这些保健要道，给您一把金钥匙，引入健康殿堂的大门。

    长寿诀窍，提纲挈领，简明扼要，是经验的总结，智慧的结晶。本书介绍这些长寿诀窍，使您印象深刻记得牢，而要真正获实效，典型引路不可少。因此，本书又推出**寿星访谈**，把鲜活的经验、生动的实例展现在您的面前，给您启迪，供您借鉴，助您走上健康长寿的幸福大道。

    要健康，要长寿，更要快乐；康而寿是幸福，康乐寿更幸福。所以本书特别推出**快乐法宝**，既有古代的述齐斋十乐、高桐轩十乐，又有现代的休闲养生十六乐，但愿有助诸君达到"健康、长寿、快乐"这人生幸福的最高境界。

寻医要知路，问药有诀窍，本书特别推出**寻医问药**，为广大家庭作医药向导，为男女老少作治病顾问，不仅提醒大家切莫步入寻医问药的误区，而且详细介绍感冒、咳嗽、胃痛、便秘、月经不调、痛经、更年期综合征、忧郁症、乙型肝炎等常见病症的防治知识。

冠心病、高血压病、糖尿病、肥胖症、癌症是使人痛苦、折人寿命的杀手，是危害人生幸福的拦路虎。对于这些病症，当然重在预防，而一旦患病，又贵在治得早、康复好。本书**警惕杀手**的推出，给读者诸君防病、治疗、康复提供帮助和参考，以便尽量减少病症的痛苦，多多体验康复的快乐。

医药趣话，放在本书的最后，其中既有养生保健、治病用药的实用知识，又有生动的趣闻故事。希望您能读得轻松，读得愉快，读出自己康寿快乐的办法来，这样我就心满意足了，说明我们确实有缘分，确实是心灵相通的朋友！

马有度

2017 年 1 月

健康宝典　精彩实用

世界卫生组织总干事中岛宏先生有一句名言："许多人不是死于疾病,而是死于无知。"

知识使人健康,知识使人长寿,知识使人快乐。为了面向大众普及养生保健、防病治病的知识,《健康人生　快乐百年》欣然问世。

本书传承中华养生文化精华,展示当代世界保健新知,既讲医学道理,又讲人生哲理;既大力倡导生存智慧、生命质量的新理念,又大力推进科学、文明、健康的生活方式。

本书强调**"健康第一"**、**"防重于治"**,强调健康教育要从娃娃抓起,青年人要尽快走出忽视保健的误区,中老年人的养生保健更要切实从现在做起。

本书作者用事实说话,用数据说话,用心灵与读者沟通,以例示人,以情动人。2004 年初版、2007 年第 2 版以来,中央人民广播电台、《中国保健》等 40 几家传媒纷纷报道,先后重印 7 次,深受读者欢迎,赢得专家好评,著名医学专家程天民院士高度评价:**"这是一本难得的优秀科普读物,十分珍贵的养生保健指南。"**

为了与时俱进,精益求精,作者倾注心血,修订更新,隆重推出第 3 版,新版更加充实,更加鲜活,更加引人入胜。

新版对第 2 版**生存智慧、健康奥妙、长寿诀窍、寿星访谈、快乐法宝、寻医问药、警惕杀手、医药趣话**八大板块全面补充。还特别在开篇之前以"健康人生感悟""中华养生感悟"作引导,精彩实用,新颖有趣,给人启迪。这样一来,本书内容更加丰富多彩,实用价值更大,欣赏品位更高,确实是男女老少养生保健的宝书,是送给父母亲朋、单位职工的健康礼品。

本书由著名中医学家、全国首席中医健康科普专家马有度教授主笔,在寿星访谈、寻医问药、医药趣话3个板块中还特邀全国各地科普同道赐稿,又承蒙重庆市科协主席祝家麟教授热情赐序,在此一并致谢!

重庆大学出版社

2017 年 1 月

健康伴你我　科普进万家

——喜读《健康人生　快乐百年》

马有度教授打电话告诉我,他准备写一本关于养生保健的书,而且愿意到重庆大学来为教职工做健康保健知识讲座,我十分高兴。我知道,马教授是全国知名的中医学专家,在中西医研究和养生保健方面建树丰硕。我相信,他写的书一定十分精彩。当重庆大学出版社社长把这本《健康人生　快乐百年》书稿给我,并约我写一篇序言时,我更加欣喜,连夜捧读,先睹为快,读完书稿,拍案叫好,有许多感想,最想说的就是六个字:新颖、实在、有趣。

一看书名,就给人耳目一新的感觉。再看书的目录,鲜明的七大板块,生动的189个小题目,新颖的感觉又深一层。一口气读下去,最吸引我的还是这本书的新理念:一再强调生存的□□的质量;大声疾呼健康是第一位的,要早防亚健康,远□□□疾呼重预防、治未病,谆谆告诫主动预防远胜于被□□□□□终贯穿一条鲜明的主线,就是大力推进科学、文明、□□方式。这是我的第一点感想。

我的第二点感想,就是这本30万字的书很实在。全书内容切合实际,针对当前冠心病、高血压病、糖尿病、肥胖症对健康和生命的威胁日益增大的现实,书中特别推出"警惕杀手"这一板块,深入浅出地讨论怎样防治这四大杀手。不仅如此,为了满足亿万民众渴求健康、长寿、快乐的愿望,全书以大量篇幅,详尽地介绍了世界卫生组织提出的"健康四大基石"。特别是深入挖掘中华医药学中的养生文化精髓,纵观古今,融会中西,古为今用,洋为中用,充分体现出本书"传承中华养生文化精华,展示当代世界保健新知"的鲜明特色。尤为可贵之处是,上海、长沙、武汉、成都、重庆等地许多寿星现身说法式的访谈，活生生的养生经验，琅琅上口的长寿诀窍，快乐多彩的生活情趣，实实在在地展现在我们的面前，给人启迪，供人借鉴。

我的第三点感想，就是这本书文章短小，趣味盎然，不仅"医药趣话"有趣，其他板块也会引起你的浓厚兴趣。作者以生动活泼的文笔，娓娓谈心的方式，既讲医学道理，又讲人生哲理，使你在轻松愉快之中就吸取了许多切实有用的养生保健知识。

最后，我还想说的是：我们要实现全面小康，离不开健康。为了提高全民健康素质，医药卫生科技工作者不仅要奋力开展科学研究，而且要大力加强养生保健、防病治病的科学普及，深入社区，深入乡村，深入亿万家庭。我们科协作为科技工作者之家，理应为医药卫生科技工作者做好服务，理应在健康科普工作中一马当先，为广大民众走进健康科普大讲堂提供方便，使养生保健深入人心，关爱自己，关爱他人，"健康伴你我，科普进万家！"

重庆市科学技术协会主席

祝家麟

2004 年 11 月 18 日

健康人生感悟（一）

——健康四决定

健康决定幸福

健康决定成功

理念决定健康

细节决定健康

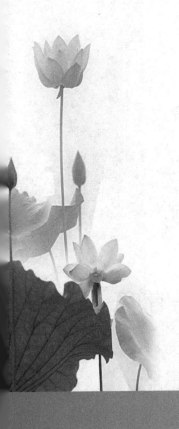

——马有度

健康人生感悟（二）

——做人做事三感恩

做事先做人

做人先感恩

一感父母养育之恩

二感师长教诲之恩

三感朋友扶助之恩

——马有度

健康人生感悟（三）

——三心三情五快乐

三心

待人诚心

奉献爱心

保持童心

三情

注重亲情

珍惜友情

享受爱情

五快乐

心善自乐

知足常乐

助人为乐

工作快乐

休闲享乐

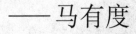

——马有度

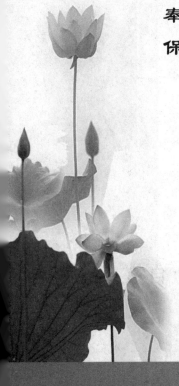

中华养生感悟（一）

养生四有

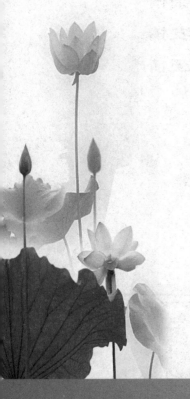

心 胸 有 量

动 静 有 度

饮 食 有 节

起 居 有 常

——马有度

中华养生感悟（二）

养生四贵

怡情养生贵恬静

动静养生贵适度

饮食养生贵平衡

起居养生贵节律

——马有度

中华养生感悟（三）

养生四善

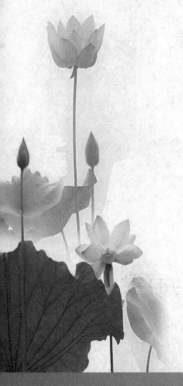

善心　善事　善果　善乐

一颗善心

多办善事

必结善果

共享善乐

——马有度

中华养生感悟（四）

养生四童

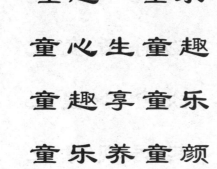

童心　　童趣　　童乐　　童颜

童心生童趣

童趣享童乐

童乐养童颜

——马有度

中华养生感悟（五）

养生五化

心态平和化

动静适度化

饮食合理化

起居规律化

生活多彩化

——马有度

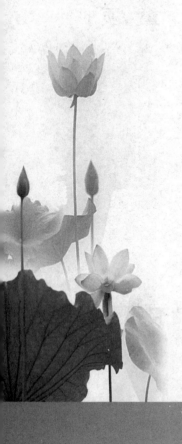

中华养生感悟（六）

养生之本

养生之本　　本于太极
一阴一阳　　阴阳合一

养生之本　　本于正气
驱邪扶正　　藿香正气

养生之本　　本于平衡
身心平和　　阴阳平衡

——马有度

目　录

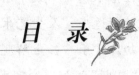

第一板块·**生存智慧**

第二板块·**健康奥妙**

（一）精神调养　心理平衡

（二）饮食调养　合理膳食

（三）动静结合 适量运动

（四）不沾陋习　戒烟限酒

（五）起居有常　环保健康

第三板块·长寿诀窍

（一）长寿歌诀

（二）寿诀概要

（三）寿星感悟

第四板块·寿星访谈

（一）古稀寿星

（二）八旬寿星

（三）九旬寿星

（四）百岁寿星

第五板块·快乐法宝

（一）古代养生十乐

（二）现代养生十六乐

第六板块·寻医问药

（一）医药向导

（二）治病顾问

第七板块·警惕杀手

（一）冠心病

（二）高血压病

（三）糖尿病

（四）肥胖症

（五）癌　症

第八板块 · 医药趣话

（一）医中趣话

（二）药中趣话

（三）花中趣话

（四）草中趣话

（五）食中趣话

（六）康寿趣话

第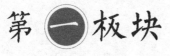板块

生存智慧

Shengcun Zhihui

健康危机　警钟长鸣

健康,是民众幸福的根本;健康,是民族昌盛的基石。现在,生活要"小康",离不开健康;将来,生活要"大康",更离不开亿万民众的健康。个人要健康,家庭要健康,社会尤其要健康。

我们要想尽早实现"全面小康",我们要想尽快奔向"全民大康",不仅要高度重视环境危机,而且要高度重视健康危机。

我们要警钟长鸣,高度警惕各种传染病、流行病的蔓延,大力预防流行性感冒、结核病、乙型肝炎、性病、艾滋病……我们还要高度警惕正在蔓延的高血压病、冠心病、糖尿病、肥胖症、癌症……

慢性病已经成为全世界绝大多数国家成人死亡最主要的原因。

2012 年全球有 5 600 万人死亡,其中 3 800 万人死于慢性病,而中国慢性病死亡人数就占了 860 万之多。我国死亡人口中的首要原因就是心脑血管疾病,每年约 350 万人死于心脑血管病,占死亡人数的 45%。

我国现有慢性病确诊患者 2.6 亿人,其导致的死亡已经占到我国总死亡的 86.6%,导致的疾病负担已占总疾病负担的 70%。慢性病病程长、流行广、费用贵、致残致死率高,是群众因病致贫返贫的重要原因,已经成为我国重大的公共卫生问题,若不及时有效控制,还将带来严重的社会经济问题。

我国已经以非常快的速度进入老龄化社会,截至 2015 年年底,全国 60 岁以上老年人已达 2.22 亿,占总人口的 16.1%。国民平均寿命已达 76.34 岁,但是许多老年人并不健康。一是患病率高,老年人中患慢性病的比例占到了 7 成左右,多数处于带病生存状态,而且有的还同时患有几种疾病。二是活动受限率高,许多老年人行动不便,活动受限,甚至爬坡上坎都感困难。三是残疾率上升,轻者离不开拐杖,重者离不开轮椅,甚至完全瘫痪在床,吃喝拉撒都要别人帮忙。这说明,我国的人均寿命和健康期望寿命还有很大差距,健康期望寿命低于发达国家 10 岁。

中年人的健康状况更不容乐观,大约 7 成中年人存在健康问题,中年人也患"老年病",冠心病在我国"年轻"了 20 岁,老年病正在朝着年轻化的方向发展。

中年人在社会上是中坚,在家庭中是脊梁,工作压力大,家庭负担重,所以亚健康的多,患病的多,死亡率也高。

上海、无锡、深圳等地对 1 197 名中年人的健康状况调查表明:66% 的人入睡困难,睡中多梦;62% 的人经常腰酸背痛;57% 的人记忆力明显衰退;48% 的人爱发脾气,焦虑不安。

中年和老年脑力劳动者的健康状况特别令人担忧。

北京对 1 866 名知识分子体检发现,患高脂血症、高血压病、癌症等病的占 84.6%,尤其是 40~59 岁年龄段高达 90.4%。

重庆对 1 231 名高级人才体检发现,99.35% 的人至少患有一种慢性病。其中男性 48.96% 血脂异常,41.22% 患高血压病。女性39.1% 患宫颈炎,36.32% 血脂异常,23.67% 患高血压病。

调查研究表明,我国 11 个省市高中级知识分子的平均寿命比全国平均寿命要短 10 年。其中 31.48% 死于 40~50 岁,25.48% 死于 50~60 岁。

仅以新闻工作者为例,新闻工作者节奏快、压力大,是亚健康分布密集的人群,因而"过劳死"的危机也很突出。上海 10 家新闻单位调查:新闻工作者死亡年龄高度集中在 40~60 岁年龄段,平均死亡年龄只有 45.7 岁。

青年人的健康状况同样不容乐观,亚健康人群也在增多。随着升学压力和就业压力的增大,年轻学生中的心理健康问题也日渐突出。一项调查表明,存在心理行为障碍的中小学生占 21%~32%,大学生占 16%~25%,近年还呈上升趋势。

儿童的健康状况也绝不能盲目乐观,肥胖症、高脂血症、高血压病、糖尿病早已不是成年人的专利,小儿也得"大人病"。仅以肥胖症为例,从1985年到2015年,我国儿童肥胖从0.13%增加到6.4%,以十倍的速度增长。

由此可见,保健科普、健康教育要从娃娃抓起,中青年人作为社会的中坚,尤其不能忽视,我们必须走出只有老年人才关注健康长寿的误区,何况今天的青年人,就是明天的老年人。

我国的卫生保健事业成就明显,我国的人均寿命2015年已达76.34岁,比解放前翻了一番多,成就来之不易,我们要倍加珍惜。我们尤其要看到,现实的健康危机,客观存在,容不得半点盲目乐观,必须警钟长鸣,唤起全社会的高度关注,人民政府要更加重视,人民群众要更加努力,人人都从自己做起,人人都从今天做起。

(马有度)

英年夭折　触目惊心

科教精英何勇教授,年纪轻轻,已是浙江大学的博士生导师,正值事业发展的黄金时段,却不幸病逝,年仅36岁。

经营高手王均瑶,十几年时间就聚集了几十亿资产,事业如日中天,却身患肠癌,告别人间,年仅38岁。

影视明星傅彪,演技高,人品好,塑造的银幕形象,生动感人,可惜被肝癌夺去了性命,年仅42岁。

积劳成疾,英年夭折,屡见不鲜,近年来,突然猝死的悲剧,更是屡见报端。

表面上看来,猝死好像是事出"偶然",实际上,猝死确有其"必然",谁也不会好端端就无缘无故告别人间。要么是早已埋下的隐患未被发现,要么是思想上没有警惕,行动上没有防范。之所以如

6

此，都是因为缺乏"重预防、治未病"的理念。不珍惜健康，必然丧失健康，不珍爱生命，必然夭折丧命。

《海南日报》的优秀记者甘远志，日夜忙于工作，从来没有在晚上9点以前吃上晚餐，终于过劳猝死，年仅39岁。他的爱妻哭诉道："搞不完的采访，写不完的文章，终于淹没在文字的海洋，在采访途中猝然死亡。"

我国香港地区一名身体健壮、不沾烟酒的26岁男子，在一家电脑公司工作，同时在夜间兼读硕士课程。由于工作、学习压力过重，每天只睡4个小时，身心长期处于过度疲劳状态，最终在办公室里突然死亡。

深圳一名34岁的男子，在一家大酒店宴席厅里突然猝死。他是一家公司的销售部经理，他拼命工作希望尽快实现自己的三个人生目标：一是100万元存款，二是一栋花园别墅，三是一辆本田轿车。然而，这"三个一"的目标一个也未达到，却提前得到了一张"心肌梗死"的死亡证明。

北京医院的医学博士郑建国，十分敬业，特别勤奋，诊治病人忙，科学研究忙，长期过着天天都在加班的日子。去世前一天人就不舒服，还是勉强坚持工作，晚上8点才到家，匆匆晚饭后又坐在电脑前赶写稿子。妻子催他赶快休息，但是岳母凌晨3点发现他仍然在电脑前写东西。中午12点终于完稿发出去，晚上更觉不舒服，但第二天一起床又赶新的稿子，就连午餐也是在电脑桌上吃的，到了下午，他感到极度疲乏，身体突然缩成一团，在送往医院的急救车上就永远地走了：心源性猝死。他妻子回忆从美国归来时，郑建国到机场接她，在回家路上对她说的第一句话就是："放心吧，我终于熬出来了！"可惜，他最终并没有熬出来，而是正当英年40岁就永远离开了年轻的妻子和3岁的女儿！许多人不禁长叹：他是累死的，实在想不到……

内地有一位白领，表面看来身体健康，也没有发现什么疾病，于是,她每天连轴转地拼命工作。有一天,就在洽谈好一笔生意激动地握住对方之手时,心脏病猝发,抢救无效,告别人世,年仅 36 岁。

国外有一位医学专家,十分注意饮食,不嗜烟酒,也爱好运动,但他却忽略了一个更为重要的健康要素:劳逸适度,心理平衡。强烈的事业心,使他终日处于高度紧张的快节奏生活状态。有一次,他急需参加一项早已约好的重要科研活动,可是就在飞机即将起飞之际,突然天降暴雨,航班一延再延,弄得他心情紧张,焦急万分,心烦至极,长期过劳埋下的祸根,终于在此时此刻突然爆发,悲剧发生,心脏病猝死,永离人间。

这些案例,触目惊心,英年夭折,实在令人惋惜。我们一定要随时提醒自己:维护健康,关爱生命!

(马有度)

早防亚健康　远离过劳死

现代生活的节奏日益加快,竞争的压力越来越大,许多人出现种种不适的症状:身体疲乏,腰酸背痛,头昏头痛,失眠多梦,记忆衰退,焦虑烦躁,食欲不佳,精神不振。但到医院去做健康体检,又没有特殊的异常发现,下不了具体的疾病诊断。这种既不是健康人也不是病人的中间状态,就是西医通常所说的"亚健康"。而对中医而言,这些人已经是脏腑功能失调的虚证病人,应该及时调理,进行治疗。

亚健康的主要表现有"一多三少":一多指疲劳多;三少指三种减退,即活力减退、反应能力减退和适应能力减退。

世界卫生组织的一项全球性调查表明:按现代西医学的标准,真正健康的人只占 5%,患有疾病的人也只占 20%,而多达 75% 的人则处于亚健康状态。亚健康人群在许多国家和地区都呈上升趋势,我国北京、上海、广州的初步调查表明,有 73% 左右的人群处于亚健康状态。

调查显示:从事脑力劳动的办公族是过度疲劳的高危人群,30~45 岁的人群面临工作和家庭各方面的压力,最容易过劳。其次是 18~25 岁的人群,他们面临读书和就业的压力,是过度疲劳的第二大人群。

亚健康人群正在扩展,特别是从事科技、新闻、广告以及公司白领、公务员、演艺人员、出租车司机行业者都是亚健康分布的密集人群。这些人群出现问题的关键就在于"透支健康"。中国医师协会等单位的一项调查表明"透支健康"最为突出的有以下十大行业:计算机、媒体记者、证券、保险、出租车司机、交警、销售、律师、教师。

上海社科院亚健康研究中心调查,有近 75% 的都市人处于亚健康状态,被"黄牌警告"。如果仍然长时期超负荷作业,就会疾病缠身,甚至危及生命,被"红牌罚下"!

亚健康状态,并非一朝一夕就得来,而是日积月累逐渐形成的。在中青年人群中,这种状态特别突出。因为他们自恃年轻体壮,形成一种"再劳累,只要睡一觉又精力充沛"的思维定式,为了事业的成功、职位的晋升、钱财的积聚,工作起来接二连三连轴转。他们的奋斗目标又往往定得过高,他们的个性又过分追求完美,为使自己长期立于不败之地,所以工作起来更是不分昼夜,没有节奏,没有弹性,整个身心经常处于紧张状态,长期承受过大的精神压力。面对这沉重的压力,他们往往又采取不正确的方式去"减压",嗜烟、打牌、泡酒吧,讲究过瘾要足,仍然是通宵达旦,毫无节奏。这种工作上拼命,娱乐上玩命,是典型的透支健康,透支生命。随着职位的升高,存款的增多,事业的蒸蒸日上,他们对健康的负债也就日益增多,亚健康状态也就找上门来。

有些人已经处于亚健康状态,仍然不减缓自己的精神压力,仍然不改变烟酒多、运动少这种不良的生活方式,于是免疫力更加低下,体内的"防卫军团"涣散,不仅容易感冒,高血压病、冠心病、糖尿病,甚至癌症也更容易发生。处于亚健康状态的人,患病的几率要比健康人高出 3 倍以上。

由亚健康状态演变成病人,已感身心诸多不适,但因公务缠身,还是硬着头皮把不适顶回去。久而久之,最容易引起"过劳死",也就是长期过度疲劳而诱发的突然死亡,所以又称"过劳猝死"。

之所以猝死,当然有其直接死因,诸如冠心病心肌梗死、脑溢血等。最容易被人忽略的就是没有症状的隐性冠心病,平时病人的病状被隐蔽,一般的体检和心电图不易发现,一旦过劳诱发,常常措手不及,以致突然猝死。

由此可见,长期的身心紧张,过度疲劳,使健康人演变成亚健康人,使亚健康人演变成慢性病人,过度劳累又诱发突然猝死。因此,我们一定要高度警惕:早防亚健康,远离过劳死!

(马有度)

工作美丽　健康第一

人要生活,当然离不开工作。热爱生活,首先就要热爱工作。即使面对平凡的日常工作,只要有一份热心,就能感受一份情趣。一旦完成某项重要的工作,一种成功的满足感,便会油然而生,更富乐趣。

通过工作,献身于自己热爱的事业,建设自己的祖国,造福自己的父老乡亲,带给别人生活以快乐,自己也从中体验到建设和创造的欢乐。处于这种积极心态的人,工作不再仅仅是谋生的手段,而且是体验成功快乐的享受,工作也就变得特别美好亮丽。著名女作家陈学昭有一句名言:"工作着是美丽的!"成就卓著的学者型企业家沈坚白博士也深有体会:"做自己感兴趣的事情,做自己喜欢的工作,这比专门去休闲还要快乐!"

把工作当成美丽来欣赏,把工作当成乐趣来享受,工作就成为促进健康的灵丹,工作就成为延年益寿的源泉。

中医骨科名医张时奎94岁高龄仍然兴致勃勃地为病人治伤接骨,他深情地说:"医生的天职就是治病救人,治好病人,就是我最大的快乐。"苏联95岁的寿星马列耶夫也深有体会:"为了活得长久,应该多做工作。工作,是生命的源泉啊!"

热爱工作,努力工作,又善于工作,确实是"生命的源泉";如果工作不讲节奏,甚至疯狂工作,就不再是生命的源泉,而是致人死命的杀手。

当今现实有一个极大的误区,许多中青年人面对激烈竞争的压力,心态日益浮躁,甚至以"40岁前拼命赚钱"为理念,不分昼夜,不要公休,工作没有止境,工作的尽头还是工作,如此为工作拼命,日久天长,这没有节奏、缺乏弹性的"残酷工作"就会要你的命。中年夭折早已屡见不鲜,青年因过劳而猝死,近年也常见报端。

有些人虽然打拼到40岁以后,事业有成,钱财甚丰,然而早已未老先衰,病痛缠身,甚至不得不在病床上苦苦挣扎,尽管大把大把的钱财投向医院,仍然无法挽回生命,呜呼! 英年丧生! 这些人直到临死之前才后悔,为何不早点注意健康,珍爱生命?!

有些人经过医生救治,死里逃生,生命虽然保住,但生命的质量已经很差。因为年纪轻轻就提前得"老年病",要想事业大发展,已经力不从心;病痛缠身,钱财再多,也很难开心。钱财买不来健康,钱财更买不回生命,这时才后悔,当初何苦那样拼命呢? 有人曾经意味深长地讲过:"世界上有两样东西,只有当你失去之后才会真正体验到它的可贵。这两样东西就是健康和青春。"

历史的经验值得借鉴,现实的教训必须总结。我们一定要记住法国医学博士范阿肯的一句名言:"只要有钱,就可以买到你想要的一切,但有一样东西你买不到,这就是健康。"所以,我们一定要懂得健康人生的哲理,一定要树立生存智慧的理念:工作美丽,健康第一!

(马有度)

劳逸有度 康乐寿长

春秋战国时期,一个旧历年底,孔子的学生子贡到民间去考察祭神活动。回来以后,孔子问他:"子贡,你看民间的祭神活动搞得如何? 有什么感受?"子贡回答说:"老百姓祭神活动的场面可热烈哩! 有唱歌的,有跳舞的,还有喝得醉醺醺的,真是热闹极啦!"

紧接着,子贡反问孔子:"他们为什么非要这样狂欢不可呢?"孔子是这样回答的:"老百姓从早到晚,天天劳动,难得闲暇,很少娱乐。他们借这祭神活动的机会娱乐一番,这里边蕴含着很深刻的道理。要知道,叫老百姓只劳不逸,像周文王、周武王这样的明君是不会这么做的。当然,叫老百姓只逸不劳,他们同样不会这么做的。这就如同弓弦那样,张弓是为了射箭,放箭以后弦也随之松弛。让老百姓的生活一张一弛,有劳有逸,这就是周文王、周武王的治国之道啊!"

一张一弛,对文王、武王来说,是他们的治国之道,所谓"一张一弛,文武之道"。对老百姓来说,一张一弛,有劳有逸,则是他们的养生之道。心神不可不用,而且越用越灵,勤用心神,喜欢思考,是顺乎自然、合乎生理、有益于身心健康的。许多勤用心神,喜欢动脑筋的人,直到稀世之年,仍然能够老而不衰、神清智聪就是证明。

然而,心又不可过思,神又不可过用。思太过则伤,神过用则废。如果整天心思不断,长期用神过度,就会导致精气衰竭。《医述养生》打了一个生动的比喻:"人身之精气如油,神如火,火太旺则油易干,神太用则精气亦竭。"

的确,人的大脑就像一架极为精密的机器。机器久置不用,就会生锈,运转不灵。但机器运转一定时间,又需停歇,加以保养。如果不注意保养,只是一味地加大油门,开足马力,拼命运转,必然磨损过度,也会运转不灵,终致提前报废。

西南交通大学外语学院一位22岁的学子,在紧张的学业之外,又同时承担三份兼职,不分昼夜,没有假日,终因长期过劳而突然死亡。这一案例足以引起"拼命三郎"的警惕:"只劳不逸拼命蛮干的结果往往是年纪轻轻就过劳丧命!"

现代生活的节奏越来越快,生活的压力也越来越大,人们往往要花两倍三倍的努力才能取得成功。人的精神压力过重,又不能放松,时间一长,就会形成慢性疲劳综合征。

此时还不注意,轻则降低生活质量,重则导致身心疾病,甚至造成过劳死的悲剧。所以,已经处于过度疲劳状态的人,必须控制工作和学习的时间,而且务必忙中休闲,娱乐游戏,体育锻炼。

值得注意的是,有的人工作起来拼命干,娱乐起来又拼命玩,喝酒玩牌,通宵达旦,说是为了酣畅休闲,实则更加加重身心负担,必然患病提前,衰老提前,死亡提前。

还有一些人,对事业无追求,工作懒散,只图安逸,只讲游玩。这种游戏人生,只逸不劳,也必然损害健康,使人生病,促人早衰,催人短命。俄罗斯兹马诺夫斯基博士在著名的"健康公式"中明确指出与健康成反比的第一项危险因素就是"懒惰"。德国医生戈费良进而强调:"世界上没有一个懒人可以长寿。"的确,过劳伤人,过逸同样害人,孔子在《孔子家语》中早就强调指出:"逸劳过度者,疾共杀之。"当然,在现实生活中,过劳夭折越来越多,更应当引起全社会的高度警惕!

有张要有弛,有劳要有逸。长年没有节奏地拼命忙碌,这就好像是"慢性自杀"。不少才华横溢的优秀人才,英年早逝,实在可惜。原因之一,据说是为了事业,顾不上照顾身体。然而,为了事业,更要身体健康。而且,只有健康长寿,才能多做事,多创业。语言大师叶圣陶有句名言:"多活些年,多做些事。"而要健康长寿,就必须讲究养生之道:一张一弛,有劳有逸!

要健康,要长寿,生活还要美好,人生更要快乐。过劳过逸难康寿,过劳过逸不快乐,要想康寿又快乐,劳逸必须巧结合。奉劝诸君一句话:"劳逸有度,康乐寿长!"

重预防　治未病

大千世界,以人为本;人生幸福,健康为本;维护健康,防病为本。

对待疾病,首重预防,从源头上去治理,这就抓住了要害,抓到了根本。

早在2 000多年前,我们的圣人先贤早已警钟长鸣。《黄帝内经》大声疾呼:"圣人不治已病治未病,不治已乱治未乱,夫病已成而后药之,乱已成而后治之,譬犹渴而穿井,斗而铸锥,不亦晚乎?!"

说得多么好啊!疾病已经形成才去治疗,动乱已经形成才去治理,这就好像口渴了才去挖井,开战了才去制造武器,那不是太晚了么?!所以,只有在疾病还未形成之前就预先防止,那才是最好的办法,正如清代名医陈根儒所说:"防之已然,防之未必能止;不如防其未然,使不能传之。"

对传染病、流行病要尽早预防;对慢性疾病,即使在身体安康的时候,也要提醒自己早加预防,唐代名医孙思邈说得好:"常需安不忘危,预防诸病。"

圣人先贤"重预防、治未病"的指导思想,是维护健康最为重要的理念,是人类生存智慧最为突出的体现。面对当今的现实和面向人类的未来,都具有十分重要的战略指导意义。

放眼当今世界,流行性感冒、乙型肝炎这些流行病、传染病正在严重威胁我们的健康,脑中风、心肌梗死这些杀手正在夺去我们的性命。

大敌当前,怎么办? 根本的办法,就是加强预防,尽早预防,全民动员"治未病"。

怎么预防? 一方面,讲究卫生,改善环境,研制疫苗,加强群体预防;另一方面,讲究养生,保护精气神,扶正祛邪,注重个体预防。

讲究养生,正气强盛,即使流行病袭来,也可以减少发病;即使患病,病情也轻,康复也快。

讲究养生,身心协调,许多慢性疾病也就难以发生。

世界卫生组织的研究表明,只要实行科学、文明、健康的生活方式,做到"合理膳食、适量运动、戒烟限酒、心理平衡"这十六个字,高血压病可以减少55%,脑中风可以减少75%,糖尿病可以减少1/2,癌症可以减少1/3,寿命就能延长10年。

看病难,看病贵,这是广大民众极为关注的热点。解决这个问题,固然要靠完善医疗改革,改善医疗服务,但要根本解决问题,还是要靠预防:"预防为本,预防第一"。人民政府"重预防",加大投入措施强;人民大众"治未病",注重养生保健康。在预防保健上投入10元钱,至少节省医药费100元,节省抢救费1 000元、10 000元……

健康投资,是最为划算的投资。世界卫生组织与我国卫生部在北京联合发布全球报告的标题就是《预防慢性病——一项至关重要的投资》。更为重要的是,我们大家都要行动起来,人人懂得"重预防",个个都来"治未病",自己就能少痛苦,家庭就能多幸福,社会就能更和谐。在此奉上一首《养生防病智慧歌》:

看病难来看病贵

养生防病大智慧

大大节省医药费

自己身心少受罪

家庭亲人少拖累

和和谐谐好社会

（马有度）

身心健康　道德健康

健康，是人生幸福的基石；健康，是人生成功的本钱。为了幸福，为了成功，切莫忘记关爱健康，维护健康。

要想健康，首先就要弄明白究竟怎样才叫健康。

有人说，没有病就叫健康，这种看法不全面。有人说，身体好就叫健康，这种看法也不全面。

真正的健康，至少要符合三条标准。世界卫生组织（WHO）将健康概括为这样一句话："健康就是身体上、心理上和社会适应上的完美状态。"后来，进一步的研究表明，只符合以上三条标准，并不完美，还必须再加上一条重要的标准——道德健康。

笔者认为，真正完美的健康，应当包括五条标准：（1）身体健康；（2）心理健康；（3）道德健康；（4）顺应自然；（5）适应社会。用一句话来概括：**健康就是身体健康、心理健康、道德健康、顺应自然、适应社会的完美状态。**

这些新理念，在我国传统的中华养生文化中早有深厚的渊源。下面仅以道德养生为例，古为今用，洋为中用，谈谈道德健康这个十分重要的理念。

春秋战国时期，儒家大师孔子就已明确指出智者寿、仁者寿、德者寿,还特别强调说:"大德必得其寿。"

我国第一部医学经典《黄帝内经》以及后世医家在讨论养生延寿的时候,几乎无不强调道德养生。

万全在《保命歌括》中就强调:"心性纯正,以养此身。"

晋代养生家嵇康特别提出养生有"五难":"名利不去为一难,喜怒不除为二难,声色不去为三难,滋味不绝为四难,神虑精散为五难。"在"五难"之中把"名利贪欲"列为第一难,足见对道德养生的看重。

《太上老君养生诀》进而提出,养生必须除"六害":"一者薄名利,二者禁声色,三者廉货财,四者损滋味,五者除佞妄,六者去妒忌。"养生要除"六害",就有"五害"与道德养生密切相关。

在历代医家之中,最注重道德健康,最强调道德养生者,莫过于唐代名医孙思邈了。他认为注重养德,善良正直,是保健养生的重大原则,既能预防疾病,又能避免灾祸。他在《养性序》中说得明白:"性既自善,内外疾病皆不悉生,祸乱灾害亦无由作,此养生之大经也。"与此相反,不注重道德修养,即使服用仙丹妙药,也绝不可能健康长寿,所以孙思邈谆谆告诫:"德行不克,纵服玉液金丹,未能延寿。"为使广大民众明白养心养德的道理,他在《孙真人卫生歌》中开宗明义就强调:"世人欲识卫生道,喜怒有常嗔怒少,心诚意正思虑除,顺理修身去烦恼。"这是说,要讲保卫生命、维护生机的"卫生道",道德卫生就特别重要,只有"心诚意正",才能消除焦虑,只有"顺理修身",才能扫去烦恼。

美国著名医学专家威廉斯博士,用了25年的时间对225名医学生进行跟踪观察。结果发现:与人为善、性格随和者的死亡率只有2.5%;而敌视情绪强,不能与人和善相处者,死亡率则达14%,他们患心脏病的人数更是高达和善者的5倍之多。

道德败坏、为人不正、对人不善的贪官,既危害社会,危害他人,最终也害了自己。常患病,短寿命,就是现实的报应。

巴西有位马丁斯医生,对 583 名贪官进行了为期 10 年的跟踪观察。结果发现,70%的人心理状况极差,经常要靠服用镇静剂过日子。在 583 人中,有 232 人患严重疾病,其中 116 人死亡,死于癌症的占 60%,死于心脏病的占 23%。而马丁斯对比观察的"清官",其患病和死亡的比例仅占 16%。"贪官"多病早死,"清官"少病长寿,对比如此鲜明。

古今中外的事实证明,注重道德修养的人,有利于健康长寿,缺乏道德修养的人,容易患病短命。

为什么注重道德修养的人,有助于预防疾病,有利于健康长寿呢?

注重养德,为人正直,常做好事,助人为乐的人,他们心安理得,心情舒畅,心理平衡,这种良好的心理状态,必然促进五脏六腑的生理协调,这样一来,身心健康,自然有利于益寿延年。研究表明,良好的心理状态,通过促进分泌有益于健康的激素和酶类,把人的生理也调节到最佳状态,免疫力增强,抗病力提高,许多身心疾病也就难以发生。

为什么缺乏道德修养的人,更容易患病,往往短命呢?

不讲道德,为人不正,对人不善,既要暗算别人,又要防人暗算,必然经常处于紧张状态,心理不平衡,心情难平静,要么喜怒无常,要么焦虑沮丧。这种烦恼不断的心理状态,必然扰乱五脏六腑的生理协调,免疫力下降,抗病力减弱,各种身心疾病也就乘虚而入,健康受损害,寿命岂能长?

由此可见,讲究养生之道,必须注重道德修养。养生贵在养心,养心首重养德。所以,我们不仅要精心维护身心健康,而且要特别注重道德健康。

（马有度）

寿而康 乐而康

长寿,是人类共同的美好追求,谁不想多活些年、多做些事、多享些福呢?

要想长寿,首先就要弄明白究竟怎样才算长寿。

有人认为,活到七十岁,就算长寿。因为"人生七十古来稀",能够活到古稀之年,已经很不错了,当然要算长寿。

这"七十曰寿"的标准,显然太低。尽管古代人的平均寿命不长,但八旬老人、九旬老人、百岁老人仍然大有人在。所以,长寿的年龄至少也应定在八十岁,这是"八十曰寿"的标准。

现代世界卫生组织则将长寿的年龄定在九十岁,只有活到九十岁,才能称为长寿老人,这是"九十曰寿"的标准。

世界卫生组织年龄段的划分如下表所示:

WHO 年龄段的划分

青 年	中 年	准老年	老 年	长 寿
44 岁	45~59 岁	60~74 岁	75~89 岁	90 岁

其实,活到九十岁,也远远没有达到大自然赐予人类的"天年"。大自然赐予人类的天赋之年,至少也在一百岁,正如《黄帝内经》所说:"尽终其天年,度百岁乃去。"

至少是一百岁,至多又是多少岁呢?

这就得从动物的最高寿命说起。人类尽管是最高等的动物,同样要遵循动物最高寿命的规律性。

古希腊著名学者亚里士多德认为:"动物中凡是生长期长的,其寿命也长。"

法国著名生物学家巴丰则明确指出:哺乳类动物的最高寿命是

其生长期的 5~7 倍。例如：猫的生长期为 1.5 年，可以活到 8~10 岁。牛的生长期为 4 年，就可活到 20~28 岁。

人的生长期大约为 20 年，按照巴丰寿命系数推算，其 5 倍为 100 岁，7 倍则为 140 岁。

现代世界长寿学家比较公认的看法是，大自然赐予人类的最高寿命是 120 岁左右。

这种看法与我国古代《左传》的认识不谋而合。《左传》写得明白："上寿百二十年，中寿一百，下寿八十。"这是说，活到 80 岁才能称寿，但只是"下寿"，即使活到 100 岁，也仅"中寿"而已，只有活到 120 岁，方称"上乘之寿"。

那么，究竟怎样才能长寿呢？

早在 2 000 多年前，我国的医学经典《黄帝内经》就有精辟的剖析：只要注重保健养生，懂得自然界的规律，善于适应环境的变化，能够做到饮食有节、起居有常、精神内守、不妄作劳的人，就能尽享天年，长命百岁。

寿命的长短，当然要受遗传基因、自然条件的影响，还与社会环境密切相关。社会的经济、文化、医药卫生对人的寿命都有很大的影响。随着社会的发展、经济的发达、生活的改善和医药的进步，人类的寿命也在逐步延长。《2016 年世界卫生统计》显示，在全球 194 个国家和地区中，2015 年全球人均寿命为 71.4 岁。1949 年以前，我国人口的平均寿命只有 35 岁，时至 2015 年，已经提高到 76.1 岁，翻了一番多，百岁老人也越来越多。百岁书法家苏局仙说得好："短命时代过，当今别一天，同沾社会福，人尽是神仙。"

人的寿命虽然与先天遗传、环境气候、社会因素、医疗条件密切相关，但关键还在于个体是否切实遵循养生之道。世界卫生组织经过调查研究明确指出：一个人的健康长寿，遗传因素只占 15%，环境气候、社会因素和医疗条件也只占 25%，而个人的身心卫生、生活行为方式却占 60%。所以说,健康长寿的金钥匙就掌握在我们自己的手中。

长寿对人们的吸引,是与身体健康、精力充沛紧密相连的。如果只是寿命长,但病痛缠身,也就没有多少乐趣可言。正如苏联哈列斯基所说:"如果一个人只忙着同疾病做斗争,那长寿的乐趣就不大了。"现实中的例子,比比皆是,不少人年过八旬,甚至活到九十高龄,但却没有健康:有的人长期卧床,生活不能自理,吃喝拉撒全靠别人照料;有的人一年四季病痛不断,甚至重病缠身,度日如年。这样的长寿,究竟有多少乐趣可言呢?所以,我们要争取的是健康的长寿,不仅不增加家庭的拖累和社会的负担,而且可以充分发挥自己的余热,贡献于家庭,服务于社会,甚至还可做出突出的成就,并从中享受老有所为的快乐。

人生的幸福,不仅寓于寿而康,而且在于乐而康。降临人世,为的就是快乐,自己快乐,也为大众创造快乐。我们是为着阳光、鲜花、快乐来到这个世界的。

降临人世,从小到老都要不断增长生存的智慧,不断提高生命的质量,我们追求的目标就是:健康人生,快乐百年。

(马有度)

健康决定幸福　健康决定成功

在天地之间,在万物之中,什么最宝贵呢?当然是人。这光辉的"人贵论"思想,早在 2 000 多年前,我国的医学家即已提出,《黄帝内经》说得明白:"天覆地载,万物悉备,莫过于人。"

万物之中,人最宝贵,对人而言,最宝贵的又是什么呢?当然是生命。父母恩赐给我们的生命,谁也只有一次,所以人人都应倍加珍惜。对生命而言,又是什么最宝贵呢?当然是质量,首先就是健康。所以,我们要特别珍爱生命,关爱健康。我们要大声叫响一个最根本的人生理念:"以人为本,健康第一!"

"健康第一"是生存智慧的体现,而"名利第一"则是生存愚蠢的误区。

早在1 800多年前,我国医圣张仲景就有一段精辟的名言,今天读来,其智慧之光,穿过千年时空,直指当今物欲横流的现实,警醒世人,简直就是一场古为今用的"及时雨"!

张仲景看到人们不注重养生,不珍爱生命,反而醉心于追名、追利、追权,"竞逐荣势,企踵权豪,孜孜汲汲,惟名利是务",便强调指出,这是"崇饰其末,忽弃其本"的误区:你失去了健康,丢掉了生命,那表面的荣华富贵又有何用呢?他大声疾呼:"痛乎,举世昏迷,莫能觉悟,不惜其命,若是轻生,彼何荣势之云哉?!"

为了警醒世人,仲景进而分析,这种"驰竞浮华,不固根本"的处世态度,绝不是生存智慧,而是最大的生存愚蠢:"蒙蒙昧昧,蠢若游魂!"这八个字的评语刻画得何等深刻,入木三分,医圣对世人敲响了警钟——赶快猛醒!

人生一世,说到底,钱财毕竟是身外之物,虚名毕竟是过眼烟云,只有活得健康,活得长久,特别是在高雅的精神境界中活得快乐,那才是人生最大的幸福。如果忽弃这个根本,却拼命去崇拜身外之物,去追求过眼烟云,那就本末倒置到极点了。正如《简明医毂》所说:"贪不久之名利,而不贪长久之福寿,捡易得之财物,而不捡难得之精神,颠倒极矣!"说得多么好啊!一针见血,点中了人生误区的要害,点明了人生幸福的根本!

健康决定幸福。拥有健康,才能创造幸福,也只有拥有健康,才能享受幸福。印度《五卷书》说得好:"在地球上没有什么收获比得上健康。"阿拉伯谚语也强调指出:"有健康的人,便有希望。有希望的人,便有一切。"

健康决定成功。健康是事业的本钱,拥有健康,才能助你建功立业、发家致富、成名成家。如果丧失健康，即使一时成功，最后还是以失败告终。世界卫生组织总干事马勒博士说得明白："健康不是一切，但失去健康便失去一切。"古希腊著名哲学家赫拉克列特说得最为深刻："如果没有健康，智慧不能发挥，文化无法施展，知识无法利用，就没有力量去战斗和创造财富。"

古今中外的这些格言警语，何等精彩，是生存智慧的结晶，是极为珍贵的精神财富，给我们启迪，让我们深思。

人生一世，当然应该建功立业，创造财富；人生一世，当然应该努力拼搏，成名成家。然而，为了长久的幸福，为了长久的成功，为了给人民大众做出更多更大的贡献，我们绝不能以牺牲健康为代价。

健康人生的哲理，智慧人生的真谛，概而言之，就是两句话：

健康决定幸福！

健康决定成功！

（马有度）

东方特色的中华保健四大基石

——养生四有

"养生四有"只有 16 字——心胸有量，动静有度，饮食有节，起居有常，却融会了中华民族 5 000 年养生保健的精髓。

为什么如此强调"养生四有"？

1992 年，世界卫生组织在维多利亚宣言中提出健康四大基石：合理膳食、适量运动、戒烟限酒、心理平衡。经过 20 多年的推广和宣传，这一说法已广为人知。我行医半个多世纪，对照西方的四大基石，总结出更适合国人的中华保健四大基石，简单来说，就是"养生四有"。

别小看这"养生四有"，它们可都"大有来头"，可说是中华保健的精髓。我国现存最早的一部医著《黄帝内经》，对这"养生四有"中的内容就有所说明。《黄帝内经》中就提出："恬淡虚无，真气从之，精神内守，病安从来"的精神养生方法；又说"食饮有节，起居有常，不妄作劳"；还强调说："形与神俱，而尽终其天年，度百岁乃去"，说明这样养生保健就能健康长寿。

东西方"四大基石"有何不一样？

比较"中华保健四大基石"和世界卫生组织提出的"健康四大基石"。细心的读者会发现，"心胸有量"放在"养生四有"的第一位，这是为什么呢？

同样是身体健康，快乐的人总是比别人显得更阳光、更幸福！现代社会中，生活压力大，身体的健康有时候比较容易实现，但心理的阳光舒畅却很难达到。因此，我想着重强调心理健康的作用，所以把心胸有量放在第一位。

与西方健康四基石强调"适量运动"不同的是，"养生四有"还提倡"动静有度"，讲究养生保健应"有逸有劳"，不仅要强调"动起来"，而且要注意"静下来"，动静结合，这也是维护健康的重要诀窍。健康四大基石的"限酒"则被巧妙地融入"饮食有节"之中。而西方的健康四大基石，恰恰缺少了"起居有常"这个我们祖先推崇的重要保健方法，我们要强调起居有常这一体现中华民族顺应自然、生活规律的养生之道。

中华保健四大基石要"样样牢靠"

中医讲究"因人制宜"，养生的具体方法放到每个人身上可能"千人千样"，很难仿效，但这"养生四有"，如果老百姓都能记在心中，挂在嘴边，在日常生活中切实做到"样样牢靠"，那健康长寿快乐就跟着来了。

追古溯今，诸多名医在养生保健方面总结了不少原则，但我觉得用"养生四有"来总结，很贴切，很精简，很押韵。

好记,好用,对康寿快乐大有好处,这就是大力倡导"养生四有"的最终目的。我要特别强调:这"养生四有"就是具有东方特色的中华保健四大基石。

重点说说"心胸有量"

中华保健四大基石缺一不可。这里重点说说第一大基石"心胸有量"。心脑有量,胸怀宽广,远大理想;心胸有量,为人厚道,宽容大量。这样的心态,积极向上,大度有量,自然有益于身心健康。我要特别感谢我老爸老妈,给我取了两个很有养生哲理的名字:大名叫马有度,小名叫马宽民。我出生以前,父亲就得了严重的肺结核,当时叫肺痨,又咳嗽又吐血。那时患肺痨,就好像判了"死刑缓期执行",所以父亲心情特别不好,十分暴躁,病情就更加糟糕,所以我出生后,父亲特地给我取了这两个名字,意思就是提醒我:心胸有度量,胸怀要宽广。

我读高中时身体虚弱,得了四种病,大家担心我活不过 40 岁。到今天算算,年过八旬岂不是多活了四十多年? 我的养生奥秘就是热爱生活,笑对人生,想得开,心胸宽,为此特编一首《三宽顺口溜》:顺其自然天地宽,后退一步自然宽,知足常乐心常宽。

(马有度)

养生保健　贵在适度

过度迷恋　适得其反

随着全国养生热潮的兴起,养生已成为时下最为关注的话题之一,并以一股强大的磁力影响着百姓的日常生活。如今,养生已形成一种全民现象,有些人对养生过度迷恋,走向了不够理性的道路。

重养生、重保健、治未病,这是中华民族的大智慧。养生热潮的兴起,大众保健意识的增强,这对全民健康是很有帮助的。但是,大家在重视养生保健的同时,也需要懂得如何养生保健。也就是说,既要重视养生保健,更要善于养生保健。

如何正确地养生保健?最重要的一个关键词就是"适度"。凡事都要有个度,如果过度了,好事也可能带来坏的影响。养生也是这样,如果你不适度,过分地迷恋在养生保健之中,将养生作为自己生活的绝对重心,每天为自己的衣食住行制订一套严格的养生程序,到最后就可能演变成这样也怕吃,那样也怕吃,这样做怕影响养生保健,那样做也怕影响养生保健。如果某天没有按照程序执行,漏掉了其中一项,或者身体有丁点儿不适,就会感到特别焦虑。造成的后果就是大家本来是想养生保健康,却给自己带来无形的压力,反而给本来应该轻松愉快的生活造成烦恼。养生最重身心愉悦,非理性的养生会带来精神压力,造成不必要的困扰,实际上是适得其反。

其实,养生保健应该遵循自然界和人体生命的规律,也就是顺其自然,顺其自然是养生保健的最高境界。中医学讲究养生保健要"三和":人天要和谐、人际要和谐、身心要和谐,即人与大自然要保持和谐,人与人之间要保持和谐,人的自身也要保持和谐。要想保持一种和谐的状态,就一定要讲究适度。全国各地百岁老人健康调查报告中显示,健康的百岁老人对于养生保健都有个共同特点,就是在生活方式上不刻意、不强求、不死板。由此可见:养生之道就是要顺其自然,就是要讲究适度。

既然养生之道在于顺其自然,讲究适度。那么如何掌握这个"度"?在哪些方面需要注意这个"度"?

《黄帝内经》指出:"故智者之养生也,必顺四时而适寒暑,和喜怒而安居处,节阴阳而调刚柔"。"顺四时而适寒暑"是说要顺应春夏秋冬的各种变化,适应温差变化对人体产生的影响;"和喜怒而安居处"的重点在"和"字上,强调要做到心态平和,情绪宁静,如果心态不平和,情绪失去常度,那么吃山珍海味,住高档住宅,刻意去保养,都不能身心健康;"节阴阳而调刚柔"是说人体要保持健康,必须调节阴阳，刚柔相济，达到平衡和谐的状态。

《黄帝内经》这段话一连用了六个动词：顺、适、和、安、节、调，从这六个动词中就能发现中医学养生智慧的精髓就在于：顺应适度、中正平和、平衡协调。也正是根据这个思路，我提出了"养生四有"的养生之道：心胸有量、动静有度、饮食有节、起居有常。

养生四有　都要适度

"心胸有量"是说心胸要如同大海一样宽阔，心胸有量心欢畅，心理平衡保健康。如果做到了心胸有量，心情舒畅、心理平衡，就等于是掌握了心理保健的金钥匙。所以我们对人处事都要讲究适度，在生活中一定要保持平常心，凡事不要斤斤计较，这样才能心理平衡，活得快乐。

"动静有度"是指在运动和宁静两个方面都要注意协调适度。但是，有人会误认为运动就是需要越多越好，越强越好，这是不恰当的。《博物志》说得好："常小劳、勿过度"。这句话的意思就是说，人们需要经常适量的运动，但是千万不要过度。《孔子家语》说得好："逸劳过度者，疾共杀之"。过度的动、过度的静，都会影响身体健康。因此，我认为，运动有两个切忌：一忌过量运动，二忌暴发运动。运动量一定要因人而异，"运动要适量，各人不一样"。对于老年人而言，适度的概念尤为重要。很多老年人觉得运动很重要，因此经常去爬山、爬楼梯来增加运动量。要知道在上下楼梯和登山下山时，膝关节的承受力是走平地的三倍。而老年人本身由于关节常年被磨损，加上老年人骨质疏松很普遍，过度地锻炼反而会适得其反，从而导致关节过早的出现问题。所以老年人在运动时特别要注意保护膝关节，千万不要蛮干。我主张老年人最好进行轻缓的运动，对于高龄和体弱的中老年人，逍遥散步的效果最好。

"动静有度"的"静"，关键就在睡好一觉。莎士比亚把睡觉比喻成灵魂的妙药，睡好一觉胜过吃大补药。如今，电子产品给我们的生活带来了巨大的变化。坐着玩电子产品时，看上去是静坐不走动,但这并不是真正意义上的静。因此,大家要牢记"莫与机器太亲密":**白天玩电脑,晚上看电视,24 小时打手机,日久天长是危机,机器坏了换一件,身体垮了补不起。**尤其是老年人,上网、玩手机更要注意适度。

"饮食有节"也要讲究适度。"节",首先就是食量的节制。俗语说,每餐少一口,活到九十九。第二就是调节饮食,合理安排。很多人早餐不吃,午餐少吃,晚餐大吃,夜宵乱吃。正确的做法是:早餐要吃好,午餐要吃饱,晚餐要吃少。科学的合理膳食对健康特别重要,一定要做到谷肉果菜巧安排。另外,有些养生节目过分地夸大了某些食物或是药物的作用。提醒大家,不要太过迷恋某种食物或是药物。如果妄想只需几种食物或药物来养生保健是绝对不可能的。

我还要特别提出有关饮食的诀窍:莫劝多吃点,劝君多尝点。意思就说每天所吃食物的种类要多,吃量要少。我再强调一点不要刻意地追求大米多少克,肉食多少克,蔬菜多少克,水果多少克,太死板了,老百姓也无法实施。对于蔬菜和水果,要做到"餐餐有蔬菜,每天有水果"。

"起居有常"就是指生活要规律,习惯要养好,作息要按时,劳逸要适度。

适合自己　最为重要

我认为,养生之道,各有诀窍,适合自己,最为重要。我们前边讲的养生之道四个"有",是中华保健的四大基石,但这只是基本的养生规律,而每个人的具体情况千差万别,年龄大小,体质强弱,生活习惯,性格情绪,兴趣爱好都各有不同,所以,一定要结合自己的实际,总结自己的养生诀窍,坚持实施,效果才好。

总而言之,注重养生保健很重要,善于养生保健更重要,不要陷入过分迷恋养生的误区,而要善于总结自己的养生诀窍,特别要讲究适度,奉劝诸君一句语:**养生保健,贵在适度!**

养生之道　顺时为妙

顺时养生说奥妙

中医养生的根本理念就在"天人合一，人天相应，人必顺天，顺应四时。"也就是说，明智之人讲究养生，必须懂得顺应天地大自然，顺应春夏秋冬四时寒热温凉的变化，与之适应，和谐相处。顺应自然，顺应四时，是养生之道的根本规律，是养生保健的最高境界。

面对天地大自然，面对四季气候变化，人要顺应，要适应，还要防护。《理虚元鉴》说得明白："一年之内，春防风，夏防暑，又防因暑取凉而致感寒，长夏防湿，秋防燥，冬防寒，更防非节之暖而致冬温。"古人总结的这"七防"包括三种情况：一种是面对春温、夏暑、秋燥、冬寒这四季正常的气候变化，加以防范。另一种是对反常气候变化的防范，例如冬天本应寒冷，但有时会出现"暖冬"，人体不适应，就容易生病；又如，秋天本应凉爽，但有时反而出现酷热，俗称"秋老虎"，人不适应，也会生病，所以要特别注意防范，"气候反常，更要早防"。第三种情况，气候原本是正常的，但因人的生活起居不当而致病，例如暑天炎热，但因过度贪凉而感寒生病，这就更应特别注意防范。

中医的顺时养生，就是强调要顺应天地阴阳寒热消长变化的规律，注意建立与天地阴阳变化相适应的生活方式，人与自然和谐交融相处，从而达到养生防病、健康长寿的目的。一年四季，春生、夏长、秋收、冬藏，与四季阳气的盛衰密切相关，春季阳气初升，夏季阳气旺盛，秋季阳气始收，冬季阳气闭藏。面对这四季的气候变化，人的生活起居和心态情绪也要与之适应，加以调整。《黄帝内经》专门写道：春天适宜"夜卧早起，广步于庭"；夏天又宜"夜卧早起，使志无怒"；秋天应该"早卧早起，与鸡俱兴，使志安宁"；冬天又应"早卧晚起,必待日光,去寒就温。"前人的这些经验总结,至今仍然值得我们借鉴。然而,毕竟时过境迁,更应面对当今的新情况,采取新的办法来顺时养生。我们就以秋季顺时养生为例加以说明。

适度秋冻

民间素有"春捂秋冻"的养生之说。应当怎样正确看待"秋冻"呢?

秋冻,就是说秋天不要急于添加衣服,可以再冻一段时间。这是因为初秋天气,余热还在,即使到了中秋,天气渐凉,晚一点添加衣服,也可以锻炼耐寒的能力。等到深秋来临,气温明显下降,再穿较厚的秋装。

"秋冻"也要适度。绝不能为了美观,只要风度而不要温度。秋季毕竟和夏季不同,秋天早晚凉,而且秋后每下一场雨,气温也随之下降一次,衣服也应随着气温的变化逐渐增加。特别是老人和病人,尤其不可拘于"秋冻"之说,该加的衣服还是要及时添加,以免受凉生病或使病情加重。

滋润秋燥

秋天气候干燥,针对这个特点,秋天养生就应重在防秋燥,润秋燥,所以养阴津、补水液就成为秋季养生的重要诀窍。通过滋阴补水,既可补充夏季热蒸汗多引起的阴液消耗,又可消除秋天燥气对人体的干扰。

具体怎么做呢? 主动喝水,足量喝水最重要。25 ℃左右的白开水最适合人体生理的需要,淡淡的绿茶水、菊花水,口感清香,又能滋润秋燥。多吃蔬菜水果也很重要,黄瓜、梨子营养丰富,含水量高,梨子生吃,黄瓜可凉拌,还可做成梨子粥、黄瓜粥。"秋藕最补人",可以切片生吃,也可做藕粥,还可以将糯米灌入藕眼蒸熟食用,既能滋养润燥,又能饱享美味。

化解秋愁

秋天气候干燥,有些人的心情也随之烦躁。化解之法,还是养心才有效,就是要以平静的心态,来消除气候干燥对心情的干扰。秋天不仅气候干燥,而且阳光照射也远比夏天更少,中秋以后,特别是深秋之际,气温大降,凉风习习,草枯叶落,花木凋零,有些人触景生情,引发凄凉之感,增添忧郁焦虑的情绪,加之秋雨绵绵,天气阴沉,进而产生"秋风秋雨愁煞人"的感叹。面对这种"秋愁",又怎么去化解呢?

增添情趣,转移排忧。明代名医陈实功说得好:"观花解闷,听曲消愁。"你看那花儿千姿百态,五彩缤纷,你的心神被花姿花色吸引,情绪随花转移,愁情即消。你听那轻快的音乐,悠扬的乐调,你的心情也随乐曲而转移,自然而然就忘忧解愁了。参加文娱活动,也是解愁妙法,唱歌跳舞、下棋玩牌,情绪随之舒畅。开展体育活动,打球、练拳、快走、慢跑,活动筋骨,心情也随之轻快。出外旅游,欣赏美景,品尝美食,既动身形,又舒心情,更是化解忧愁的妙法。如果不能远游,近郊短游,也能放松身心,愉快心情。邀约三朋四友,到公园中的茶园去,一边品茶,一边聊天,尽享交友之乐,秋愁自然而然烟消云散。

心情全在心态,要想从根本上化解"秋愁",变为"秋喜",还须奋进排忧,把心思融入你喜爱的事业中,品尝成功的乐趣,精神振奋,情绪舒畅,忧愁自消。你就不会感叹"秋风秋雨愁煞人,凉风落叶愁断肠",只会感到"秋高气爽心舒畅,秋收成果喜洋洋"!

第板块

健康奥妙

Jiankang Aomiao

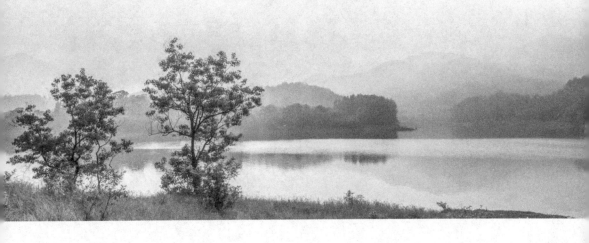

（一）精神调养　心理平衡

养心之道　健心之术

人之宝贵，不仅在于能够顺应环境，还在于能够利用环境，改造环境，甚至达到巧夺天工的境地。如此巨大的威力从何而来？全靠人类具有极其巧妙的心灵，具有无与伦比的智慧。智慧就是力量，可以驾驭万物，可以创造奇迹，人类不愧为万物之灵。

说起心灵，往往使人升起一种神秘之感。其实，人类的一切实践活动，小到穿针引线、举筷夹菜，大到移山填海、宇航登天，无不闪烁着心灵的智慧之光。人的一生，从呱呱坠地的婴儿，直到垂暮的老年，无时无刻不经历着心灵活动的体验。要想形容心灵活动的广阔，很难找到一个恰当的字眼。有人说，它像万花筒，但心灵的花朵岂止万千？有人说，它像浩瀚的海洋、辽阔的天空，但海洋、天空也毕竟有限。还是法国的文学大师雨果说得巧妙："世界上最浩瀚的是海洋，比海洋更浩瀚的是天空，比天空还要浩瀚的是人的心灵。"

哪里有生活，哪里就有心灵，人类的任何活动都伴随着心理现象。生老病死，健康长寿，更是与心理卫生息息相关。

20世纪中叶以来，社会生产高速发展，科学技术日新月异，信息潮流汹涌澎湃，生活节奏越来越快，人际关系更趋复杂，以致神经衰弱、忧郁症、精神分裂症等心理疾病，冠心病、脑血管疾病、癌症等身心疾病日益增多。这些疾病再加上意外死亡的人数，已占人类死亡总数的3/4左右。急性传染病不再是人类死亡的主要威胁，而代之以心脏病、脑血管疾病和癌症。

要想维护健康，减少疾病，延长寿命，只有从自然、生物、心理、社会因素各个方面采取综合防治措施才能奏效。《黄帝内经》强调:饮食有节、起居有常、精神内守、不妄作劳。俄罗斯兹马诺夫斯基博士在"健康公式"中指出:情绪稳定、经常运动、合理饮食与健康成正比。1992年,世界卫生组织提出"健康四大基石":合理膳食、适量运动、戒烟限酒、心理平衡。在这四大健康基石之中,心理平衡排在第四,但从养生保健的重要性而言,心理平衡理应名列第一。谁能做到心理平衡,谁就掌握了金钥匙,谁就能够顺利打开健康殿堂的大门。

怎样维护心灵健康,怎样做到心理平衡,在中华养生文化中有极为丰富的内容,诸如首重卫护心神、注重顺时调神、养生与养德结合、形神兼养神为先、节欲守神贵适度、以静制躁、动中取静、怡情畅神等等。这些调养精神的"养心之道""健心之术"正是中医学的一大特色。在现代医学中,"心理卫生"也越来越受到世界各国医学界的高度重视,探索研究也日益深入。本着古为今用、洋为中用的原则,在以下的篇幅中,我们首先就围绕"精神调养、心理平衡"这个中心来介绍探讨。

（马有度）

心理失衡 疾病上门

人非草木,孰能无情呢? 喜怒哀乐,本是人之常情。人为万物之灵,情绪反应最为灵敏。然而,反应太强,时间过长,又是反常之情。早在1 000多年前,祖国医学就把七种过度的情绪波动列为重要的致病内因,称为七情。哪七情呢? 就是喜、怒、忧、思、悲、恐、惊。这七情不调,人的心理不平衡,就会引起五脏六腑的阴阳失衡、生理失调。人的生理机能不协调,先是导致功能性病变,久而久之便会演变成器质性损害,就会百病丛生。

七情太过而致病,主要有两类情况。一类是情绪波动太大,过于激烈,诸如暴怒、狂喜、骤惊、大恐等突发性激烈情绪,往往很快致病伤人,如像暴怒而中风、大惊而猝死。

另一类情况更为常见,诸如积忧、久悲和过于思虑,由于经常处于不良的心境,就会积久而成病。正如《古今医言》所说:"忧悲焦心,积乃成疾。"著名生理学家巴甫洛夫也强调指出:"一切顽固而沉重的忧郁和焦虑,足以给各种疾病大开方便之门。"

忧愁焦虑而致病,自古常见,例如消化系统的胃溃疡,中医称为胃痛症,明代名医张景岳就明确指出:"忧思不遂者,乃有此痛。"时至今日,忧愁焦虑引起的疾病更远胜于古代。卡特夫人早在1979年美国精神病学会上就指出:"在美国有15%的人一生中需要精神方面的照顾;有25%的人患有轻度和中度忧郁、焦虑等精神方面的毛病。"

忧愁焦虑不仅会引起神经衰弱、忧郁症等心理疾病,许多身心疾病诸如胃溃疡、高血压病、冠心病,甚至癌症,都与忧愁焦虑密切相关。

忧郁、焦虑、激动这些不良情绪对心血管病患者的危害最为明显。医学专家对300例心肌梗死患者的跟踪调查发现,70%的患者在发病之前都有焦虑、忧伤、激动的情绪。情绪过于激动,大惊大怒,大悲大喜,最易引起中风,诱发心肌梗死,造成悲剧。重庆一位花甲老人,在马路边上下棋,连输几局,心里越来越着急,后来终于抓住一个战机,马上就要赢棋,就在他大喊一声"将军"特别兴奋之际,老人也随之突然倒地,围观群众急呼"120",医生赶到时,老人心跳停止,没了呼吸,众人感叹不已,棋是赢了,命却没了!沈阳有位七旬老翁,在证券大厅的电脑前紧张地盯着屏幕上不断跳动的曲线。自己上午抛出的一直下跌的股票,却意外地一路飘红,自己的一念之差,就亏损好几万元,老翁气愤之极,悔恨不已,情绪特别激动,口中大喊:"卖早了,亏惨了!"身子也随即倒地,医生赶到,抢救无效。炒股输了，人也死了！

我国古代医家早就观察到，忧思恼怒，情绪失调，还是引起癌症的重要原因。例如乳腺癌，古称乳岩，它的形成就与长期忧愁思虑、情绪不畅密切有关。古代医家分析说："乳岩由于忧思郁结，所愿不遂，肝脾气逆，以致经络阻塞，结果成核。"

近百年来，越来越多的医生也注意到，癌症患者在发病之前，往往有极度伤心的事情发生，造成严重的精神创伤。有位癌症专家调查了 250 名癌症患者，发现在发病之前，精神上受到严重打击的竟有 156 人之多。另一位学者研究了 405 名癌症患者，发现其中 72% 的人都有过情绪危机。有位医生对 100 名白血病和淋巴瘤患者进行回顾性研究，发现因生离死别引起的忧郁、焦虑是发病前的常见表现。还有人分析研究癌瘤的文献后指出，忧郁、失望和难以解脱的悲哀，往往是癌症的前兆。这是因为长期的忧郁、失望、郁怒，都会使中枢神经系统的功能失调，削弱免疫机能，甚至抑制机体对癌细胞的免疫反应，因而使人增加患癌的机会。

由此可见，情绪一失调，心理就失衡，各种疾病也就乘虚而入，纷纷上门。

（马有度）

积极心态　笑对人生

生活就像一面镜子：你对它笑，它就对你笑；你对它哭，它也对你哭。

笑着面对人生，还是哭着打发光阴，这就是生存智慧与生存愚蠢的区分。

面对花儿月亮，用积极的心态去看，常常看到花开月圆；用消极的心态去看，常常看到花落月残。花开月圆，使人心欢；花落月残，令人心烦。

积极的心态,首先看到的是事物光明的一面,看到光明有希望,情绪乐观多欢畅。消极的心态,首先看到的是事物阴暗的一面,看到阴暗多失望,情绪悲观心忧烦。

心态积极的人,美好的事物最容易引起他的注意,每天都去发现周围快乐的现象,走到街上也会去欣赏来来往往欢乐的笑脸,自己的心情也就因此变得快乐起来,就会感受到今天的阳光真好,树叶真绿,天空真蓝。日久天长,你的心胸也就更加豁达,形成积极思维的模式,养成笑对人生的习惯。

心态消极的人,对生活中的灰暗面特别敏感,面对周围的人们,也最容易发现愁眉苦脸,自己的心情也会变得更加灰暗不欢。久而久之,心胸也就更加狭窄,还会形成病态的情感。忧郁的情绪缠住你,难以自拔,即使看到美艳的鲜花,听到优雅的乐曲,品尝山珍海味,还是高兴不起来,有时反而勾起忧伤的情绪。《红楼梦》中的林黛玉,看到鲜花盛开,她却联想花落凋残;每逢酒宴欢聚,她又联想离别冷凄,她总是自怨自叹,数不尽的忧愁心烦。多愁必多病,多病更心烦,势必堕入恶性循环的泥潭,结果只能是花季之年就带着数不尽的忧伤告别美丽的人间。

心态消极的人,就好像戴上有色眼镜看世界:戴上棕色的眼镜,看起来就灰暗;戴上墨黑的眼镜,眼前就是黑暗一片。摘下眼镜看,外界原本是阳光灿烂。

太阳有升有落,月亮有缺有圆,人生既有欢乐,又有忧烦。你要悲观,可以找出种种理由悲观;你要乐观,也可以找出种种理由乐观。

快乐与忧烦,全在你自己的选择,取决于你到底想要的是什么。你期望什么,你就会去寻找什么,你就会发现什么,最后就会找到什么。你心态积极,热爱生活,期望快乐,你便会找到快乐。

湖南有一位职工医院的护士,名叫周玲,不幸身患系统性红斑狼疮。也正因为她这种既是医务人员又是病人的双重身份,使她对人生有了更为深切的感受。她在《寻找快乐的理由》中深情地写道:"在生活的道路上,每个人遭遇的不顺利实在是太多,如果把烦恼写在脸上,记在心头,从此就让自己套上沉重的枷锁。然而有一天,看到身边熟悉的人突然离开人间而走向另外一个世界的时候,我的心却豁然开朗,生命是如此的宝贵和脆弱,相比逝去的人,自己能活着确实是很幸福的。我们有什么理由不去珍惜现有的幸福?有什么理由去拒绝快乐?有什么理由让关爱自己的人去伤心?有什么理由不让自己变得洒脱一点、振作一点?从此我便开始以一种积极的态度去投入人生,去仔细地寻找生活中的种种快乐。"

快乐的信息是使人快乐的源泉,是永葆青春的电波。美国前总统克林顿办公桌玻璃下面的座右铭十分形象地写道:"人人心中都有一部无线电台,只要高竖天线,不断接收乐观向上的电波,那么,即使你年过 80 岁,也会觉得仍然年轻。"

美国有位倡导积极心态的哲学家皮尔博士,他有一句名言:"每天为你的生活洒一点香波。"人们喜欢在自己的身上洒一点香波,去驱散身体上的异味,人们更应在自己的心灵上多洒一点香波,去消除心理上的阴影。我们要积极主动地往头脑里灌注使自己振奋的动力,使自己的思想意识、内心情感呈现为积极向上的状态,你就会变得快乐起来。

人生的美好在快乐。有积极心态的人,在平常的日子里享受快乐;笑对人生的人,即使在艰难的日子里也能发现快乐。这种高超的生存智慧,有人称为"精神炼金术",从痛苦之中也能冶炼出快乐来。

生命就像大海的潮水随快乐而升起,随忧烦而降落,要想生命的波涛滚滚向前,生命质量高,益寿又延年,千万要记住:务必自寻欢乐,切忌自找忧烦。

《证治百问》说得好:"人之性情最喜畅快,形神最宜焕发,如此刻刻有长春之性,时时有长生之情,不唯却病,可以永年。"

学会用积极的方式去思维,用积极的心态去行动,我们就能时时刻刻感受美好的生活,就能营造一个快乐的人生。

（马有度）

心地善良　心胸宽广

人类生活在宇宙大地,理想的追求是没有污染的优美天地。人生是个小天地,理想的追求是没有污染的善良心地。

心地善良是优美的心理品质,是宝贵的心理营养。

心地善良,心胸自然宽广。心地善,说善言,行善举,助人为乐事,助人心自安。心胸宽,宽容为怀,最易理解人,善于谅解人。心地善,心胸宽,人际关系就和谐,和睦相处友情添。

古人说得好:"人之初,性本善。"有善心,做善事,是人性最美好的一面。尤可贵者,善人行善,是真诚的发自内心,十分自然。浙江省宁波市的某慈善机构连续多年收到一个人的捐款,数目越来越大,累计几百万元。这位捐赠者既没有留下地址,也没有留下真名,落款就是"顺其自然"。善哉! 好一个"顺其自然"!

"天善地善,还要人善","天宽地宽,还要心宽"。心地善良、心胸宽广的人,经常保持平和的心态,处于愉悦的心境,就会天天有份好心情,还能时时享受善心带来的乐趣。正如重庆华岩寺心月法师题匾所言"善趣"。心情好,情趣高,这心理的健康,就会带来生理的健康,五脏六腑协调运转,免疫力明显增强,疾病也就难以发生,正如唐代名医孙思邈所说:"性既善,内外百病皆不悉生。"

心善心宽,不仅有益于健康防病,还有助于延年益寿。民间谚语说得好:"心胸里头能撑船,健康长寿过百年!"

古往今来,许多寿星都是心好心善,好心得好报,善心结善果,所以活得长,老得慢。

唐代名医孙思邈看重病人的生命胜过千两黄金,他认为解除患者的病痛,挽救病人的生命,是医生最大的功德,所以无论天寒酷暑,狂风暴雨,路途如何艰险,他都义无反顾,诚心赴救。善心结善果,在人生七十古来稀的年代,孙思邈仍能安享百岁高龄。

刘俊卿老人被评为"中华健康之星",她性格温和,善良仁义,行善助人,不仅多次收养孤苦儿童为义子,而且经常助人为乐。好心有好报,不仅活得快乐,而且得享 109 岁高龄。

国外有人对 80 岁以上的老人进行调查,发现 96% 的寿星都心胸宽广,性格开朗,富于人生乐趣。日本一个社会福利事业团体对315 名百岁老人进行调查,把长寿因素归纳为 9 项,属于性格和情绪方面的就有 3 项:心胸宽广,性格开朗;保持乐观,多想趣事;心态平和,遇事不怒。

性格温和,心地善良,心胸宽广,寿命延长。正如郑官应在《中外卫生要旨》中所说:"尝观天下之人,气之温和者寿,质之慈良者寿,量之宽宏者寿。"这就是说,性格温和、为人善良、气量宽宏是长寿老人的心理特点。性格温和,不急不躁,最易保持情绪稳定;为人善良,心中坦然,心底无私天地宽,自然情绪乐观;气量大,心胸宽,不苟求于人,善于谅解人,与人相处也就和谐安然。这种善良的心地,这种平和的心境,这种欢乐的心情,当然有益于身心健康,有助于延年益寿。

心善的反面就是心恶。心恶之人最可恶,小偷可恶,贪官可恶,小偷窃人钱财,贪官刮取民脂。这类恶人必有恶报,所以老得快,死得早。因为无论小偷大贪,其心整日难安,提心吊胆,五脏六腑功能紊乱,衰老提前,死亡提前,理所当然。

心宽的反面就是心窄。心胸狭窄的人,心理难平衡,很难有份好心情,必然影响健康,往往衰得早,老得快。

心胸狭窄，气量狭小，最易气愤、郁怒，不仅损害健康，甚至使人过早夭亡。三国时期的周瑜，才华出众，机智过人，年仅 34 岁就大破曹兵，取得赤壁之战的辉煌胜利。但他心胸狭窄，气量相当狭小，总想高人一筹，对足智多谋的诸葛亮耿耿于怀，屡次设计暗害。而诸葛亮则利用其气量狭小的性格弱点，巧施计谋，三气周瑜，气得他三次"金疮迸裂"，断送了风华正茂的性命。临死前他还埋怨老天爷太不公平："既生瑜，何生亮?!"

心不善良，胸不宽广，心理严重失衡，必然埋下早衰早亡的祸根。心地善良，心胸宽广，心理的天平自然平衡，既可促进健康长寿，又能活得心安理得，活得快快乐乐，何乐而不为呢?

（马有度）

心地善良　心灵美好

俊俏的容颜，优美的身姿，就像一道亮丽的风景线。爱美之心，人皆有之。人是万物之灵，美好的心灵更能受到人们由衷的赞美。

怎样才叫美? 美是外在美与内在美的和谐统一。印度著名诗人泰戈尔有句名言："我们可以从外表的美来评论一朵花或一只蝴蝶，但你不能这样来评论一个人。"英国著名哲学家培根说得更为直白："尽管有的年轻人具有美貌，却由于缺乏美好的修养而不配得到赞美。"

重庆多美女，全国闻名。容貌美、身材美、心灵美的重庆靓妹由衷地受到人们的赞美。然而，也有一些表里不一的所谓"美女"却大煞风景，正如一位著名作家所说："现在重庆可以说是'美女'云集，但有些'美女'虽然衣着光鲜，容颜靓丽，但却出口成'脏'，表'美'而内'脏'，实在和重庆的精神文明很不相称。"

与此相反，一些外表容颜并不俊俏，甚至身患残疾，但心善心美的人,却能由衷地受人尊敬,赢得赞美。

著名舞星邰丽华,两岁时就因高烧而导致耳失聪,口失语,聋哑的不幸并不能阻止她追求美好的心灵,她潜心于舞蹈,勤学苦练,不断追求,一步步迈向艺术的殿堂。在2005年春节联欢晚会上,由她领舞的《千手观音》引起轰动,这群聋哑姑娘,身虽残,志更坚,美妙的舞姿十分动人,她们纯真的心灵,她们对艺术美的不断追求,尤其感人至深。

重庆电视台有个名牌栏目叫"天天630"。栏目之中还有个"好个重庆城,许多好心人"的专栏,真实报道我们身边的好心人,小到拾金不昧,大到舍身救人。

英雄的壮举,当然特别受人尊敬,日常生活中的助人为乐,同样受人欢迎,平凡之中见真情,平常之中见精神。

出租车司机中的"好心人",主动送病人、送考生,特别关照少儿和老人。

我的父母给我讲过这样一件事情:一个"的哥"在路边停下,热情招呼年老的父母上车。父母谈起出租车司机很辛苦,这位司机笑一笑说:"哪行哪业都辛苦,只要有个好心态,早出晚归也不苦。做人一定要厚道,还要学会换位来思考。老人上车下车慢,儿童上学三人搭个车,距离短,只能收到五元钱。如果换个位置来思考,我是老年人坐车不便又怎么办?我是小学生,急赶上学坐不上车又咋办?这样一想,我对老人儿童上车也就特别关照,心甘情愿。"父母告诉我,这位中年司机,其貌不扬,头部还秃了顶,但他随口而出的一句话:"心态好,人厚道,还要学会换位来思考",确实是出口不凡,是美好心灵的生动体现。

世界卫生组织对健康的权威结论是:身体健康、心理健康和良好的社会适应能力。近年更强调指出,真正健康的人还需加一条:道德健康。

道德健康的人,最突出的标志就是心地善,心灵美。只有这样的人,才能真正赢得人们的赞美!

（马红玲）

性格不良　早衰早亡

性格和情绪密切相关,所以通常性情并称。性格开朗的人,情绪喜悦,笑口常开;性格孤僻的人,情绪忧郁,愁容满面;性格急躁的人,情绪多变,容易发怒;性格温和的人,情绪稳定,恬静悠闲;性格敏感多疑的人,经常忧思焦虑;性格自卑胆怯的人,常常惊惧不安;多愁善感的性格,尤其容易产生忧愁、悲伤的情绪。

不同的性格与情绪,不仅对疾病的发生、变化和转归有重要影响,而且与人的衰老和寿命密切相关。

不良的性格,恶劣的心境,消极的情绪,往往使人衰得早,老得快。极度的惊恐、忧伤、绝望,还可能使人突然变老,甚至在很短的时间里,头发就大量变白。如史书记载,伍子胥过昭关时愁苦焦虑,一夜之间须发全白。相声表演艺术家侯宝林所说的"愁一愁,白了头",看来也并非全属艺术夸张。

多愁善感、郁郁寡欢的人,往往年龄未老容颜已老,皱纹、白须、脱发、掉牙总是过早地来临。唐代大诗人白居易多病多愁,中年就已明显衰老,他在诗中自叹:"多病多愁心自知,行年未老发先衰。"他对镜照影,心绪更加茫然:"鬓发苍浪牙齿疏,不觉生年四十七,前去五十有几年,把镜照面心茫然。"

现实生活中,也不乏类似的例子。性格不良,心胸狭窄,缺乏气量的人,不仅对个人恩怨耿耿于怀,即使是鸡毛蒜皮的生活小事也斤斤计较。于是经常处于不满、怨恨、嫉妒等不良情绪状态,因而危害身体健康,甚至夭亡。美国哈佛大学的学者花了40年的时间,对

204名成年人进行了跟踪调查。结果发现：在21~46岁期间，精神舒畅的59人中，只有两人在53岁时身患重病，其中一人死亡。而在同一时期，精神生活不舒畅的48人，竟全部都在55岁以前死去。

古往今来的事实证明：性格不良，早衰早亡。正如长寿学家胡兰夫德所说："在对人的一切不利影响中，最能使人短命夭亡的就是不好的情绪和恶劣的心境了。"

（马有度）

欲望适度　人生艺术

人类的欲望，与生俱来，与身俱存。这就是通常所说：来到人世，谁个不食人间烟火，谁个没有七情六欲。人有双眼，就想看五颜六色；人有两耳，就想听悦耳之声；人长一张嘴，就想品尝佳肴美味。正如前人所说："目之欲五色，耳之欲五声，口之欲五味。"古人还将食欲与性欲相提并论，认为这是人生的两大欲望，所谓"食色性也"。人要生存，就要吃饭，必有食欲；人要繁衍，就要交配，必有性欲。

人的欲望，不仅涉及生理方面的需求，更多的还在于心理方面的需求。

有欲望，才有追求。人类从原始社会的蛮荒，走到今天的辉煌，即由欲望追求不断推动而造就。没有昔日嫦娥奔月的欲望，也就没有今日航天登月的实现。人欲者，生活的需求也；人欲者，追求的动力也！

欲望没有止境，欲望的尽头还是欲望，这没有止境的无穷欲望，这绝不懈怠的不断追求，就是人类社会进步永不停息的动力，自然是大大的好事。

然而，从养生养德、康寿快乐的角度而言，欲望越多的人就越容易自寻烦恼,奢望越高的人就越容易遭受挫折。如果贪欲膨胀,更是大大的坏事,往往会触犯法律,遭受惩罚,还会带来早病、早衰、早亡的恶果。

要想健康,要想长寿,要想快乐,不仅饮食应适度,运动应适度,还应特别注意:"欲望适度"。

古往今来,聪明的哲人、高明的医家,一再谆谆告诫:务必节制过度的声名物欲。有的强调节制"酒、色、财、气",有的强调"名利不苟求,喜怒不妄发,声色不因循,滋味不耽嗜,神虑不邪思。"《太上老君养生诀》还明确提出六点要求:"一者薄名利,二者禁声色,三者廉货财,四者损滋味,五者除妄思,六者去妒忌。"

在应当节制的各种欲望之中,最突出的有两个:一个是"名";另一个是"利"。名利是精神的枷锁,名利是养生的大敌,名利是必须克制的思想之患。

早在2 000多年前,《黄帝内经》就指出,"养生保健,务必内无思想之患"。就是说要放下思想包袱,减轻精神负担。而最大的思想之患、最大的精神负担,莫过于追名逐利,奢求妄贪。个人名利的贪欲无度,就是给自己头上套上精神枷锁,就是给自己心上压上千斤重担,成天斤斤计较,患得患失,这心神何时能安?没有得到的东西,要绞尽脑汁去索取,已经得到的东西,又提心吊胆生怕它失去。这样一来,白天心不宁,夜晚睡不安,正如古代前贤所言:"未得之,虑得之;既得之,虑失之。"结果必然是"寝寐惊悸而不安"。现代民谚说得好:"索取总嫌少,贪欲何时了,日日逐名利,时时生烦恼。"

这自寻的烦恼,最易使人过早衰老。著名保健学家傅连暲在《养生之道》中有一段生动形象的描述:"个人主义往往是忧伤烦恼的源泉,因为个人主义者欲壑难填,一天到晚患得患失,忧心忡忡,妄想、愤怒和沮丧,在他的脑子里'大闹天宫',没个安宁,这样的人往往自食其果,'老得快'就是其中的一个。"

一天到晚脑子里大闹天宫的人,不仅老得快,而且死得早,因为这种人要承受双重的伤痛,自寻烦恼而心痛,自引病邪而身痛,身心两败,死亡早来。

人生一世,要健康,要长寿,更要快乐。欲望无度的人,本想追求最大的快乐,结果却是最不快乐。即使得到一时的快乐,丧失的却是长久的快乐。

人生的不快,人生的苦恼,常因过度的欲望得不到满足而得来。欲望越旺,企求越高,则失望越多,苦恼越大。

人的欲望无限,人的精力有限。以自己有限的精力去追逐无限的欲望,心理严重失衡,必然苦恼丛生。"贪念沉溺是苦海,利欲炽燃是火坑。"如能把欲望限制在自己力所能及的范围,心理稳定平衡,不仅苦恼难以发生,还能经常获得一份好心情。

由此可见,欲望和追求,既可以使你幸福快乐,也可以使你烦恼痛苦,关键就在于一个"度",千万莫让欲望无限扩张,一定要恰当掌握,追求适度,这才是生存的智慧,这才是人生的艺术!

(马有度)

知足常乐 知止解脱

人要活得快乐,就要懂得知足。有些人一辈子不快乐,就是因为总不知足,所以古人说"知足常乐"。

古代有位医生,名叫孙君昉,自取名号为"四休居士"。山谷先生问他为何取名"四休"呢? 四休笑而答道:"粗茶淡饭饱即休,补破遮寒暖即休,三平二满过即休,不贪不妒老即休。"山谷听后感叹说:"此安乐法也。知足者,极乐之园也。"这就是说,对于日常生活少奢欲,无过求,知足常乐,不贪不妒,心安自乐。

不知足的人,为什么总是不快乐呢? 因为他们想得到的东西太多了。很多时候,你想抓住一切,结果失掉一切;你想统统揽到手,结果却是一无所有。欲望越多的人,越容易自寻烦恼;奢望越高的人,越容易遭受挫折。

不知足的人,追求物质上的极多占有,贪恋精神上的极大刺激。殊不知,"峰高则谷深",紧接而来,就是生活上的极端乏味,精神上的极大空虚。

所以,你要想得到快乐,最可靠的办法不是千方百计去沽名钓誉,敛财竞富,而是想方设法说服自己降低欲望,淡泊名利,欲望一降低,快乐就降临。

不知足的人,常有追求十全十美的心理。世界上原本就没有绝对圆满的事,你过分追求完美,就越容易极度失望。"心想事成""万事如意",只是一种祝愿,如果作为现实的追求,这本身就是竹篮打水,自寻失落,自找烦恼。

《四友斋丛说》说得好:"最不要事事称意,常有些不足处才好。若事事足意,便有些不好事出来,亦消长之理然也。"这一见解极富哲理,因为事事如意,容易忘乎所以,以致惹出事来;常有不足之处,则会虚心慎行,祸患也就不易发生。

"知足"的孪生兄弟就是"知止"。没有创造性的追求,生活便平庸,生命就苍白。然而,追求是没有止境的,无休止的追求,永远处于高度紧张的高压状态,这就是埋在体内的"定时炸弹",就会情绪失调,焦虑不安,早衰早亡也就随之而来。所以要想缓解精神压力,求得心理平衡,既要懂得"知足",还要学会"知止";既要懂得"争取",也要学会"放弃",更要善于解脱自己。总而言之一句话:"知足常乐,知止解脱。"

(马有度)

"耳顺"之人　心理平衡

儒家大师孔夫子有一句极富人生哲理的名言:"三十而立,四十而不惑,五十而知天命,六十而耳顺,七十而从心所欲,不逾矩。"

这是说,在人的一生中,进入30岁,应当成家立业;到了40岁,已能明辨是非;进入50岁,知识丰富,已经懂得大自然的规律;进入60岁,修养成熟,已能听进各种不同的意见;进入70岁,知识阅历、精神修养更加完美,可以随心所欲地去做自己想做的事,按自己喜欢的方式过日子,而且不超越道德法制的规矩。

孔夫子在2 000多年前的这些人生感悟,直到今天仍然值得我们深刻领悟。从养生保健的角度而言,"六十而耳顺"尤其值得我们仔细品味。

人要做到"耳顺"并非易事,年少气盛,常常对别人的意见不想听,听不进。中年过于自信,与己相同的意见听得进,与己不同的意见就不想听,如果是批评自己的意见,更难听进去。经过人生的曲折,经历生活的磨炼,许多步入花甲之年的人,才逐渐明白,听取他人意见很有好处,听到各种不同意见,更便于比较借鉴,终于能够做到"耳顺"了。

孔夫子以年龄论"耳顺",这是就一般而言,其实能否"耳顺",并非完全取决于年龄。实际上,不少四五十岁的人已能做到"耳顺",而一些"六十耳顺"之人却并不耳顺,甚至到了"从心所欲"的七十岁反而更加耳不顺,气难平。

进入老年,生理机能退化,内脏功能下降,心理也会发生变化,有些老年人会变得更加固执,正如唐代名医孙思邈所说:"老人之性,必恃其老。"自恃其老习惯、老经验,自然难以听进不同的意见。遇到不如己意的事情,听到不合己意的言语,要么自己生气,要么火冒三丈大发脾气,正如元代名医朱丹溪所说:"百不如意,怒火易炽。"这种耳不顺、发脾气,对老人的健康极为不利,特别是"暴怒"对于身患高血压病、冠心病的老年人,有时还会产生严重后果,诱发中风脑溢血,引发心肌梗塞而猝死。当然,这种耳不顺、气难平引起严重后果的事,在中青年人中也时有发生。

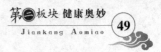

为了维护健康,珍爱生命,无论男女老少,都应力争做到"耳顺",尽量避免心理失衡,怒气难平。

那么,怎样才能做到"耳顺"呢?

人的心胸一定要宽阔。听到议论,这是很平常的事情:"谁人背后无人说,哪个人前不说人。"别人的议论,有正确的东西,有合理的成分,对你有帮助,不但不生气,还应感谢人。即使别人在表达方式上说得激动一些,如能换个位置来思考:他这样说,有他的理由,甚至有他的无奈,这样一想,便能理解人,听起来也就比较顺耳了。即使听到既不正确而又"难听"的言语,只要不涉及大是大非,也可以这只耳朵进,那只耳朵出,不与他人一般见识,一笑了之。佛家有言:"大肚能容,容天下难容之事;开口便笑,笑天下可笑之人。"这对我们很有启迪。确有必要时,也可以申诉,可以反驳,但不要生气,因为这对健康不利。当然,最好的办法,是在双方冷静下来之后,心平气和地互相沟通,说明对方的言语为何不妥,使人不快,这样既维护了自己的尊严,也给别人一个说明解释和表示歉意的机会。

总而言之,孔夫子"耳顺"之说,不仅事关精神修养,而且有关心理平衡,无论年龄老少,我们都应力争做个"耳顺之人"。

(马有度)

排忧解愁有学问

要想维护健康,预防疾病,必须特别注意排忧解愁。排忧解愁,很有讲究。

那么,究竟怎样去排忧解愁呢?

第一,转移排忧法

明代名医陈实功强调:"观花解闷,听曲消愁。"唐代诗人白居易提出:"杜康能散闷,萱草能忘忧。"

通过观花、听曲,可以转移人的注意力,收到忘忧、解闷、消愁的效果。

观花,每当心情愁闷之际,漫步于花卉园林,看到那些婀娜多姿、色彩缤纷的花卉,心情随花转移,便觉神清气爽,愁闷顿消。古代相传萱草能助人忘忧,被誉为"忘忧草",就是因为萱草之花,大而秀丽,气质高雅,令人专注赏花,忧愁自忘。正如宋人梅尧臣所说:"人心与草不相同,安有萱草忧自释? 若言忧及自能忘,乃是人心为物易。"

听曲,欣赏轻快优雅的乐曲,心情随曲转移,也能收到忘忧解愁的效果。

参加体育运动,更是转移排忧的良方,无论跑步、打球,还是做操、练拳,都能使积聚的不良情绪随着肢体的活动而烟消云散。

至于"杜康能散闷""借酒以消愁"则不可取。愁闷之际,最忌"喝闷酒""闭门独自忧"。俗话说得好:"闭门忧思忧更忧,借酒浇愁愁更愁。"

第二,倾诉排忧法

愁闷之际,不仅要向家中的亲人诉说,还应开门请友,出门访友,向友倾诉,以"诉"吐"忧"。这是因为,愁闷之际,犹如石压胸中,越压越重,只有面对知己,尽情倾诉,才能逐渐轻松。

日本的心理学家对 5 700 多名妇女进行调查后发现,大多数妇女常常向丈夫和好友倾诉内心的烦恼和痛苦,借以减轻精神上的压力,消除思想上的苦闷,从而赢得了身心健康。许多妇女在倾诉的过程中,每到动情之处,常常泪水涟涟,甚至放声大哭,随着泪水和哭声,满腹的忧愤和苦闷也就通通发泄出去,重新获得心理上的平衡。而许多男士常把忧愤憋在心中,把苦闷埋在肚里,为了显示自己的阳刚和坚强,更是"男儿有泪不轻弹"。这样一来,忧愤情绪得不到宣泄,精神压力得不到消减,这对身心健康极为不利。所以无论男士女士,遇到不顺心的事,都应向亲朋好友倾诉,把心里的不快倒出来,心情也就随之好起来,亲友的开导还能帮助自己解开心里的疙瘩。这种宣泄和疏导就是排解忧愁的妙法。

第三,奋发排忧法

转移排忧和倾诉排忧,对于一时的忧愁确有立竿见影之效。但对于经常多愁善感的人,单靠这类方法,则难取良效。

对于经常多愁善感的人还要学会以"奋"排"忧"。就是要以奋进的姿态面对人生,多从积极方面看人看事,注意培养豁达的性格,增强生活的情趣,逐渐排除忧愁的烦扰。只有保持奋进的生活态度,才能正确地面对现实,化忧为乐。著名儿童文学作家冰心说得好:"人生在世,不为个人私利操劳所累,把自己的志向同革命的事业融合在一起,他的心胸就会宏大起来,精神就会充实起来,心情自然可以乐观,情绪自然就会昂奋。"

最后还要特别强调一点,排忧解愁的治本之法,就是要学会"心宽"。顺其自然天地宽,退后一步心自宽,知足常乐心常宽。著名学者赵朴初先生写下的《宽心谣》发人深省、耐人寻味,特录于此:"日出东海落西山,愁也一天,喜也一天;遇事不钻牛角尖,人也舒坦,心也舒坦;每月领取养老钱,多也喜欢,少也喜欢;少荤多素日三餐,粗也香甜,细也香甜;新旧衣服不挑拣,好也御寒,赖也御寒;常与知己聊聊天,古也谈谈,今也谈谈;全家老少互慰勉,贫也相安,富也相安;内孙外孙同样看,儿也心欢,女也心欢;早晚操劳勤锻炼,忙也乐观,闲也乐观;心宽体健养天年,不是神仙,胜似神仙。"

妙哉妙哉!好一个"心宽"!

(马有度)

做情绪的主人

在人的一生中,每时每刻都保持恬静的心境和欢乐的情绪,几乎是不可能的。从来不忧愁、不生气的人,在世界上也是绝无仅有的。然而,很少忧愁、很少生气的人,却大有人在,在寿星之中尤其多见。当然,他们并非一切顺心,只是遇到烦心的事,善于自慰自释,善于自我排遣化解。正如《友渔斋医话》所说:"当拂逆而善自释""遇逆境善自排解"。用理智的力量来控制自己的情绪,用适当的方法来调整自己的情绪,是应当做到也是能够做到的。人,完全可以成为自己情绪的主人。

情绪的好坏,与健康的关系十分密切。人们遇到精神压力,产生紧张、焦虑、愤怒这些不良情绪,都会引起生理上的异常改变。如果时间一长,反复发生,便可能由功能性的病变逐渐演变成器质性的损害。不仅会引起神经衰弱、忧郁症这些心理疾病,而且会给许多身心疾病,诸如高血压病、冠心病、脑溢血、溃疡病、癌症等大开方便之门。医学专家对1 000多例脑溢血病人的调查发现,75%都是由不良情绪诱发,愤怒的情绪则名列榜首。

人们对使人生病的生物性病毒比较警惕,但对愤怒这种使人生病的"心理性病毒"却缺乏警惕,以致许多身心疾病便找上门来,暴怒引起脑溢血,引发心肌梗塞而猝死的悲剧也就时有发生。因此,我们对"毒性"很大的愤怒情绪,要特别注意预防,特别注意控制,我们要像经常锻炼身体体能那样,经常锻炼自己心理平衡的能力,日久天长,我们也就完全可以成为自己情绪的主人。

《四友斋丛说》有一段名言,发人深省,值得借鉴。书中强调指出:"量可学乎? 公曰,某幼时,有犯者未尝不怒,始忍于色,中忍于心,久则自熟,遂不与人较,某何曾不自学来。"这是说,预防愤怒的根本之法是培养自己宽宏的气量。某公在年少气盛之时,有人来犯,便以怒对之,后来初学忍耐,首先在表面上不露声色,进而则从心理上忍让化解,久而久之,气量宽宏的修养日渐成熟,也就不与他人计较了,多理解、多谅解,怒气也就难以发生,日久天长成自然,自己心胸也坦然,这种境界完全是通过学习培养而来。

有位作家也有一段名言:"在这个世界上,不光你一个人有一肚子肝火。他们之所以不发作,是因为他们的智慧,足以息灭怒火。只有无知浅薄的人,才认为他最有权力,可以无缘无故地向别人发一顿脾气!"古往今来,某些有权、有势、有钱之人"居高临下,自我膨胀",经常"火冒三丈,怒斥伤人"。有些虽非"三有"之人,但却"妄自尊大,自我放纵",为些鸡毛蒜皮的小事甚至莫名其妙地向别人发火,向家人泄愤,随意把孩子或老人当出气筒。这两类"无知浅薄"之人,不仅伤害别人,最终也会危害自己,人际关系恶劣自不待言,早得病、早衰老,甚至早丧命也就理所当然。所以,我们从小到老都要注意学习,加强修养,用"智慧"去预防愤怒,用"理智"去息灭怒火。

现实生活,节奏加快,人际关系,容易紧张、摩擦、矛盾很难完全避免,不公、不平、不快之事,时有发生,怎么办? 向"智慧之人"学习,巧施妙法,及早预防,一旦怒起,及早息灭。

《清寐斋》开出一剂药方,取名"和气汤":"治一切客气、怒气、抑郁不平之气,先下一忍字,后下一忘字。"这张和气汤方,确实是一张平抑怒气、恢复心理平衡的绝妙良方。首先是汤方的名称取得好,处理人际关系,一定要有"和为贵"的思想,只要心存和谐,怒气难起,即使怒起也能尽早平息。方中的药物就是两味,一味是忍,一味是忘,而且是先忍后忘。先有一个忍字,宽容为怀,怒气也就难以发生。后有一个忘字,事情已过,彻底抛在脑后,也就不会郁怒残留于心,心中早已忘却,毫无阴影,便能照样心平气和,快乐生活。

以上所说,是预防愤怒情绪的根本之法,而要及时防怒息怒,又有何妙法？

第一，意识控制法

当你怒从心头起，想要与人吵架的时候，就要赶快提醒自己，这件事真的值得大动肝火吗？发脾气就能解决问题吗？进而一想，吵架只能更加激化矛盾，不能解决任何问题，实在是不值得。这样，用理智的力量来控制自己的怒气，也就不会使用粗鲁的语言，更不会采取粗暴的行动。进而再想，火冒三丈还会危害身体，坏处多多，何必自找苦吃，与自己过不去呢？这样一想，转眼之间，怒气也可尽早息灭。《老老恒言》的"息怒"篇说得好："虽身值可怒，但当思事与身孰重，一转念间，可以涣然冰释。"

第二，转移注意法

当你遇到使你愤愤不平之事，使你怒不可遏时，最好尽早避开再说，已经发生争执，有人劝解，则应顺势及时离开现场，以免大吵大闹一场。转移撤离之后，仍然难免余怒未消，这时就应进一步转移自己的注意力。心理学的研究告诉我们，在我们愤怒时，如果能够主动建立一个"后续的兴奋灶"，就能冲淡抵消"原有的优势兴奋灶"。听音乐、练书法、看报纸、逗孩子，特别是走进大自然中去，游山观景放松身心，或者参加自己喜好的运动，随着大脑皮层新的兴奋中心的建立，就能大大削弱前一个兴奋中心，怒气便会减轻，最终烟消云散，重新恢复平静，心理失衡又恢复到原来的心理平衡。

第三，宣泄释放法

心中愤慨，郁怒在胸，除了自慰自释之外，最好向亲人、好友倾诉，使郁怒再进一步宣泄释放，心情也就随之重新恢复平静。

最后，还要特别强调，防怒息怒，必须彻底领悟一个道理，发怒生气最终伤害的还是你自己。英国前首相格莱斯顿说得好："生气是用别人的错误来惩罚自己。"清代户部尚书阎敬铭在《不气歌》中写得妙："他人气我我不气，我本无心他来气；倘若生病中他计，气下病时无人替。"现代民间流传的《不气歌》，形象生动，给人启迪，

在此摘录几句,以便大家欣赏学习:

人生就像一场戏,因为有缘才相聚;

为了小事发脾气,回头想想又何必;

别人生气我不气,气出病来无人替;

我若气死谁如意,况且伤神又费力。

总而言之,为了维护健康,争取长寿,享受快乐,我们一定要学会用智慧去预防怒气,用理智去控制情绪,随时提醒自己:"做情绪的主人!"

(马有度)

做快乐的普通人

大千世界,什么人最快乐呢?

有人认为,财富越多越快乐,也有人认为,权势越大越快乐。难道快乐真的与财富和权势成正比吗?

英国《太阳报》以"世界上谁最快乐"为题,做过一次有奖征答。在 8 万多人的征答中,最终评出 4 个最佳答案:一是吹着口哨欣赏自己作品的文艺工作者;二是正在用砂土堆筑城堡的儿童;三是笑着为婴儿洗澡的母亲;四是抢救病人转危为安的医生。

这 4 个快乐的最佳答案,都和财富、权势无关,最快乐的人,是母亲、儿童、医生、文艺工作者这些普通人。

财富最多莫过于亿万富豪,权势最大莫过于帝王贵族,他们最想得到的快乐,恰恰是许多普通人的平凡生活。

美国《福布斯》排出全球十大富豪,位居榜首的是美国微软公司总裁比尔·盖茨,有记者问他最大的快乐是什么,他的回答是:"我最大的快乐,就是在没有人干扰的情况下,和妻子、儿女一起到小餐馆就餐。"香港富豪李嘉诚的回答是:"在没有人认出的情况下,一个人到公园自由转转,就是我最快乐的时光。"英国王妃黛安娜的回答更妙:"我最大的快乐,就是不要特意化妆,没有盯梢,舒舒服服地逛一天商店。"

我国著名保健专家洪昭光教授,专门调查了400多位老人,研究什么人最幸福、最快乐。不少人以为钱多就快乐,房子大就幸福,地位高就幸福快乐,但研究的结果却正好相反。他列举了两个典型的例子。

有一位名教授,地位不算不高,8间房子不算不宽,他和妻子都拿一级教授工资,钱也不算少,但是他们并不快乐,很痛苦,甚至想到自杀。因为男教授不幸骨折,长久卧床,背上生褥疮;女教授身体虚弱,每天面对病人而身边没有其他亲人,几个子女虽然都是硕士、博士,但都在国外,一到圣诞节,每人寄张贺卡,说什么"圣诞快乐",但这对两位老人又有什么用呢?外人以为这个教授博士之家很幸福、很快乐,实际上是很孤独、很痛苦。

另一位板爷之家,虽然家中没有硕士、博士,但身边的子女孝顺,经常来看望,生病来照顾,儿孙绕膝,享受天伦之乐,高兴得很,提鸟笼,唱京戏,聊聊天,下下棋,生活幸福,活得快乐,与那两位凄凉的教授对比何等鲜明!

事实证明,财富再多,权势再大,地位再高,如果心理不平衡,就很难有份好心情。平平常常的普通人,只要心理平衡,照样心安理得,逍遥自在,经常有份好心情。莫让权势冲昏你的头脑,莫让名利迷住你的眼睛,还是保持一颗平常心,做个快快乐乐的普通人。

(马有度)

精神保健操　长寿维生素

什么叫笑呢?古代辞书注解为:"喜而解颜启齿也。"说明笑由喜起,面露笑颜,笑口张开。200多年前出版的《大英百科全书》对笑的表情描述得更为形象:"眉毛中间竖起,嘴张开,露出牙齿,嘴角抽起,脸皮好似肿大,差不多把眼睛遮住,通常脸红,眼睛湿润……"笑,不仅展露笑颜,张开笑口,往往还要发出笑声,所以《现代汉语词典》的解释是:"露出愉快的表情,发出欢喜的声音。"

其实,这些只是说的微笑和中度的笑。如果是开怀大笑,往往前俯后仰,手舞足蹈,笑出了眼泪,甚至笑痛了肚皮。《红楼梦》里就有一段捧腹大笑的精彩描绘。王熙凤与鸳鸯在宴席上故意戏弄刘姥姥,弄得满堂大笑。湘云笑得来一口茶都喷了出来,黛玉笑岔了气,伏着桌子直叫"哎哟",宝玉滚到贾母怀里,贾母笑得搂着叫"心肝",王夫人笑得用手指着凤姐儿,却说不出话来,薛姨妈也撑不住,口里的茶喷了探春一裙子,探春笑得把茶碗都弄到迎春身上,迎春离开座位拉着她奶母,直叫"揉揉肠子"。

从文学上看,这段描绘形象传神,如临其境,如见其人,如闻其声。从医学上看,则生动地说明了开怀大笑不仅是一种全身活动,而且是心情特别欢快的外在表现,是一种"精神保健操"。

一位美国专家作过一场精彩报告,题目就是"幽默——笑"。他强调指出,发自内心的笑,可以产生类似运动的效果,使腹部、胸腔、面部的肌肉收缩。而笑一停止,肌肉会比笑前更松弛,心情会比笑前更轻松。

我国自古就强调,笑口常开有利于抗衰,有利于防老,明代胡文焕在《类修要诀》中写得明白:"笑一笑,少一少;恼一恼,老一老。"

笑为心声,是乐观的表现,常笑的人,形成习惯,就更容易时时乐观。

俗话说,人逢喜事笑颜开。善于养生的人,虽无喜事,笑颜也开。喜事难常有,趣事天天见,笑由喜起,喜由趣生,只要对日常生活也保持兴趣,自然就能笑口常开。

对日常的生活和工作保持兴趣,关键在于有一个轻松的心态。

著名作家王蒙强调劳逸结合"轻松养生"，很有启迪。

王蒙对于创作，总是该赶就赶，该等就等，该玩就玩，该放就放，越是创作紧张，越是配合轻松养生。写累了，他就停下键盘，去听听音乐。欣赏舒缓优雅的音乐，可以使人心情愉悦，头脑清醒，所以王蒙称之为"灵魂的洗澡"。他喜欢这样的幽默，他还喜欢说笑话，所以在紧张的创作中，又能经常体验愉悦的轻松。他深有感慨地说："一个既能勤劳，又能轻松的人，他才活得有滋有味喽！"

在日常生活中，开怀大笑是精神保健操，有助于延缓衰老，侯宝林说得好："笑一笑，十年少。"

在日常工作中，经常保持恬愉的心境，体验内心的微笑，更是维护身心健康、延年益寿的大补药。著名儿童文学作家冰心说得好："对我来说，保持健康的方法不是吃补药，而是一句话：'在微笑中写作，心情舒畅，可以说是我的长寿维生素。'"

（马有度）

名人、明人、民人的心理平衡

什么叫名人呢？名人就是知名度高的人。名人，应该是清明廉洁、明明白白的人；应该是深明事理，懂得社会科学、自然科学学理的人；还应该是深明大义、坚持正义、反对邪恶的人。真正的名人，应该是明白、明理、明义的知名"明人"。

名人从何而来呢？名人来自民众，从民众中吸取营养，丰富智慧，增长才干，并为民众作出积极的贡献，日积月累，口碑广传，名声在外，成为众人皆知的名人。真正的名人，应该是扎根民众、服务民众、成绩特别突出的知名"民人"。

民众推崇的名人，必定是那些清正廉明、深明学理、深明大义、体现真善美的人。民众喜爱的名人，必定是那些贴近民众、贴近民生、贴近民心、才华出众的人。

这样的名人，来之不易，社会要珍重珍爱，自己要自珍自爱。然而，有些名人，未老先衰，病痛缠身，甚至英年早逝。科技精英蒋筑英英年早逝，令人痛惜！文艺明星傅彪还未到中年就患肝癌去世，令人惋惜！

社会如何爱护名人，名人自己如何自爱，保重健康，珍惜生命，理应提上议事日程。最重要的一条，就是要注意减轻心理压力，保持心理平衡。

名人，作为公众人物，不仅本职工作任务多，而且兼职工作多，随之而来的社会活动多，方方面面的应酬多，东奔西跑，穷于应付，时间紧，压力大，长此以往，必然影响身心健康。因此，名人要善于把握自己，抓住事业的主攻方向，重在发挥自己的主要专长，减少兼职，减少应酬，自己给自己减轻压力。对于必须完成的各项工作任务和必须参与的各种社会活动，则应学会弹钢琴的方法，合理安排，从容应对。忙而不乱，心就不烦，事情再多，也能处之泰然。不仅要做到忙而不乱，而且要善于忙中偷闲。思想上有"工作美丽，健康第一"的理念，行动上就会实施体育锻炼和娱乐休闲，事情再多，也能挤出文体活动的时间。表面看来，体育锻炼、文娱活动花去一些时间，但你赢得了健康，争取到长寿，不是赚得了更多更长的时间么？多活些年，多做些事，长时间发挥"名人效应"，就能更好地为民众多作贡献。

成为公众人物的名人，众目睽睽，关注多、议论多，有时赞誉多，有时挑刺多，这些都会增加名人的心理压力。对社会而言，要为名人创造比较宽松的环境，比较平和的氛围，既不要"捧杀"，也不要"棒杀"。对名人自己而言，更要有一种平和的心态：面对赞誉，不可头脑发热，忘乎所以，要知道，自己的成功，不仅有自己辛勤的汗水，还有方方面面的大力支持，切莫忘记"红花全靠绿叶扶持"的道理。面对挑刺，也要有泰然处之的承受能力。"谁个人前没人说，谁个背后不说人"，何况自己是冒出来的知名之人。别人挑刺挑得对，就有则改之，挑得不对，就一笑了之，大肚能容，方显"名人"本事。

名人做广告，社会颇多议论。明星做广告，发挥"名人效应"，未尝不可，但应适度，注意分寸。对于科技界的名人，还是以不做广告为好。我国生物化学家邹承鲁先生就一再强调科学家不要介入广告。他说："做广告很难做到恰如其分，总有夸张的地方。同一类商品，只有你这个牌号里有这个好处，其他牌号都没有这个好处，这个话科学家很难判断，用你的名望去为某一个牌号做宣传总是不应该的。"

邹承鲁还认为，一个人选择科学做职业，他的目的就是为了追求真理，不是为了发财。他说："我第一天上课，对全体研究生讲话，我就有这么一句话，如果你们选择科学做终身职业的目的是为了发财，那你今天就完了，你们就退学，别来了！"

作为科技名人的邹承鲁先生，不受拜金主义"浮躁风"的干扰，如此珍惜科学家的"名望"，令人尊敬。他年过八旬，仍然活跃在科技舞台，也得益于他这份诚心，善于驾驭自己的心灵，经常保持积极向上的心理平衡。

名人的心理平衡，关键就在于名人的人品，科学家是这样，艺术家同样是这样。

著名美术教育家徐悲鸿先生就讲过："作画同写文章一样，需要自己燃烧，才能感动别人，引起共鸣。"他还特别举例："据说秦桧的书法也是蛮好的，但留下的却极少。为什么呢？因为世人皆恨其人诬陷忠良，谋杀岳飞父子，所以见其墨迹便愤而毁之，唯恐玷污了手与目。人品恶劣者，是不会使艺术品步入真境、善境、美境的。人有人品，画有画品，这是一点都不错的。"

由此可见，来自民众的名人，首先就要弄明白"做事先做人"的道理,只有人品好,才能心理健康,心理平衡,只有做人做到真善美,你的成果也才能真正步入真境、善境和美境。

(马有度)

怎样才有好心情

人世间,谁也不是超凡脱俗的快乐天使,人人都有一条坎坷不平的路,家家都有一本难念的经。

希望与失望相伴,幸福与痛苦同行,这就是错综复杂的世界,这就是丰富多彩的人生。同样面对这大千世界,有的人愁眉苦脸多,有的人常常有份好心情。奥妙何在呢?幸福和痛苦都是一种感觉,人的心态左右人的心情。同样面对盛开的玫瑰,悲观心态的人首先看到的是枝干上的刺,想到的是刺人讨厌,不禁眉头一皱。乐观心态的人,首先看到的是枝头上的花,欣赏花的美艳,自然喜上眉梢。两种心态,两种心情。

相传,一位老太太有两个女儿,大女儿卖布鞋,二女儿卖雨伞。老太太天天长吁短叹,她总是担心,如果下雨,老大的布鞋很难卖;如果天晴,老二的雨伞又难卖。有个聪明人见她总是愁眉苦脸,便劝了她一句:"你的运气真好,下雨的时候,你小女儿的雨伞卖得好;天晴的时候,你大女儿的布鞋卖得快。"老太太听了,立刻眉头舒展,喜笑颜开。这说明,面对同样的事情,只要换一个思路,心态就变好,心情就畅快。

进入老年,头发白了,这原本是很自然的事。心态悲观的人,一见白发,便自我感叹,老了老了,情不自禁就愁上眉头。乐观心态的人,面对白发处之泰然,还会喜上眉梢。

相传古代几位老人聚会在富春江畔的严子陵钓台,饮酒赋诗,以遣"老"怀。无奈老而伤感,心情不好,佳句难得,席间气氛悲凉。

这时,一位侍者见此情景,便索取纸笔,一挥而就,写诗四句:"人见白发愁,我见白发喜;父母生我时,惟恐不及此。"诸老见后,欣然搁笔,笑而赞曰:"极是,极是! 有此一诗,我们不必苦吟了,喝酒,喝酒!"为何诸老对此小诗如此叹服呢? 此诗文句虽然浅近,但含义却很深远。谁的父母不希望自己的儿女活到白发老年呢? 谁又不期望自己获得长寿呢? 许多人尚未活到白发之年就与世长辞,而我们从当年的婴儿,经过漫长的人生历程,终于活到老年,见到白发银丝,怎不可喜呢?

即使真正遭遇不幸,诸如财物被盗、病痛折磨、意外伤害,只要心态乐观,也能减少不幸,恢复好心情。

有位住院的病人,愁容满面,不断叹息,逢人就说:"我以后怎么办呀?"在旁陪护的妻子,脸上也流露出深深的忧虑。原来他因车祸轧断了一条腿,虽已脱险,但留下终身残疾。此时伤者的一位朋友劝他:"别太伤心,不就是伤了一条腿么? 大不了给日后生活带来些不便。如果伤在头部,大脑严重受损,那后果才真是不堪设想啊!"这对夫妇仔细一想,确有道理,心情也就随之好转。

世间没有后悔药,不想发生的事情已经发生了,埋怨哀叹也不能改变,何不换一个思路,用"不幸之中的万幸"来自我安慰一番,使自己的心情变得好起来呢?!

总而言之,要想经常有份好心情,首先就要有个好心态,以乐观的态度看人看事,既能笑对成功和胜利,也能笑对挫折和失败,都能做到心平气和,心理平衡,这才是生存智慧的最高境界。

(马有度)

战胜挫折迎新春

人生一世,曲折坎坷路不平,遇到困难,遭受挫折,自古难免,时至今日,竞争激烈,更为常见。

面对挫折,有人消极,有人奋起,关键就在于人的不同心态。

在人生的征途中,身处逆境,遭受挫折,诸如失学、失恋、事业失败、家庭破裂、身体病残、遭受迫害,都会引起情绪的波动,导致心境的恶劣,要想保持平衡的心态,确实比较困难。

尽管如此,只要意志坚强,正确对待,善于自我安慰,自我排解,仍然能够减缓心理冲突的强度,缩短心理失衡的时间,特别是通过意志情感的升华,变消极因素为积极因素,就能进入新天地,取得新成功,柳暗花明又一村,挫折之后迎新春!

失恋,是使人痛苦的。有的人为此而陷入忧伤的泥潭,长期不能自拔,影响学习工作,危害身心健康;有人还因怨愤之极而产生厌世轻生的念头。有的人则能在失恋之后重新奋起。当歌德发现使他倾心的姑娘竟是朋友的未婚妻时,便怀着失恋的痛苦回到故乡,感情的折磨曾使他几次想到轻生。后来,理智终于战胜了感情,他不再消沉,毅然提笔写作,并以自己这段亲身经历为线索写成了《少年维特之烦恼》,这部佳作轰动了整个欧洲。我国一位在集体所有制企业工作的女青年,男友因为考上大学而变心,她痛哭之后很快振作起来,发奋学习,刻苦钻研,考上了名牌大学,后来终于事业有成。她深有体会地说:"我虽然暂时失去了爱情,但我却赢得了事业。对待失恋,对待坎坷,我们采取的态度,不应沉沦、轻生,应该是有志气,要有奋发向上的精神。"

高考落榜,是令人苦恼的。有的青年学子,期待考上名牌大学的愿望很强烈,但临场发挥不好,未能如愿,甚至连普通高校也榜上无名,于是产生心理冲突,整天闷闷不乐,苦恼不堪,甚至绝望轻生。而有的青年却毫不气馁,总结经验,积极补习,第二年再考,终于如愿以偿。还有一些青年由于基础较差,经过再三努力,仍然未能考上大学,他们转而自释:自己已经尽力,何须烦恼?再者,不升大学,只要发奋,同样可以成才,为社会作出贡献,甚至取得重大成就。瓦特、法拉第、爱迪生、莎士比亚、高尔基、华罗庚不都是这样吗? 20

世纪50年代,有位工厂的三级工,高考落榜,有人讥笑他"癫蛤蟆想吃天鹅肉",但他在挫折和冷遇面前,不怨恨,不消沉,不畏人言,更加奋起,刻苦自学,并坚持到大学旁听,竟用不到3年的业余时间,完成了近10年的学习任务,终于进入社会科学院成为一位颇有成就的研究人员。

时至今日,升学的途径更是多种多样,何必一定要名牌,何必一定要考研,本科不行考专科,高职教育学专长,就业门路也宽广,高考不行就自考,何必自寻烦恼自心焦呢?

身遭病残,特别是年纪轻轻就身残,心理上的压力可想而知,有的人由苦闷而消沉,有的人悲观绝望,厌世轻生。然而,生活中的强者,却在不幸中奋起,重新焕发出勃勃生机。奥斯特洛夫斯基在病残中奋起,写下了《钢铁是怎样炼成的》,吴运铎在伤残中奋起,写下了《把一切献给党》,张鲁在伤残中奋起,以半个身躯的功能,助人为乐,奏响了"德艺双馨"的凯歌,张海迪在身残中奋起,以仅有三分之一的躯体功能,谱写了一曲很有价值的人生乐章。

身处逆境,遭受迫害,更是人生中的重大挫折。然而中华儿女有多少人由挫折而奋起,成就一番事业。司马迁就列举了屈原放逐、孙子膑脚、韩非囚秦等历史人物,他们遭到迫害,受到挫折之后,情感升华,把精力集中到新的事业上,终于取得重大成就。司马迁本人,面对迫害,不怕挫折,坚强奋发的精神,尤其令人敬佩。他在遭受割去睾丸的"腐刑"之后,忍辱负重,矢志不移,把自己的愤懑和对祖国、对人民的情感贯注笔下,完成了伟大的历史巨著《史记》,鲁迅先生评价为"史家之绝唱,无韵之《离骚》"。

我国著名儿科医学专家苏祖裴,在"文化大革命"浩劫中遭受种种折磨,被罚以拖地板、扫厕所等"劳动改造"。而这位"三八"红旗手却能在灾难中磨炼身心。她说:"在灾难降临时,我总是既不恐惧,也不怨恨,永远心平气和,心情开阔。"磨难过后,她以更大的热情,不辞辛劳,为儿童的健康事业奉献身心,并从中享受快乐,她说："我生活得很愉快。与疾病斗争了60多年,当然很辛苦,但在我战胜病魔时,则有'潇洒走一回'之感,其乐趣是难以描述的享受。"

我国著名儿童文学作家冰心在"文化大革命"浩劫中被关进"牛棚",一家8人也被迫分别住在8个地方,面对灾难,冰心泰然处之。她说："人生的道路,到底是平坦的少,崎岖的多。"经过这场磨难,她更加情系祖国,爱洒人间。1980年秋,她右腿骨折,又患脑血栓,仍然手不停笔,在《美的北京街头》中,把庆祝国庆35周年的"美"描写得淋漓尽致。她在80岁高龄创作的《空巢》还荣获全国优秀短篇小说奖,并以"生命从80岁开始"勉励自己。冰心人老心不老,不怕挫折,笑对人生,可亲可敬!

人生就像一幕戏,有喜有悲,有笑有泪。厄运来临,千万不要垂头丧气,一定要挺胸抬头往前走,时来运转,悲剧过后又是一幕喜剧。

命运可以改变,全靠自己努力创造,不要消极等待命运的安排,而要积极去把握。人生之路再崎岖,只要坚定不移走下去,光明坦途就等着你。柳暗花明又一村,挫折之后是新春。

(马有度)

人际关系　贵在协调

在现实生活中,每个人都与周围的人结成各种各样的人际关系。在家庭中有夫妻关系、父母子女关系、亲戚关系;在学校里有同学关系、师生关系;在单位里则有同事关系、上下级关系。这些人与人之间的关系最易引起人的情绪变化。人际关系友好,就会引起愉快的情绪反应,产生安全感、舒适感和满意感,心情自然恬静舒畅;人际关系紧张,则会引起不愉快的情绪反应,使人不安、不适、不满,心情就必然抑郁烦躁。

人际关系引起的情绪反应,对人的心身健康影响很大。在家庭中,成员之间和睦相处,气氛亲切,生活幸福,个个心情舒畅,自然有益于心身健康;如果互相之间关系紧张,大家心绪不安,心情苦闷,甚至情绪暴躁,必然危害心身健康。在学校和工作单位里,同学之间、同事之间关系友好,气氛和谐,大家心情舒畅,不仅能提高学习、工作效率,而且对心身健康也大有裨益;如果相互之间关系不协调,大家的心情也不会舒畅,学习和工作受影响,心身健康遭损害。

那么,怎样才能协调人际关系呢?

知己知彼,严于律己,宽于待人特别重要。

首先,要充分地了解自己,正确地评价自己,严格地要求自己。了解自己,要注意自己在兴趣、性格、能力各个方面的特点;评价自己,既要看到自己的优点和长处,也要看到自己的缺点和短处;要求自己,要严一些,对待别人,则要宽一些,这是建立积极的心理适应,搞好人际关系的基础。对自己了解得越充分,对自己的评价越客观,对自己的要求越严格,人际关系就越容易协调。

其次,对待与自己经常相处的人,也要充分了解,包括他们的兴趣、性格、生活习惯、工作方式等,从而避免因为互不了解而产生不协调。尤其值得注意的是,一定要善于发现别人的优点和长处。既要尊重别人,又要谅解别人,绝不苛求别人,而且乐于助人,这样相处,关系自然融洽。

著名语言学家王力说得好:"不斤斤计较小事,不苛求于人。这样,对自己交往的上下左右的人乃至家庭,都会有一个比较和谐、亲密的气氛,而客观上反过来又促进了自己的心情舒畅,身心健康。"王力先生说不斤斤计较小事,不苛求于人,就是不要为小事与人争强斗气,不去为小事烦心。退一步海阔天空,让人三分,心平气和,大家快乐。这是一种开明的人生态度,也是一种聪明的人生智慧。

影响人际关系不协调的因素很多,诸如看问题不全面,不顾全大局,不体谅他人的困难,以己之长去比他人之短,神经过敏而猜疑……特别值得警惕的是嫉妒的心理。嫉妒,是指对别人在品德、才华、相貌、成就、名声方面超过自己,便产生一种莫名其妙的不满心理,甚至引起强烈的怨恨情绪和不正当的行为。嫉妒必然影响团结,造成关系紧张,既损害他人,又对自己的心身健康带来危害。巴尔扎克就说过:"嫉妒者所受的痛苦比任何人遭受的痛苦都大,因为他自己的不幸和别人的幸福都会使他痛苦万分。"嫉妒产生的"无名火",使人心情烦躁,心境郁忿,从而降低人体的生理功能,容易导致心理疾病和心身疾病。

人际关系不好,究其根源,就是四个字:"私心太重"。私心太重的人,争名夺利,斤斤计较,自己不讲诚信,反而怨天怨地怨别人,这样一来,人际关系必然紧张。这种"紧张"不仅殃及他人,也必然危害自己的身心健康。这样的人,心理失衡,心胸不畅,往往自食恶果,"老得快"就是其中的一个。公而忘私的人,不争名利,热爱生活,友好待人,讲究诚信,人际关系自然协调,不仅有益于他人,自己也能经常保持好心情。这是因为,心底无私天地宽,不争名利少忧烦,热爱生活多情趣,友好待人友情添,讲究诚信心自安。这样的人,心理平衡,心胸欢畅,好心获善果,"老得慢"就是其中的一个。

由此可见,能否保持心理平衡,与人际关系是否协调密切相关。心理平衡是维护健康的基石,协调的人际关系就是基石四周的泥土,我们一定要倍加珍惜,精心呵护。

(马有度)

家庭和睦 共享安康

人,万物之灵,灵就灵在高超的智慧,灵就灵在丰富的感情。

家庭中的感情,既有爱情,又有亲情,还有友情。家庭中的感

68

情,贵在情真,贵在情深。几十年的人生经历,我们深深地感悟到使人快乐的"三真情":享受爱情,注重亲情,珍惜友情。

家庭感情的纽带就在一个"缘分"。夫妻之间,没有"血缘",全在"情缘",古今中外,多少悲欢离合,千古绝唱,牛郎与织女,梁山伯与祝英台,罗密欧与朱丽叶……

夫妻的上下各代,既有"血缘",又有"情缘"。

夫妻双方,都有父母,都是各自父母爱情的结晶,夫妻生下儿女,这爱情的结晶又向下一代延伸,这浓浓的血缘之情,还要向外延伸,不仅有与血缘相关的父子情、母女情、祖孙情,而且有与血缘无关的婆媳情、翁婿情、亲家情……

战争和地震灾难留下的孤儿孤女,被父母抛弃或因父母早亡遗下的可怜儿女,许多好心人收养下来,主动承担起没有血缘的父母责任,精心呵护,养育成人,这是"道义",也是"缘分",更是一份难得的特殊"亲情"。虽无"血缘",却有"情缘"。古今中外,大量的事例证明,那些真诚、深厚的"情缘",远胜于那些缺乏真诚、缺乏深情的"血缘"。

血缘家庭也好,非血缘家庭也好,道义责任绝不可少,浓浓的亲情真情,就是无价之宝。

家庭是社会的细胞,社会贵在和谐,家庭贵在和睦,古人早就强调"家和万事兴"。夫妻和睦是"家和"的核心,以夫妻为核心,对上对下都要注重亲情,既要讲究"辈分",又要讲究"平等",在亲情之中,渗入友情,互相关心,娓娓谈心。长辈要言传身教,不拿架子,切忌随便训人,晚辈要奋发上进,乐于孝顺,切忌任性骄横。

我国自古就强调尊老爱幼的美德,早在2 000多年前,孟子就说过:"老吾老以及人之老,幼吾幼以及人之幼。"就是说,要尊重自己的老人,并用这样的态度去对待别人的老人;要爱护自己的孩子,并用这样的态度去对待别人的孩子。当然,首先就要做到在自己的家庭中尊老爱幼。

尊敬老人,固然应当从衣着、饮食上对他们多加照顾。但这还不够,还要掌握老年人的心理特点,从精神生活方面多加关心,使他们视野开阔,心胸宽广,有话乐意与家人唠唠叨叨,以减轻老年人容易产生的孤独感。

爱护孩子,除了对饥饱冷暖多加留心以外,更为重要的是,应当注意培养他们的优良品德,辅导他们学习文化知识。即使孩子已经长大成人,也要利用各种机会与他们接触、谈心,使儿女们有事愿意找你商量,互相关心,互相帮助。

祖孙两代,年龄悬殊,经历不同,习惯各异,兴趣爱好差别很大。不同的生理与心理因素,有时会使他们发生矛盾。例如,老的有时会对青少年的一些行为看不惯,小的又常常嫌老的太啰唆。遇到这类情况,中年夫妇就要在祖孙两代之间架起一座"桥梁",不仅要在他们之间传递信息,更要多做疏导工作。

总的说来,家庭是社会的细胞,和睦的家庭是社会精神文明大厦的基础,每一个家庭成员,无论男女老少,都要珍惜和维护家庭的和睦。

家庭和睦,又是促进健康长寿的精神药方。和睦家庭的形成,不仅来自衣食住行上配合协调,物质生活上有条不紊,而且在于互相关心,亲密无间,形成欢乐的气氛,使一家人的心理活动处于最佳状态。在这种最佳心理状态下,家庭成员不仅抗病力增强,不易患病,而且使全身机能的协调也处于最佳状态,这就有利于青少年的生长发育,有利于中年人防止早衰,有利于老年人延年益寿,真是"家庭和睦乐融融,共享安康兴冲冲!"

（马有度）

高考成与败 成绩与心态

一年一度的高考,牵扯着几百万考生和家长的心弦。有的充满信心,有的担忧焦心,心态不同,效果悬殊。往往是心态好的考得好,心态差的考得差。

高考比考分,考分比心态。既要比考场上的心态,又要比考试前的心态。既要比考生的心态,又要比家长的心态。

高考,对考生是考验,对家长是挑战。考生的心态与家长的心态息息相关。

家长的心理压力不大,就会帮助孩子减压,家长不摆出一副严阵以待的架势,就会鼓励孩子轻装上阵。这样一来,孩子在迎接高考的阶段,心态平静,讲究学习方法,提高学习效率,不去硬拼,不打疲劳战,享有充足的睡眠,适当参加体育锻炼,注意合理营养,就能保证精力充沛,强化必胜的信心。一旦上考场,也会沉着冷静,正常发挥成绩好,甚至超水平发挥得高分。

有学者对全国各地 60 多名高考状元进行调查,发现这些状元的父母都特别理解孩子,他们的教育方式也很民主,亲切地与孩子沟通,为他们创造一个宽松的环境。许多聪明的家长,对孩子的鼓励就是八个字:"轻装上阵,尽力就行。"事实证明,他们是成功的父母,孩子都取得了优异的成绩。

与此相反,有的家长"望子成龙"的心情过于迫切,他们对高考成败的担心甚至比即将高考的子女还要沉重。家长自己的压力大,子女也就很难减压。父母脸上的表情,说话的语气,音调的高低,甚至对孩子生活起居、饮食睡眠的特别关照,都会增加孩子的心理压力。压力一增大,就会吃饭不香甜,睡眠不安稳,学习的效率也会随之下降。

考前心理就紧张,进了考场也难免紧张,以致出现比较容易的考题也答不上来的现象。如果被一道难题卡住,更会心里着急心发慌。一门功课没考好,下面的考试受影响,最后的结果必然是考试成绩不理想。

由此可知,高考既是平时学习成绩的展现,也是心理素质的考验,确实是一场知识水平和心理状态的较量。所以,临近高考的一个月,心理状态的调整远比埋头啃书更重要。

考前心态的调整,关键就在一定要有自信心。自信就是动力,自信是高考成功的保证。既然在考前的这段时间,自己把重点、难点、疑点都复习到了,就应当相信自己的耕耘必然带来收获,就应当对高考的成功充满信心。

考场心态的调整,关键就在沉着冷静。首先要懂得在高中阶段大家比的是谁能考上 100 分,许多优胜者也常常能够得满分。而在历届高考中,几乎还没有谁能得满分,考生之间比的是谁的失误少,谁少丢分。有了丢分的思想准备,一旦出现一点失误,也就不会心慌意乱。即使一门功课考得不够满意,也会在下面的考试中加以弥补,力争高分。

多年的高考一再表明,有的考生平时学习成绩很好,高考却失利,甚至名落孙山;而一些成绩一般的考生反而一跃过龙门。这就说明一个道理,高考比心态,心态定成败。

总而言之一句话:"面对高考,心态要好。"   (马有度)

考前考后心态平　家长考生不得病

高考来临,不少家长和考生纷纷光顾医院的心理门诊,向医生诉说失眠多梦,头昏头痛,精神不振,心烦不宁。医生诊断,他们患上了"考前焦虑症"。有的是考生得病,有的是家长得病,也常见到考生和家长都得病。

重庆有位曾女士,自从女儿进入高三年级,她就陷入担心女儿高考的阴影之中。随着高考的临近,她的担心更是与日俱增,和亲友交谈,与同事聊天,总是与高考的话题有关。上班的时候,满脑子想的也是女儿在家是不是在认真读书复习,堆在身边的工作很多,就是没有心思去打理。下班回家,更是心情烦躁,甚至莫名其妙就发脾气。

看着妈妈的心理压力越来越大,原来性格开朗的女儿也闷闷不乐,情绪不宁。尽管每天都在加班加点的看书复习,效果却很不如意,模拟考试的成绩一次不如一次。这样一来,母亲的心情更烦躁,女儿的心情更烦闷,母女双方都患上了"考前焦虑症"。

有一位高中的尖子生,三年高中的考试成绩都是班里的前三名。尽管成绩好,她还是怕考试,无论大考小考,都会失眠、心烦。随着高考的临近,症状也就更加严重。究其原因,就是过分关注考试的名次,总是担心考试时别人的成绩超过了自己,问题就出在心态不平衡。还有一位家长,她儿子高中的成绩不够理想,随着高考临近,与儿子的摩擦也随之升温,于是她更加着急,吃饭不香,睡觉不安,而且出现胸闷、心悸,孩子还没有高考,她自己却先病了。妈妈生病,孩子的压力也随之增大,头昏头痛心不宁,于是,母子双双都得病——考前焦虑症。

调查资料表明,学生的精神压力,大约90%都来源于家庭。有位考生道出了他的心声:"在学校,老师督促你冲刺,回到家,老爸老妈盯着你复习复习再复习,弓弦绷得这么紧,谁能承受这么重的精神压力!"

在高考之后,最常见的就是"等待结果综合征"。紧张的高考之后,本该放松一下,然而有的考生仍然恋恋不忘答错一道题,后悔作文没写好,总是担心考不上,于是吃不好睡不香,焦虑不安。有些家长为孩子的前途担心,更是惶惶不可终日。这样一来,全家都陷入焦躁难耐的等待之中。其实,这又何苦呢? 高考已结束,生米已煮成熟饭,焦虑担心既不能改变考试成绩,也不能改变最终结果,何不听天由命,顺其自然呢? 聪明的做法是考完了就不再去想它,高高兴兴吃饭,甜甜美美睡觉,迈开双腿,邀约亲朋好友去亲近绿色,去拥抱大自然,快快乐乐地放松身心,岂不美哉!

高考一发榜,又常见到两种病状,一种是中榜后的"兴奋过度症",一种是落榜后的"悲观失落症"。

本来,高考中榜,如愿以偿,高兴之后,庆贺一下,理所当然,但应有个"度",过度兴奋,就是毛病。一是吃请过度,庆功宴、同学宴、谢师宴,宴请不断,年轻人自制力差,醉酒伤身,时有发生。二是娱乐过度,唱歌跳舞,狂欢无度,网上聊天,通宵达旦,以致伤身伤神,精神不振,大学还没上,先就病一场。

高考落榜,情绪低落,虽然很难避免,但也要有个"度",不能老是陷入情绪的低谷,而应尽快寻求解脱,家长更要及时开导孩子,尽快摆脱阴影,走出低谷,重新振作起来,要么补课复读,明年再考;要么参加职业培训,另谋出路。

总而言之一句话:"高考心态贵平衡,考前考后莫得病。"

（马有度）

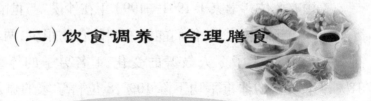

（二）饮食调养　合理膳食

过食短命　节食寿长

早在春秋战国时期,《黄帝内经》就强调指出:要想"尽终其天年,度百岁乃去",首先就要做到"饮食有节",因为那些"饮食不节"的人,"半百而衰",50 岁就衰败,必然短命。

多食者之所以短命,因为多食使人多病。明代敖英在《东谷赘言》中说得明白,"多食之人有五患":一是大便增多,二是小便增多,三是干扰睡眠,四是身体困重,五是食难消化。

敖英指出的"身体困重",乃因多食引起肥胖。

过量进食美味佳肴,导致热量过剩,多余的热量就会变成脂肪,沉积体内,使人肥胖。肥胖,又成为高脂血症、高血压病、冠心病、糖尿病发病的温床。例如糖尿病,中医称为"消渴病",古代医家早就发现此病与过多进食甘美食品所致肥胖有关,所谓"甘美肥胖,易患消渴"。

进食过量,寿命难长,进食限量,寿命延长,正如民间谚语所说:"每餐少一口,活到九十九。"

现代动物实验也证明,饮食是否节制确与能否健康长寿密切相关。

美国有位科学家把 200 只猴子分成两组进行对比实验。A 组的 100 只猴子,保证供食,任其大吃大喝;B 组的 100 只猴子,则限制供食,只能吃个七八分饱。10 年以后,A 组的猴子身体肥胖,动作迟缓,不仅患脂肪肝、胆石症、冠心病的多,而且死去的猴子多达 50 只。B 组的猴子仍然身材苗条,蹦跳活跃,生病的少,而且死去的猴子只有 12 只。对比如此鲜明:过食短命,节食寿长。

美国有 8 位科学家于 1991—1993 年在沙漠"与世隔绝"地生活了两年。由于环境恶劣,他们能够吃到的食物很少,两年的减食给他们的身体带来了令人鼓舞的变化,4 名男子的体重平均下降 18%,4 名女子的体重平均下降 10%,8 位科学家的血压平均下降 20%,血糖平均下降 30%,原来增高的胆固醇都完全降到正常。沃尔福教授说,他 1993 年走出沙漠以后,仍然继续坚持减少食量,因为这样有助于健康长寿。

适当减少食量,要从娃娃抓起。古代医家早有明训:"若要小儿安,三分饥和寒。"进入青年,特别是中年以后,由于体力活动减少,如果进食过多,更易肥胖,大腹便便,不仅行动不便,而且易生病变,随着腰带的延长,早衰早亡的风险也就随之增长,所以说:"腰带愈长,寿命愈短。"

古今中外寿星的经验结晶,几乎都有适当节食这一条。当然,节食不能简单从事,不能不满足人体必需营养。进食虽少,品种不能少,营养要高。

这个适量,就是吃个七八分饱。进餐时,七八分饱还想吃,就离开饭桌,特别是面对美味佳肴,多少有点难受,难免有些遗憾。其实,这是一个习惯,为了健康长寿,最初轻微饥饿一点,久而久之就成习惯,七八分饱就成自然,那时如果进食十分,饱食反而使你更难受。

要想减肥防病,要想健康长寿,务必节食,绝不能敞开肚皮大吃特吃。在此送君四句话:"饮食有节少而精,身心健康少生病,七八分饱成习惯,减肥少病延寿命。"

(马有度)

一餐吃伤　十餐喝汤

暴饮暴食,引起胃肠疾病,十分常见。《黄帝内经》早就说过:"饮食自倍,肠胃乃伤。"胃肠损伤之后,必然饮食减少,甚至"一餐吃伤,十餐喝汤"。由于营养不良,引起头昏眼花,疲倦乏力。如果反复损伤肠胃,身体就会消瘦,真是"贪得一时嘴,掉了一身肉"。由于体质下降,抗病能力减退,其他疾病也就跟着来找麻烦。"脾胃为后天之本",务必倍加爱护,岂能随意损伤?

暴饮暴食的危害很大,在任何情况下都要避免,特别是过年过节或三朋四友聚会,尤应克制自己。宋人娄居中有一句至理名言:"节满意之食,省爽口之味。"民间的一些谚语,也很生动,如"饥不暴食,渴不狂饮"、"佳肴不过食,美酒不过量"。

有的人虽然并不暴饮暴食,但平时吃得过多,增加了胃肠的负担,久而久之,也会引起胃肠病。正如娄居中在《食无求饱》中所说:若贪食务饱,淤塞难消,徒积暗伤,以召疾患。诸如食不下而上涌呕吐,或大便频数而泻,莫不由食物过伤,滋味太厚所致。

经常吃得过饱,不仅容易引起胃肠疾病,由于消化吸收功能障碍,抵抗力低下,还容易感染其他疾病。对于平素胃肠虚弱的人,尤其有害。金元时期的名医李东垣就分析得很中肯:脾胃虚弱之人,过量进食,则肠胃更伤,影响水谷精气的吸收,以致正气虚弱,各种疾病就会接踵而来。

平素的食量超过人体的正常需要,营养过剩,不仅使人发胖,还容易引起高血压病、冠心病、糖尿病等。

暴饮暴食和平素进食过多,都会影响身体健康,引起许多疾病。食物不在于多,贵在能节,只有这样,才能"顿顿必无伤,物物皆为益",人体正气充足,自然就"邪毒不能犯,疾病无由作"。

寿星的长寿要诀,几乎都有节制饮食这一条,"要想自己身体好,吃饭千万莫太饱"。当然,节制食量,绝不是忍饥挨饿,贵在饥饱适度。现代寿星张克济说得好:"要对饮食加以节制,量腹而为,既不要临盆大餐,也不要忍饥挨饿,以饥饱适中为宜。我青壮年时食量颇大,但也从不多吃、贪吃,总以七八分饱为度。"

总而言之,《黄帝内经》强调的"饮食有节",确实是至理名言,切忌暴饮暴食,以免"一餐吃伤,十餐喝汤",而且在日常饮食中要做到饥饱适中,以七八分饱为度,关键就是一句话:"什么都吃,但要适量。"

(马有度)

合理用餐　细嚼慢咽

我国传统的用餐习惯,一般都是一日三餐,早餐上午 7 点,午餐中午 12 点,晚餐下午 6 点,两餐间隔 5~6 小时,基本符合人的生理需要,也与我国的上下班时间衔接,所以对于一般上班族,一日三餐切实可行。

　　一日三餐食量分配的比例,午餐应多一些,早晚两餐宜少一些。所以说"早餐要好,午餐要饱,晚餐要少"。以全天总热量计算,午餐占40%,早餐晚餐各占30%。这种分配,既符合人体生理需要,又适应日常工作要求。早上起床后,一般食欲不旺,进食一些体积小、营养高的食物,以保证上午活动的需要。午餐丰盛一些,热量要高,既可补充上午的能量消耗,又做好了准备保证下午活动的需要。晚餐进食少一些,因为晚间睡眠热量消耗少。

　　然而,现代生活节奏加快,有些上班族,睡得晚也起得晚,早上匆忙,便懒得吃早餐,一日三餐变成一日两餐,这就很不合理。上午的能量消耗最多,没有早餐保证供应,只能消耗人体储备,显然对健康不利,也影响工作效率。

　　由于工作繁忙,许多人早餐午餐都吃得匆忙,应付了事,下班后的晚餐却特别丰盛,甚至睡前夜宵再加一餐美食。这种晚上大吃大喝的习惯,对健康极为不利。

　　晚餐过饱热量高,而晚上人们热量消耗少,多余的热量就会变成脂肪,日久天长,人就肥胖。晚餐经常摄入过多热量,使血脂增高,堆积在血管壁上,久而久之,动脉硬化,冠心病也就找上门来。晚餐过于丰盛,经常吃荤,血脂要高出晚餐素食者的3倍以上。如果已患高脂血症、高血压病,晚餐多荤,更是火上加油,加重病情。中老年人晚餐过饱,还易诱发糖尿病。晚餐过饱,荤食又多,难以消化,又会影响睡眠,古人早就强调指出:"胃不和则眠不安。"

　　一日三餐是常规,一日两餐不可取,一日四餐也很好。上午7点、11点,下午2点、7点4次进餐,每两餐间隔4~5小时,正好与胃的排空时间吻合,都是在胃已排空,出现饥饿感时才进餐,食欲旺盛,吃得香甜,又能增强消化功能,便于营养吸收,这对于年老体弱和慢性胃肠病者最为适宜。如有特殊需要,也可以一日五餐。但要注意,进餐次数增加,每日进食的总量不能增加,只有"少吃多餐"才有益于身体健康。少吃多餐,不仅胃肠负担小,而且有利于防治糖尿病、冠心病、高血脂、脂肪肝。因为进食总量不变,进食次数增多,血糖的波动小,血脂的波动也小。

不管每日进食几餐,都不能狼吞虎咽,而应细嚼慢咽,享受美餐。细细咀嚼,利于下咽,避免损伤食管;细嚼使食物与唾液充分混合,更便于胃肠消化吸收;细嚼时牙齿、咀嚼肌、颌关节不断活动,还有利于预防口腔疾病。

由此可见,为了健康,为了防病,为了品尝美餐的快乐,我们都应做到"合理用餐,细嚼慢咽"。

(马有度)

偏嗜五味　损害健康

要讲饮食滋味,必然要说"五味":酸、甜、苦、辣、咸。食之得当,五味可以滋养五脏;食之不当,偏嗜某味,又会损伤五脏,危害健康。

在现实生活中,很难见到嗜苦味的人,这里只谈嗜酸、嗜辣、嗜甜和嗜咸的害处。油脂厚味,尤其危害健康,也在这里一并讨论。

嗜酸,指偏嗜醋、梅之类。《黄帝内经》早就指出,过分食酸的人,会使肌肤增厚而多皱纹,并使口唇干裂。现代研究表明,偏嗜酸性食物,能使血液酸化,使人容易疲劳,久而久之还会影响大脑功能,使记忆力减退,思维能力下降。

嗜辣,指偏嗜姜、葱、椒、蒜这类辛辣食品。《黄帝内经》认为,偏嗜辛辣,会使筋肉拘挛和爪甲干枯。证之实际,过食辛辣的危害主要还在于燥火、害胃、伤津。例如,过食辣椒,常常引起胃痛,诱发胃溃疡及痔疮出血,对咽炎、火眼、疮疖、肺结核、高血压病等都会带来不利影响。又如过食大蒜,也会动火、耗血,并影响视力,使胃痛的病人胃痛更剧,肝火旺的人肝火更旺,喘咳病人喘咳更甚,眼病患者则眼睛红肿、发痒、视物模糊。

嗜甜,指偏嗜糖和甜食之类。《黄帝内经》记载,吃甜食过多,会导致骨节疼痛、头发脱落,并使人腹胀,而且会引发"消渴"。现代研究表明,糖吃多了,腐蚀牙齿,引起龋齿。糖吃多了,容易使人发胖,因为过多的糖会转变成脂肪。糖吃多了,还会诱发糖尿病。哪个地区食糖的消费量大,糖尿病发生的概率就升高。法国自然医学院院长威廉博士要求人们少吃糖,糖尿病人更要注意避免吃糖。

嗜咸,指偏嗜咸食,吃盐过多。《黄帝内经》指出,吃盐过多,会影响血液循环和心脏功能,要伤及骨骼,并使肌肉萎缩。现代研究表明,盐吃多了,会促进动脉硬化,是引起高血压病的重要原因。我国北方地区高血压的发病率明显高于南方地区,其中一个重要原因就是北方人的口味重,菜里的盐放得多。世界卫生组织调查发现,人群中每日食盐平均减少 5 克,舒张血压平均下降 4 毫米汞柱,所以每日食盐必须控制在 6 克以内。

古代医家早就明确指出,进食油脂厚味过多,是养生大忌。现代研究表明,动物油脂含饱和脂肪酸多,可使血清胆固醇增高,而植物油含不饱和脂肪酸多,可使血清胆固醇降低,有利于预防高脂血症、高血压病、冠心病的发生,所以要尽量少吃动物油脂,多用植物油代替。猪油和菜油对比,猪油所含使人胆固醇增高的饱和脂肪酸高达 42.7%,而菜油仅含 4.5%,猪油要高出将近 10 倍,所以日常烹调,应以植物油为宜。

油炸熏烤食品,尽管是使用植物油,仍属辛辣食品,容易使人化火伤津。现代研究表明,以炸鸡、炸薯条为主的洋快餐,油脂过多,而且高温煎炸使维生素等营养成分遭到破坏,又会产生致癌物质,所以被称为不利于健康的"垃圾食品"。

对于洋快餐,为了改变口味,偶尔食之,未尝不可,但不少儿童偏嗜,则十分有害。

由此可见,中医强调五味不可偏嗜,油脂厚味切忌多食,确有道理。汉代医圣张仲景在《金匮要略》中强调"服食节其冷热苦酸辛甘",至今仍有现实意义。

(马有度)

合理膳食金字塔

怎样的膳食结构才有利于健康长寿呢?

早在 2 000 多年前,《黄帝内经》就明确提出谷、肉、果、菜合理搭配的膳食结构。直到今天,国内、国外的研究也一再证明,这种将谷物、肉食、水果、蔬菜合理搭配的膳食结构,就是最科学的膳食结构,有益于健康,有助于长寿。

为了便于人们实施,我国和美国都总结出"膳食结构金字塔方案"。我国上海市营养学会推出每日膳食结构的"4+1 金字塔方案"。所谓"4",就是每日膳食必须有四大支柱:

粮食及豆类(粮食与豆类之比为 10∶1)

蔬菜及水果(蔬菜与水果之比为 8∶1)

奶及奶制品

鱼肉及蛋

以上 4 类食物按重量排列,构成金字塔的塔身。再加上少量的油、盐、糖作为塔尖。

"4+1 金字塔方案",既保持了我国传统膳食结构以植物性食品为主、能量来源以粮食为主的基本特点,又避免了传统膳食蛋白质不足和质量欠优的弊端,还可以防止以往西方国家"三高两低"(高脂肪、高蛋白、高糖、低维生素、低纤维素)的缺陷,避免了因饮食结构不当而"病从口入",诱发心脑血管疾病,有利于提高人体素质,促进健康长寿。

现代西方国家也日益认识到"三高两低"饮食结构的弊端,力图加以改变。美国农业部门就推出"食物指南金字塔方案",成为美国人摄取食物的最佳方案。这个方案按食物重量排列构成金字塔的塔身和塔尖。

底层:谷类食物。这些面包、麦面、米饭食物,是糖的主要来源,是人体热能的主要供应者,所以比例最大,说明谷类食物应作为饮食的基础。

二层:蔬菜水果。这类食物是维生素、纤维素的主要来源,所以比例要比蛋白质大些。

三层:鱼肉蛋奶。这类食物是蛋白质的主要来源,但不宜过多。

尖端:油脂甜食。这类食物比例最小,因为对人有潜在危险。

一看这张金字塔图形,就能知道哪些食物该多吃,哪些食物应少吃。美国饮食协会会长茱蒂·陶德说得好:"食物指南金字塔,设计合理,简单明了,可以教育一般大众如何正确地吃饱吃好,达到健康长寿的美好目标。"

当然,最适合我们中国人的膳食结构,还是"中国居民平衡膳食宝塔",也就是中国的合理膳食金字塔。

中国居民平衡膳食宝塔(2016)

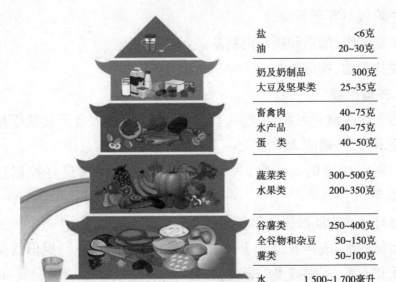

盐	<6克
油	20~30克
奶及奶制品	300克
大豆及坚果类	25~35克
畜禽肉	40~75克
水产品	40~75克
蛋 类	40~50克
蔬菜类	300~500克
水果类	200~350克
谷薯类	250~400克
全谷物和杂豆	50~150克
薯类	50~100克
水	1 500~1 700毫升

这个宝塔是《中国居民膳食指南》(2016)的形象表达。该《指南》还特别强调三个关键推荐:

1.关键推荐

蔬菜水果是平衡膳食的重要组成部分,奶类富含钙,大豆富含优质蛋白质。

餐餐有蔬菜,保证每天摄入 300~500 克蔬菜,深色蔬菜应占1/2。

天天吃水果,保证每天摄入 200~350 克新鲜水果,果汁不能代替鲜果。

吃各种各样的奶制品,相当于每天液态奶 300 克。

经常吃豆制品,适量吃坚果。

适量吃鱼、禽、蛋、瘦肉。

2.关键推荐

鱼、禽、蛋和瘦肉摄入要适量。

每周吃鱼 280~525 克,畜禽肉 280~525 克,蛋类 280~350 克,平均每天摄入总量 120~200 克。

优先选择鱼和禽。

吃鸡蛋不弃蛋黄。

少吃肥肉、烟熏和腌制肉制品。

少盐少油,控糖限酒。

3.关键推荐

培养清淡饮食习惯,少吃高盐和油炸食品,成人每天食盐不超过 6 克,每天烹调油 25~30 克。

控制添加糖的摄入量,每天摄入不超过 50 克,最好控制在25 克以下。

每日反式脂肪酸摄入量不超过 2 克。

足量饮水,成年人每天 7~8 杯(1 500~1 700 毫升),提倡饮用白开水和茶水;不喝或少喝含糖饮料。

儿童少年、孕妇、乳母不应饮酒。成人如饮酒,男性一在饮用酒的酒精量不超过 25 克,女性不超过 15 克。

(马有度)

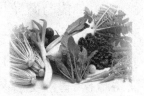

谷肉果菜巧安排

一说起注意营养，人们想到的就是多吃鸡鸭鱼肉，于是经常大油大荤；也有人以为食品越纯越精就越好，便把精白米和富强粉当作上乘佳品，从不进食粗粮糙米；也有人听说粗粮营养好，吃素可长寿，于是顿顿粗茶淡饭，几乎禁绝一切荤食；还有人得知水果营养丰富，因而大量进食生冷瓜果……然而，这些人谁都没有获得健康，反而闹出这样那样的毛病来。

事实证明，偏嗜任何一类食物，都不能得到全面的营养，都会影响人体的健康。而健康长寿的人，食不厌杂，吃进的食物多种多样。所以，合理调配饮食，极为重要。

早在春秋战国时期，古代的医学家就主张把米面、肉类、水果、蔬菜合理搭配，以补益精气，使五脏六腑得到充分的营养，促进健康，增强抗病能力。正如《黄帝内经》所说："五谷为养，五果为助，五畜为益，五菜为充，气味合而服之，以补益精气。"患病之后，也必须合理调配饮食，全面补充营养，才能使身体完全康复，所以《黄帝内经》又说："谷肉果菜，食养尽之。"

谷、肉、果、菜合理搭配，也就是通常说的荤素结合。鸡鸭鱼肉等荤食，蛋白质的含量最为丰富，且含脂肪、矿物质及维生素；素食中的五谷，糖分含量最高，也含有蛋白质及某些维生素；而蔬菜、水果则富含维生素 C 和纤维素。只有荤素结合，人体必需的 7 种营养素才能得到全面保证。

荤素结合，又有利于营养成分的消化吸收。蔬菜和水果，虽然本身所含蛋白质和脂肪不多，但对于促进蛋白质和脂肪的消化却有重要作用。巴甫洛夫的学生、著名的生物学家列波尔斯基就强调指出：当你把蛋白质食品和蔬菜一起吃下去时，进入胃里的消化液要比吃单一食品多得多。还有人观察，吃的东西越油腻，胃液的分泌就越少,如能与蔬菜同吃,胃液的分泌就能增多,吃带白菜的馅饼时,要比吃纯肉饼多一倍以上。蔬菜不仅可以增加胃液的分泌量,而且可以提高胃液的消化效果,因为蔬菜掺杂到油腻食品里,使其变得疏松,胃液更容易掺入。

在烹调蔬菜时加入油脂或肉类,则能促进脂溶性维生素的吸收。例如,胡萝卜所含胡萝卜素最为丰富,但胡萝卜素只有溶解在油脂中,才能转变为维生素 A,所以胡萝卜不宜凉拌生吃,而应该用油炒;如果用胡萝卜烧肉,不仅味道鲜美,营养也更加丰富。

由此可见,食物的合理搭配,荤素结合,十分重要。在搭配食物时,只要注意"白红绿黄",就能保证"营养恰当"。白,就是米面五谷;红,就是鸡鸭鱼肉;绿,就是蔬菜水果;黄,就是黄豆杂粮。关键就是一句话:谷肉果菜巧安排。

(马有度)

烹调讲究色香味

烹调艺术的精美,是文明进化的体现。孙中山先生在《建国方略》中说得明白:"非深孕文明之种族,则辨味不精;辨味不精,则烹调之术不妙。中国烹调之妙,亦足表明文明进化之深也。"

孙先生还谈到,以前欧美人以为法国烹调最为精美,是"世界之冠",后来品尝了中国菜肴之美味,才知中国烹饪更胜一筹,于是"莫不以中国为冠矣"。他还热情地赞扬说:"中国所发明之食物,大威于欧美,而中国烹调法之精良,亦非欧美所可并驾。"

近年来,中国菜更是闻名世界,风行全球。

那么,中国烹调的特色,究竟是什么呢?

烹调艺术,讲究三个字:色、香、味。颜色要好看,气味要芬芳,滋味要鲜美。

颜色要好看,首先得有光泽,绿要绿得翠,红要红得艳,所以绿色蔬菜不能久炒久煮，红辣椒与西红柿也不宜过早下锅。颜色要好看，还得善搭配：炒肉丝放上青辣椒，蒸鸡蛋撒些绿葱花，烧洋芋加入西红柿，煮青菜配以白豆腐……

气味要芬芳，佐料需佳良。优质酱油有酱香，上等米醋有醋香，精酿黄酒有酒香，四川花椒有椒香，质地优良的山奈、八角和小茴香，香气尤其浓郁芬芳。气味芬芳，并不全靠佐料，因为任何食物都自有清香。即使是餐餐要吃的主食，只要现做现吃，吃得新鲜，吃得热乎，也都自有一番美味。刚出笼的馒头，才焖好的米饭，刚蒸熟的窝窝头，才熬好的小米粥，无不散发出诱人的清香。

一谈起滋味鲜美，人们就会想到味精——谷氨酸钠。在烧汤炒菜时，加入少许味精，味道就会马上大变。但味精不要加得过多，因为即使用水把它稀释 3 000 倍，仍然能够尝出它的鲜味。味精尤其不要下锅过早，因为加热时间过长，谷氨酸钠失去水分，生成焦谷氨酸钠，就会丧失鲜味，还会产生一定毒性。

要想滋味鲜美，单靠味精还不行，更重要的是配以适当的作料。水煮肉片、麻婆豆腐，都妙在麻辣，离不开花椒、辣椒；脆皮鱼，妙在甜酸，又离不开糖、醋；红烧牛肉，没有山奈、八角、花椒、生姜、红糖，则滋味大减；烹调各种肉类食品，无论炒、烧、焖、卤，放上一些黄酒，都会增加菜味的鲜美；如果酒与醋同用，两者结成富有香味的酯，其味更佳。尤其是烧鱼，必须配以酒、醋，既能去除讨厌的腥味，又能增加口香，如果再加些姜、葱、蒜，则更加香味浓郁，鲜美可口。鸭蛋的蛋白质比鸡蛋更胜一筹，但因带点腥味，人们不大爱吃。其实，只要在烹调时放些黄酒，腥味即可除去。无论鸡蛋、鸭蛋，无论炒、蒸或做汤，放上一些葱，其味更香。

色、香、味俱佳的饭菜，既能使人饱享口福，又能增加食欲，促进消化，便于养分的吸收，这对增进健康大有裨益，正如俗话所说："烹调讲究色香味，既饱口福又开胃。"

（马有度）

快乐进餐享美味

欢喜的时候,即使粗茶淡饭,也感到特别香甜;忧愁的时候,纵有山珍海味,也变得苦涩难咽。也许你有过这样的体验:全家老少围坐餐桌,面对香喷喷的菜肴,谈笑风生,吃得津津有味,突然接到亲人病危的电报,或者听到好友不幸身亡的噩耗,顿时食欲全消,难以下咽;如果勉强吃下去,立刻感到胃腹胀得难受,久久不能消化。性格忧郁,多愁善感的人,或者整天伏案工作,思虑过度的人,总是吃饭不香,尽管吃得很少,仍然感到肚腹饱胀。

人们自然会问,为什么不良的情绪特别容易影响食欲、败坏胃口呢?

对于这个问题,早在春秋战国时期,我国医学家就作过概括的回答。古人认为,胃是接纳食物的,所谓"胃为水谷之海",脾是主管消化食物的,所谓"脾主运化",而七情之中的忧、思又最容易损伤脾胃,扰乱消化机能,所以吃不下饭,肚腹也感到饱胀。

为了进一步回答这个问题,世界上许多医学家都进行了研究,有的利用动物做实验,有的在病人身上进行观察。美国哈佛大学生理学家卡隆用狗做实验。他先把食物拿给饥饿的狗看,然后通过仪器检查,发现狗的胃内存在大量胃液,说明食物诱发了狗的食欲,促进了胃液分泌。然后,卡隆又用小孩做观察,他先将食物拿给饥饿的小孩看,马上又把食物拿走,由于孩子不能立即得到食物,因而着急得啼哭起来,这时通过仪器检查,发现没有胃液分泌,说明小孩的情绪抑制了胃的分泌功能。还有学者用语言暗示的方法使受试者处于不同的情绪状态,结果发现抑郁、悲伤、失望等消极情绪,都会使胃液的分泌量减少,酸度下降,胃的运动减慢。

由此可见，胃的机能对情绪的反应是十分敏感的，所以在吃饭的时候，要避免使人不愉快的谈话，切忌争吵和训斥孩子，而绝对需要的是在欢快中进餐。为了做到这一点，在饭桌上随意谈些令人高兴的见闻，特别是几句幽默的语言，顿时就能增加欢快的气氛。除此之外，还应注意食品的色、香、味、形，如能保持餐室干净整齐，明亮舒适，布置雅致，进餐时就更容易欢畅愉快。

总之一句话：欢快进餐，享受美味。

（马有度）

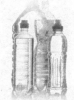

喝水养生有学问

中医认为，火属阳，水属阴，水是滋润的，柔软的，灵动的。说一个人气色好，就说她的水色好，《红楼梦》说女孩是水做的，一个漂亮的女孩，她一定是水灵灵的，水汪汪的。所以我们说健康离不开水，漂亮也离不开水。不仅如此，人的生命也离不开水。

我们说鱼儿离不开水，水是它的外环境，人离不开水，是讲人的内环境，人的身体结构里 70% 以上都是水，如果水损失了 20%，就会危及生命。一个人不进食，只要每天喝水，还可以勉强维持生命 2~3 周。

1976 年，我国唐山市大地震，被困在井下的矿工就全靠井下的水维持了 27 天的生命。水是生命活动中最基本的物质，人的血液，它的主要成分就是水，为什么要有水呢？很多营养物质必须要溶入水中，才能进入血液，输送到全身。在人体的组织里面有很多细胞，在细胞和细胞之间，有一种液体叫细胞间液，它的主要成分也是水。同样的道理，营养物质必须溶解到以水为主体的细胞间液里才能吸收，才能输送到全身去。人体在代谢过程中所产生的废料和毒物，必须通过尿液和汗液排出,尿和汗的主体也是水。总之一句话,人体的消化、吸收、运输、排泄都离不开水。水还有润滑的作用,人流眼泪可以润滑眼球。胃里面有胃液,肠里面有肠液,关节里有关节液,主要也是水,都起润滑的作用。水还有调节体温的作用。天气热了,毛孔张开靠排汗来降温。天冷了,毛孔收缩,排汗减少,来保护体温散失。

由此看来,水对我们维持正常的生理活动实在是太重要了。所以,讲养生,就一定要讲究喝水。怎样喝水才好呢?

很多人都是口渴了才喝水,不口渴就觉得自己不缺水,也就不去喝水,这是一个误区,我们一定要养成主动喝水的好习惯。

喝水要主动,喝水还要足量。对于一般正常体重的成年人来说,每天要喝1 500~1 700毫升水,通常人们所说的7~8杯水。

喝水是否足量,还与气候和年龄有关。天气热要多喝些,老年人要多喝些。70岁的老年人,他本身的水分就比25岁的年轻人要少约30%,还有老年人感觉要迟钝些,他对口渴的感觉也比年轻人迟钝,水流失得比较多的时候才感觉口渴,才想到喝水,所以我们强调一下,对于老年人来讲,要特别注意补水。一定要主动喝水,足量喝水。早上起床就喝水是好事情,经过一晚上没有补充水分,我们的皮肤在不断的蒸发,呼吸也带出水分,血液就要黏稠一些,这是对人不利的,早上喝杯水,不仅可以补充水分,它在胃里停留时间比较短,很快到肠道去,这就有利于排便。早上喝一大杯水,其他几杯水就应多次分着喝,以保持均匀补水。

以上是说好好喝水要注意三点:一是主动喝水;二是足量喝水;三是多次喝水。那么,喝什么样的水最好呢?对于自来水、纯净水和矿泉水怎样选择呢?这三种水各有各的好处。自来水比较便宜,比较方便。纯净水没有杂质,比较卫生,口感好。现在饮用矿泉水比较多,因为大家知道,矿物质很重要。

喝水,最好还是白开水。为什么喝白开水比较好呢?因为白开水解渴,特别是25 ℃的新鲜白开水最为解渴。它的活性分子和细胞的分子很靠近,最能发挥水的生理功能,输送营养,排出废物,调节体温,清洁内脏。

来自天然的矿泉水,没有污染,没有添加剂,内含人体必需的矿物质,携带饮用又方便,所以在市场上越来越受人们的青睐。全国各地有许多优质的矿泉水,都可放心饮用。例如,近年投放市场的太极水,产自重庆彭水县的长寿村,口感清爽,是天然软水,它的总硬度和溶解性总硬度都符合世界卫生组织规定的健康水标准。上海复旦大学测定为典型的小分子团水,能够加快新陈代谢,排出体内毒素。太极水是天然弱碱性水,有中和尿酸的效果,太极水又是天然富锶水,有助于防治骨质疏松和心脑血管疾病。

早在2 000年前,《黄帝内经》探讨养生之道,就强调指出:"食饮有节,起居有常,不妄作劳"。食饮有节,就是讲合理进食,合理饮水,所以善养生者,就要特别注意好好喝水。

除水以外的饮品,通常称为饮料。饮料饮用方便,也含一定养分,在亲朋好友聚会之时,品尝一下,也能增加情趣。

值得注意的是,不少人不喝开水、茶水,却大量饮用可乐等饮料,超市里各种饮料,如碳酸饮料、果汁饮料、加奶的饮料等琳琅满目,很受年轻人和少年儿童欢迎。这些饮料一般含糖较多,又有防腐剂、添加剂,喝多了,对健康不利。特别是一些少年儿童对饮料简直上"瘾",少则每天三四瓶,有的多至七八瓶。饮料多含糖分,碳酸饮料含糖5%~8%,乳酸奶饮料含糖10%~13%。过多饮用这些饮料,就使"胖墩儿"得以催生,埋下成年患病的隐患。

当今世界,最著名的饮料品种有三种,就是茶、可可和咖啡。比较起来,还是以饮茶最好,在喝茶之中虽有"夏宜饮绿茶、冬宜饮红茶、春秋饮花茶"之说,但从保健而言,还是以喝绿茶最好。喝绿茶有以下益处:①清凉消暑。饮绿茶,清暑热,使人感到凉爽。饮用由绿茶和薄荷、金银花、蜡梅花配合制成凉茶,效果更好! ②护肤美容。绿茶中所含的维生素C,具有防止皮肤老化,清除肌肤不洁物的功效。③视力保健。绿茶中所含的维生素A、B_1、B_2对视力功能有保健作用。④预防贫血。绿茶中的含铁量高,有助于预防缺铁性贫血。⑤护牙防蛀。用绿茶水漱口可预防牙龈出血和杀灭口腔细菌,保持口腔清洁,防止龋齿。尤其需要指出,常饮绿茶水还有助于降低血脂、软化血管、预防癌症。

现将饮茶的有关问题,简要概述如下:

饮茶原则:

绿茶最好,越鲜越佳。

清淡为好,适量为佳。

饭后少饮,睡前不饮。

即泡即饮,服药不饮。

饮茶功效:

清火解暑又止渴,止泻止痢又消炎;

提神醒脑解疲乏,消食解腻增食欲;

强心利尿助消肿,保护牙齿可防蛀;

扩张血管防硬化,可防放射又防癌。

（马有度）

食粥养生一妙诀

早在春秋战国时期,《黄帝内经》就明确指出,在谷肉果菜的食养之中,首先就是"五谷为养"。大米,又位居五谷之首,其味甘淡,其性平和,每日食用,百吃不厌,号称"天下第一补人之物"。

唐代医药学家孙思邈在《千金方·食治》中强调说,大米能养胃气、长肌肉;《食鉴本草》也认为,大米有补脾胃、养五脏、壮气力的良好功效。

大米是我国民众的主食,含有大量碳水化合物,约占79%,是热量的主要来源。大米中的蛋白质虽然只占7%,但因吃的量很大,所以仍然是蛋白质的重要来源。大米还含有脂肪、钙、磷、铁及

B族维生素等多种营养成分。

米饭,是供给营养的主食;米汤,又是治疗虚症的食疗佳品。食养食疗专著《随息居饮食谱》就十分推崇米汤的补养功效,认为浓稠的米汤,是虚症康复的珍品。

古往今来,人们十分推崇的补养佳品就是米粥。因为米粥营养丰富,又容易消化,便于吸收。医药学家还将米粥作为配合药疗的调养珍品,《随息居饮食谱》就强调说:"病人、产妇,粥养最宜。"

经常食用米粥,是最简便的食养之法,许多文人墨客也深受其益,有的写文章谈体会,有的吟诗作赋,大加赞誉。

北宋文人张耒,对米粥养人的体会很深,认为每日清晨吃米粥是进食补养的第一妙诀。他在《粥记》中写道:"每日起,食粥一大碗,空腹胃虚,谷气便作,又极柔腻,与肠胃相得,最为饮食之妙诀。"

北宋文豪苏东坡,也经常食用米粥以调补,他的体验是夜晚吃粥更妙,他说:"粥既快美,粥后一觉,妙不可言也。"

诗坛寿翁陆游,享年八十有六,他深受米粥补养之益,从中悟出吃粥养生是延年益寿最简便有效的妙法。他专门写了一首《食粥》诗,大力赞颂:"世人个个学长年,不悟长年在眼前,我得宛丘平易法,早将食粥致神仙。"

(马有度)

进食药粥有讲究

米粥,是养人妙品。药粥,又是辅助治病的佳品。那么,究竟怎样选用药粥呢?

一条基本的原则,就是所选药粥要适合人的不同体质,要适合病人的不同病情。只有这样,才能有益于人,否则,反而有害于人。正如医圣张仲景所说:"所食之味,有与病相宜,有与身为害,若得宜则益,害则成疾。"

选用药粥的方法,主要有两种。

1.根据不同的功效选择药粥

绿豆粥:属凉性,有清热解暑的功效。平素怕热的火体之人,常食有益;到了夏季,常人防暑,暑热病人治病都宜选用。

红枣粥:属温性,有温补脾胃的功效。平素怕冷的寒体之人,常食有益;脾胃虚弱,食少便溏的病人,也宜选用。

核桃粥:有补肾、温肺、润肠的功效。肾虚腰酸脚软、肺虚喘咳、肠燥便秘的病人,都宜食用。

麦粥和枣仁粥:都有养心的功效。麦粥长于养心除烦,适用于心阴不足而心中烦热的病人;枣仁粥长于安神,适用于心阴不足而失眠多梦的病人。

扁豆粥和茯苓粥:都有健脾除湿的功效。扁豆粥又兼能清暑,更适用于暑天腹胀、腹泻而小便不利的病人;茯苓粥渗湿利尿的作用较强,且有安神功效,更适用于水肿和心神不安的病人。

人参粥、黄芪粥、太子参粥:都有补气的功效。人参粥补气的功效最强,黄芪粥次之,太子参粥又次之。所以需要大补元气的,宜选人参粥,只有轻度气虚症状的,选用太子参粥就可以了。

2.根据不同的病种选择药粥

气管炎:选用杏仁粥、萝卜粥。

哮　喘:选用杏仁粥、核桃粥。

肺结核:选用百合粥、莲子粥。

贫血病:选用黄芪粥、红枣粥。

风湿病:选用苡仁粥、生地粥。

溃疡病:选用甘草粥、太子参粥。

糖尿病:选用山药粥、黄芪粥。

冠心病:选用茯苓粥、枣仁粥。

高血压病:选用菊花粥、芹菜粥。

慢性肾炎:选用茯苓粥、黄芪粥。

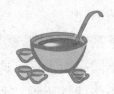

（马有度）

牛奶好营养　喝奶要适量

牛奶，是补养五脏的滋补食品，是生津润肤的美容佳品。唐代的《千金翼方》强调指出："乳酪酥蜜常宜温而服之，此大利益老年。"元代的《寿亲养老新书》说得更为明白："牛乳最宜老人，平补血脉，益心，长肌肉，令人体强壮，润泽面目光悦，老不衰。"当今世界，也公认牛奶是最佳滋补益寿食品。

牛奶，不仅特别适合老年人，对青年人、对婴幼儿，也是最佳食品。因为牛奶含有人体所需的多种营养成分，而且吸收率高，利用率高，适合人体需要。

牛奶中的蛋白质，是优质蛋白质，所含人体必需的氨基酸种类齐全，数量充足。

牛奶不仅富含优质蛋白质，也含脂肪。但它所含胆固醇却很低，比畜肉和蛋类低得多，100 克牛奶仅含 13 毫克，脱脂奶粉也只含 28 毫克，而 100 克鸡蛋所含胆固醇则高达 680 毫克。

牛奶中的糖，主要是乳糖，具有刺激肠蠕动和消化腺分泌的作用，有助于促进消化功能。

牛奶中几乎含有已知的各种维生素，其中维生素 A、维生素 D、维生素 B 族、维生素 E、胡萝卜素，对钙的吸收和防治心脑血管疾病和抗肿瘤都有帮助。

牛奶还含有钙、磷、钾、钠、镁、铁、锌等矿物质。特别值得注意的是牛奶含钙丰富。

我国传统的膳食结构，无法满足人体对钙的需求，而一旦缺钙，对于儿童和青少年来说影响生长发育，对于中老年人来说容易出现三种情况：一是腰痛、背痛、四肢酸痛；二是过早驼背；三是由于骨质疏松,容易骨折。要补钙,最好的办法,当然是从食物中得来,牛奶就是首选。牛奶不仅含钙量高,而且被人体利用率也高,100 克牛奶含钙 120 毫克,是人奶含钙量的 3 倍。每天饮用两袋奶就可提供 300 毫克的钙,人体每天需要 800 毫克钙,而传统饮食只能提供 400~500 毫克钙,所以只要喝上 2 袋牛奶,就可以满足人体对钙的需求了。所以说饮用牛奶,就是补钙的最佳良方。

牛奶对人的诸多好处,使世界上饮用牛奶的人数越来越多,就连以前不习惯喝牛奶的日本人也成功地实行发展奶业的"白色革命",人均消费奶量已达 60 千克,大大地提高了国民的健康素质。而我国大城市的人均奶量消费却只有 14.2 千克,因为许多人至今尚未认识到喝奶的重要性。

婴儿降世,就离不开人奶,断奶之后,就要补充牛奶。牛奶帮助婴幼儿成长,帮助青年人健壮,帮助中老年人健康,难怪有人说牛奶是人类的保姆。从喂养婴儿一直到奉养老人,牛奶都是最佳保健食品,所以特别奉送诸君一句话:"请君终生一杯奶。"还要补充一句话:"牛奶虽好,但要适量。"

(马有度)

黄豆营养好　保健不可少

黄豆,自古就是重要的常用食品。正如《本草纲目》所说:"黄豆炒食、作腐、造酱、榨油,盛为时用。"黄豆之所以受欢迎,因其营养丰富,对人大有裨益。《食鉴》说黄豆长于"益气,和脾胃"。《纲目拾遗》说得明白:"清晨吃豆腐浆,大有裨益。"

黄豆的蛋白质含量高达 35%~40%。500 克黄豆所含蛋白质,相当于 100 克瘦猪肉,是人体很重要的蛋白质来源。特别值得重视的是黄豆蛋白质属于优质蛋白质,所含人体必需氨基酸种类齐全,数量充足,适合人体需要。

黄豆所含脂肪中,不饱和脂肪酸占85%,这种脂肪酸可以加速胆固醇从胆汁排出,降低血中胆固醇含量,所以豆油是适合人体需要的食用油脂。

黄豆又含有丰富的膳食纤维、矿物质、B族维生素和维生素E。豆芽还含有较多的维生素C。

黄豆富含的卵磷脂,可降低血脂和血黏度,有利于预防高血压病、冠心病及脑溢血。黄豆含糖远较大米、白面低,而且其中有相当部分不被人体吸收,所以糖尿病人也宜食用。

随着近年来食物与人体健康关系研究的不断深入,人们除了进一步肯定黄豆中富含有益人体健康的优质蛋白质、不饱和脂肪酸、多种矿物质和维生素外,还发现其中含有多种活性物质及人体必需的几种氨基酸,具有延缓衰老、降血压、降血脂和抗癌功效,能预防心血管病、糖尿病、骨质疏松、激素相关肿瘤、妇女更年期潮热等慢性疾病。

黄豆食品对人体的各种保健功能越来越成为国际医学界和食品加工行业的热门话题。发达国家居民为摆脱动物性食品摄入量过多引起的"富贵病"而重视黄豆食品,发展中国家为了解决国民蛋白质摄入不足和营养不良的问题也选择了黄豆。

由此可见,黄豆及豆制品不仅是"保健益寿食品",而且是最经济实惠的保健佳品。

总而言之一句话:"黄豆营养好,保健不可少。"

(马有度)

药膳有三大妙用

什么叫药膳呢？顾名思义，就是由药物和食物配合制成的膳食。

早在商代，民间就喜欢食用药膳。相传商汤的妻子在陪嫁时带来一个奴隶，名叫伊尹，他非常聪明，熟悉药性，善于烹调，常将药物与食物巧妙配合，制成美味膳食，供商汤享用。

药膳，有三大妙用：**食养、治病、怡情**。

药膳，虽然含有药物，但食物毕竟是主要成分，而食物的基本作用就是供给营养，滋养脏腑，扶助正气，预防疾病，古代称为"食养"。

食养是最简便有效的养生方法，从古至今，一直受到欢迎。我国保健学家黄树则在《长寿》杂志发表的文章中指出："所谓延年益寿的灵丹妙药，更不要依赖，古今中外，关于这方面的宣传不少，但却如一阵风过去，看不到什么实效，归根到底，还是着眼于饮食起居最为重要。"的确，身体虚弱，与其求助于药物，倒不如借助于食物。正如俗话所说："药补不如食补"。

现代名医沈仲圭早年体弱，在上海进食药膳羊肉粥很有效果，所以他深有体会地称赞说："羊肉粥价廉而味美，此平民冬日之食补妙品，体弱之人日进一杯，不稍间断，开胃健力，得益匪浅。"

食养强身，这就是药膳的第一妙用！

体虚靠食养，有病需食疗。许多食物也可供药用。采用山药、莲米、芡实、苡仁、百合、红枣、桂圆、蜂蜜这些食中之药去治病，就是最常用的"食治""食疗"。将食中之药与一般食物烹制成膳食，这是药膳的一种类型。这类药膳性质平和，制作简便，所以在家庭中采用这类药膳的较多。

有些病症,单靠食中之药去治疗,则嫌药力不足,或不适合病情,又必须使用食外之药。由食外之药与食物烹制的膳食,是另一类型的药膳。这类药膳是专门的药物与食物配合。药物能祛邪治病,食物能滋养强身,药食配合,就能更好地发挥强身治病的效用。许多身体虚弱或慢性病患者,对这类药膳的妙用,深有体验。李某,60岁,患肺结核、肺气肿已多年,身体虚弱,饮食减少,大便稀溏,经常感冒。后来他每天到药膳馆吃碗十全大补汤,一月之后,精神好转,消化力增强,感冒也明显减少。谢某,73岁,一年前因肠梗阻手术后,身体虚弱,卧床不起,连续食用十全大补汤、豆蔻馒头等药膳,3个月以后,体质增强,已能下床活动,精神也日渐好转。

近代许多名医对药膳食疗也深有体会。仅以几位名医使用的药粥为例。著名医家张锡纯,最善应用山药粥,灵活多变,每获良效。单用山药粥可治疗糖尿病;以粥为基础,加入其他药物,则能治疗多种疾病。现代名医邹云翔,善用荷叶粥治疗高血压病和高血脂症,具有良好的降压和降低血脂的效果。中医研究院的岳美中教授创制的复方黄芪粥,用于慢性肾炎,常有良效。他还擅长用扁豆红枣粥治脾虚腹泻,用莲子茨实粥治肾虚遗精。著名的老中医沈仲圭,使用姜葱粥治疗风寒头痛,屡用屡奏效,十分灵验,所以他称之为"神仙粥"。

事实证明,药膳确有治病的作用,这是药膳的第二妙用!

药膳还有一个妙用,就是使人得到美的享受,使人怡情放怀。也许有人感到奇怪,膳中加药,药味苦涩,何美可言?殊不知,配制药膳,要讲究特殊的烹调技术。经过精心的炼药、调配、烹制,苦口良药已变成可口佳肴。虽然每样菜都含有一定的中药成分,但却丝毫也感觉不到苦涩药味的存在,你感到的是菜的嫩,肉的鲜,并伴有一种特殊的甘美、芳香、清甜。正如一位外国记者所说:"全部菜从头到尾都没有使人有药味太重的感觉。只有在慢慢咀嚼或吃下喉咙时留下一股甘味,并不是在吃一般菜肴时能有的感觉。"

考究的药膳，不仅注重色香味，还要讲究造形美，如神农百草画屏、松鹤延年画屏、福禄寿喜画屏，不仅是膳食，而且还是一件件艺术佳作。品尝这样的药膳，可说是一种高雅的艺术享受。许多外国朋友也大加赞赏："我们看到了华人烹饪造诣的另一个升华，是一种民族五千年智慧的结晶，是一种艺术以外加上学识的另一种组合成就，是一种十全十美的吃的艺术。色、香、味、形之外，还得加上补字。尝美食而进补，确实是天下第一美事。"

（马有度）

管好你的一张嘴

总量控制　量出为入
七八分饱　零食要少
谷肉果菜　合理安排
什么都吃　贵在适量
少吃肥甘　多吃清淡
少吃多餐　细嚼慢咽
饭前喝汤　苗条健康

（三）动静结合　适量运动

康寿快乐动中来

早在战国时期，思想家荀子就强调指出：坚持活动，天也不能使人生病；不肯活动，天也不能使人健康。历代的医学家也无不强调

"动"的重要。汉代的华佗强调说:"人体欲得劳动";晋代的葛洪同样认为:"体欲常劳";唐代的孙思邈也说:"身体常使小劳";清代的颜元说得尤为中肯:"养生善于习动。"

为什么养生贵在"动"呢?

动,可以保健强身。

颜元说:"常动则筋骨强,气脉舒","一身动则一身强"。《易筋经》还强调指出:只要坚持活动,加强锻炼,即使体弱多病的"缠绵之身",也能变得身强体壮,甚至"立成铁柱"。

动,可以预防疾病。

华佗说得好:活动可以促进饮食的消化,使血脉畅通,所以百病不生,就好像经常转动的户枢不易朽烂一样。

动,可以延年益寿。

调查资料表明,寿星之所以长寿,有一个很重要的因素,就是长期坚持体力劳动和运动,直到老年也不间断。日本对一些百岁以上老人的调查发现,有一半的人在 75 岁时还参加体力劳动,有 1/3 的人在 80~84 岁时,仍然没有中断体力劳动。

动,可以使人快乐。

子弟兵的母亲戎冠秀,向来勤快,干起活来常常是早顶星星晚背月亮。80 岁以后虽然不再上山下田,但仍然在家喂鸡、养猪。1982 年参加全国人大会议时,她已 86 岁,但背不驼,腰不弯,脸有光,眼有神,心情舒畅,走路不用拐杖。有人问她身体为何这么硬朗,她回答说:"我高兴在心里,也高兴在手上。"戎冠秀健康长寿的妙诀,就是她从劳动中享受欢乐!

广西壮族自治区的冉大姑,在 104 岁时,不仅下田参加劳动,还养了 3 头大肥猪。105 岁时参加 1978 年全国人大会议,人们问她高寿而健康有何秘诀,她笑笑说:"秘方是天天劳动,补药是劳动之中享受欢乐。不信,你们试试看。"

(马有度)

健康投资零存整取

许多人并非不懂得体育运动的重要,但苦于家务的拖累,工作的繁重,生怕体育运动占去了学习、工作的宝贵时间,影响业务水平的提高,影响事业的发展,以致成年累月地处于紧张状态,而对体育运动则无暇一顾。

殊不知,怕花时间去运动,就会影响学习的效果,就会降低工作的效率,实际上还是花费了更多的时间。在紧张用脑的间隙,哪怕只用几分钟的时间去活动肢体,也能消除疲劳、提高效率,这不等于获得了更多的时间么?

尤其重要的是,坚持体育运动,能使你保持健康,延长寿命,那不是赢得了更多、更长的时间去学习、工作和创造吗? 所以说,每天花点时间去运动,表面看来似乎是时间上的损失,实际上是使时间增值的投入,是一种极为划算的健康投资,确能"零存整取"而大有收益。

我国植物生理学家汤佩松教授,既是一个有成就的科学家,也是一个业余体育运动家,他对"零存整取"的健康投资深有体会。他说:"充沛的精力寓于健康的身体。体育和娱乐,虽然用去了我一些时间,但我长时间赢得了健康,我'赚了'!"

古今中外,许多卓有成就的思想家、教育家、医学家、科学家和文艺家,都舍得"健康投资",所以一生成果丰硕,而且直到老年仍能进行创造性工作,为人类作出了更多、更大的贡献。

春秋时代的思想家孔子喜欢射箭、驾车、郊游;汉代的名医华佗一生坚持练习五禽戏;唐代的"药王"孙思邈最喜欢散步,常出门行二三里;现代著名作家姚雪垠酷爱跑步,在古稀之年也不间断;国画大师李苦禅,即使创作最繁忙的时期,也不会忘记练习拳脚。

苏联著名的生理学家巴甫洛夫,不仅喜欢体操、滑雪、游泳、骑自行车等多项运动,而且还是运动能手。他深有体会地说:"如果不锻炼身体,大脑就不能很好地工作。"英国著名的戏剧家萧伯纳,在学生时代就被同学称为"跑步健将",参加工作后,他也一直坚持练习跑步。后来,他的体育爱好越来越广泛,做操、打拳、游泳、划船、骑自行车等,无不喜爱。他在漫长的创作生涯中,从来没有间断过体育锻炼,所以直到94岁高龄,还有旺盛的创作热情,敏锐的思想,完成了最后一部创作《为什么她不肯》。

20世纪最伟大的科学家爱因斯坦,一生热爱体育运动,不管工作多忙,他都要抽出时间去散步、爬山、骑车。一直到老年,他还和居里夫人一道去登山,身背干粮,手持拐杖,一路谈笑风生,与年轻人没什么两样,人们送他一个雅号:"老年运动家"。他深有体会地说:"时间是个常数,单纯追求学习和工作时间是不明智的,最主要的是通过体育运动来提高学习和工作的效率。"

特别值得一提的是托尔斯泰这位世界文学史上的巨人,单就比较著名的小说而言,就创作了60多部。其中有许多长篇巨著,如《战争与和平》长达120万字,描写了上千个人物。如果没有非凡的体魄,没有超人的精力,要经受这样紧张的脑力劳动,肩负如此繁重的任务,显然是不可思议的。托尔斯泰健壮的体魄和旺盛的精力从何而来呢?全靠他舍得健康投资,经常参加体力劳动,十分喜爱体育运动。他会耕田、铲地、种菜、割谷,也会植树、剪枝、养蜂,对家务劳动也很在行,不仅会做饭烧菜、打水劈柴,而且还能缝制皮靴。在体育运动方面,他的兴趣也相当广泛,他喜爱散步、登山、滑雪、游泳、打棒球、体操、摔跤。体力劳动和体育运动,帮助他多次战胜疾病,而且脑力至老不衰,80岁以后仍然思维敏捷,文思泉涌。

总而言之,身体健康是本钱,健康投资投小钱,每天运动短时间,零存整取赚大钱,事业成功多贡献,健康快乐100年。

(马有度)

劳心莫忘劳手足

对于脑力劳动者来说，"劳心"很勤，但"劳身"往往不足，所以加强体力活动，尤为重要。正如《中外卫生要旨》所说："劳心者，不可不劳手足。"

脑力劳动者，坐着埋头伏案工作的时间很长，有的白天坐了一天，晚上又挑灯夜战，坐到半夜，这最易使人早衰，影响寿命。《医学入门》就强调说："整日屹屹端坐，最是生死。"并谆谆告诫道："人们徒知久行久立伤人，而不知久卧久坐尤伤人也。"

脑力劳动者成天埋头伏案学习或工作，颈部经常向前弯曲，颈部血管处于受压状态，影响血液循环的流畅，使脑组织得不到充分的氧气和营养物质的供应。而紧张的脑力活动又需要消耗大量的氧气和营养物，所以时间久了就会感到头昏脑胀。

在持续的紧张用脑过程中，或在长时间用脑之后，没有适当的体力活动来调节，大脑的疲劳就难以消除。久而久之，就会引起大脑的功能紊乱，最常见的就是神经衰弱：经常头昏头痛，失眠多梦，记忆力下降，注意力不集中，食欲不振，甚至情绪低落，心烦意乱，疲惫不堪，难以坚持正常的学习和工作。

长期过度紧张的脑力劳动，又缺乏必要的体力活动，也是高血压病、冠心病、溃疡病、糖尿病的重要发病原因，所以有人将这类疾病称为"运动缺乏病"。

因此，"劳心"的知识分子，必须特别注意"劳手足"。

古往今来，善于用脑者，无不注重体力劳动与体育运动。

孔子教授弟子，不仅授以诗、书、礼、乐，而且传授射箭和驾车的技术，还带领学生到广阔的大自然中去，进行郊游和登山活动。他最为赞赏的是在春季三月，穿上春装，陪伴老友，带上孩子，到河边去洗澡,到山上去吹风,然后咏诗、唱歌,踏上归途。这位用脑极勤的思想家和教育家,在那"人生七十古来稀"的时代,却能年逾古稀,显然与他在"劳心"之后,又善于"劳手足"密切相关。

有一位教师张克济从孔子动静结合的事例中受到启发,在一生中既勤于用脑,又勤于运动,做到了动静结合,所以退休之后直到90高龄,仍然可以生活自理,且常看书写字。他还专门介绍自己深刻的体会:"几十年来,一直井井有条地合理安排时间,让脑力劳动与体力劳动交替进行。一方面消除紧张的脑力劳动所造成的高度紧张状态,使中枢神经系统充分地休息;另一方面又回到大自然的怀抱,既呼吸到新鲜空气,又活动筋骨,促进了新陈代谢,加强机体各个方面的功能。这无疑是我轻身耐老,免患高血压一类疾病,因而得以颐养天年的原因。"

事实证明,善于"劳手足"是"劳心者"健康长寿的诀窍。所以,我们在紧张用脑的间隙,应穿插体力活动。最好能养成每天到户外锻炼的习惯,无论做操、打拳、快走、跑步都行。饭后出门散步,也是行之有效的方法。利用星期天、节假日开展球类活动,或出外郊游,都能放松身心,增强体质,十分有益。

当今,知识分子有一个极大的误区,就是劳心太多,劳手足太少,在学生时代就只注重用心学习,十分忽视活动肢体,不少学生体育锻炼不达标。要知道,学习再好,健康不好,今后走出校门很难长期工作好,生活幸福必然少。早在20世纪50年代,我国对学生的"三好"要求就是"身体好、学习好、工作好"。教育部原部长周济特别提醒大学生要树立"健康第一"的思想,争取做到"每天锻炼一小时,健康工作50年,幸福生活一辈子"。说得多么好啊!相信广大学生能记牢。

总之一句话:劳心者,不可不劳手足;劳心者,务必善于劳手足。

(马有度)

运动健身贵适度

谁都知道一句名言："生命在于运动。"那么，是不是动得越多，动得越大，身体就越好呢？

不然，无论体力劳动或体育运动，都不可过度。《博物志》说得明白："常小劳，勿过度。"过度的活动和过度的静逸一样，都有害于人，使人生病，催人早死，正如《孔子家语》所说："逸劳过度者，疾共杀之。"

现代研究表明，过分剧烈的运动，是使人短命的一个重要原因。美国学者托萨马斯对不同职业的平均寿命进行比较研究后发现：超级球星和拳击手的寿命与学术上有成就者相比，平均要短 8 岁以上。

近年关于运动与健康研究的最大突破，就是认识到只有轻度和中度的运动，才有益于健康长寿。散步、快走、慢跑、跳绳、跳舞、做操、练拳、滑冰、游泳、骑自行车等，都是适宜的运动项目。这类运动，属于"有氧代谢运动"，在运动过程中，经过心、肺的努力，适当加快呼吸和心跳，就可以满足四肢肌肉对氧气需求的增加，机体中氧气的供需处于动态平衡状态。这类轻、中度运动，可以健身、健心、健美。

过分剧烈的竞技性运动，诸如拳击、100 米赛跑，以及跳高、跳远、举重等高强度短时间使用爆发力的竞技运动，则属于"无氧代谢运动"。在这一类运动过程中，尽管心、肺用尽全力增加对四肢肌肉的氧气供应，仍然无法满足四肢肌肉急剧增加的氧气需求，于是大脑、肝、肾和胃肠的血管被迫收缩，把血液"挤"出来以供应四肢肌肉，这些重要内脏的自身却处于缺氧状态。所以这类剧烈运动过多，不仅无益于人，反而危害健康。

古人强调："养生要善于习动。"习动的关键就在于一定要掌握好"动要适度"。现代世界卫生组织强调的健康四大基石之中就有"适量运动"。"适量"就是"适度"的重要标志。

运动适度，不仅要"适量"，而且要"适时"。关键就在于长期坚持，细水长流，每日散步、快走、打太极拳当然最好，每次应不少于半小时。

随着生活节奏的加快，平素工作太忙不运动，于是利用双休日进行大活动量的集中式的体育锻炼，这种"暴饮暴食"的锻炼方式有害无益。

一周5天都坐办公室，没有运动锻炼，人的机体就已经适应了这种静式状态。周末突然集中锻炼，运动量过大，危害也大。

特别是那些工作压力极大，在连续超负荷运转而身心已经十分疲惫的情况下，再进行大运动量的"健身活动"，还可能造成"健身悲剧"。爱立信(中国)有限公司总裁杨迈到上海出差，高度紧张地连续忙碌了几个星期，返回北京便立即到健身房进行大运动量锻炼，他那已经很累的心脏难以承受如此剧烈的运动，于是悲剧发生，心脏骤停，突然逝世！

要知道，运动健身的效果，要靠运动锻炼痕迹的不断积累，也就是运动后留在机体上的良性刺激的逐渐积累。最佳的锻炼时机应在前一次锻炼痕迹尚未消失之前，就进行再一次锻炼。所以，体育锻炼应当每天1次或每周5次，至少间日1次。这种细水长流，持之以恒的适量运动，才有益于身心健康，才有助于延年益寿。

前面讲了运动健身要"适量""适时"，这里还要特别强调一点就是还要"适人"。对于年轻人，快跑、爬山、登楼都很适合，但对于老年人就不一定适合，因为不利于保护膝关节。比如爬山，下山时膝关节除了承受体重之外，还要负担下冲的力量，这种冲击就会加重老年人膝关节的损伤。又如爬楼梯就不适合有膝关节退行性变化的老年人，因为在登楼、下楼时膝关节要承担的重量是体重的

3~4倍。对于体弱有病的中老年人,即便在练习太极拳的时候,也不能架式太低、时间太长,否则也会加重膝关节的损伤。所以,运动健身一定要根据不同年龄、不同体质,选择适合自己的项目和强度,切忌过度。

总之一句话:生命在运动中常青,但运动必须适量适时,而且要适合自己,否则有害无益。

（马有度）

逍遥自在的运动——散步

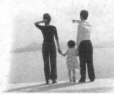

散步,关键就在这个"散"字。听任双脚散漫地向前走去,无拘无束,自由自在,就像蓝天轻轻飘动的白云,就像绿色山野缓缓流动的溪水,形体是这样放松自然,精神是如此恬静轻快,无忧无虑,逍遥自在,所以称为逍遥散步。

古今中外,许多寿星的养生妙诀都有散步这一条。唐代名医孙思邈,活到百岁开外。93岁时,仍然"视听不衰,神采甚茂",百岁之际,还有专著问世。他老而不衰的诀窍之一,就是长期坚持散步,短则二三百步,多则二三里路。现代百岁书法家苏局仙,素喜散步,即使年过九旬,仍然坚持每天在田间漫步三四千步。原苏联外交家莫洛托夫,还把散步作为一大嗜好,直到96岁高龄,早餐之后仍然兴致勃勃地去森林漫步。张任天先生是一位辛亥革命老人,一年四季,每天清晨都要出门散步,1984年虽已98岁,依然如此。崔可言老人,94岁之际,仍然耳不聋,眼不花,极少闹病,她健康长寿的妙法,就是喜欢悠然自得地散步,每天早晨到附近的一个公园信步而游,几十年来无不如此。现代文豪臧克家长期坚持每天早中晚到林间小道散步。他说:"我能活到90多岁,一个重要原因就是每天坚持散步一两个小时。"

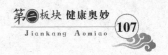

为什么散步有益于健康,有助于长寿呢?

首先,散步是一种缓和的运动。不仅能使双脚的血脉通畅,而且可以宣畅全身气血,使五脏六腑更好地得到濡养。通过双腿肌肉有节奏的舒缩,就能促进血液循环,改善心脏功能。轻缓的散步,也有助于消化饮食,正如《老老恒言》所说:"饭后必散步,欲摇动其身以消食也。"

其次,散步是一种怡情放怀的妙法。轻松而有节奏的步伐,深沉而调匀的呼吸,使人心情恬静,怡然自得,是在动态中收到养心宁神的功效,恰如古代养生家所说:"散步所以养神。"

尝到散步甜头的人都有体会,无论在乡间田野小路上缓缓漫步,或者在城市林荫大道上信步而游,那广阔的空间,绿色的环境,清新的空气,都会使你神清气爽,胸怀舒畅。特别是在紧张用脑之后去散步,感受更深。即使在庭院中悠悠散步,也能使人宁神畅怀。清代著名画家高桐轩在伏案作画劳累之后,就"散步于庭中,或漫游于柳岸花畦,心神焕然爽朗,襟怀为之一畅"。如与家人或亲朋好友相伴散步,更有一番情趣。孙思邈就深得其乐,他在《千金方》中写道:"亲故邻里来相访问,携手出游百步……谈笑简约其趣,才得欢适。"

散步,既能健身,又能养神,使人的形体和精神两个方面都能受益,所以能够预防疾病,促进健康,延年益寿。著名中医学家岳美中教授说得好:"散步使悠游安舒之气,周冶全身,生遂条达,气血归于平和,乃能形神俱茂,疾病不生,长期保持健康状态。"

散步,还是一种辅助医疗手段。对神经衰弱引起的失眠,散步有助于安眠;因肠胃功能紊乱而便秘,散步有助于通便;肥胖病人坚持散步,则有助于减肥;高血压病、冠心病、溃疡病、糖尿病等许多慢性病患者,坚持散步都有良好的辅助治疗作用。

我自幼身体虚弱,中学时代曾因严重失眠和高血压而被迫休学,以后又患肺结核和溃疡病,有的亲友甚至担心我会夭折。自从学医之后,我遵循中医养生之道,坚持散步60余年,深受其益。至今年已八旬,仍能老有所为,快乐生活。晚饭后,与夫人偕行散步,几乎成了我们每天的必修课,也是我们一天中身心最轻快的时刻,即使毛毛细雨,也打伞散步,有人戏称"散步夫妻",我们也自得其乐。

为了维护健康,为了享受快乐,我特向大家推荐这种逍遥自在的运动——逍遥散步。

（马有度）

世上最好的运动——走步

人有腿脚,一是支撑全身,一是步行走路。动物健身靠四肢奔跑,人类健身靠双脚走步。

早在古代,步行走路就是最重要的养生之道。《黄帝内经》早就强调:"黎明即起,广步于庭。"民间也广为流传:"饭后百步走,活到九十九。"

时至今日,步行锻炼已经成为公众运动锻炼的首选,流行世界,风靡全球,许多城市纷纷成立步行团体。1995年,德国、法国等13个国家还联合成立"步行协会",要求会员每天至少保持1小时的步行。

古往今来,经过长期的比较,人们终于发现,世界上最好的运动就是步行走路。

这种步行锻炼,当然不是逍遥散步那样缓慢,而是要求一定的速度,通过较快速度的运动来达到强身健体的锻炼效果,所以称为"快走锻炼"。什么速度合适呢? 一般分为中速快走和快速快走。中速每分钟保持80~90步,快速则应在每分钟100步以上。一天总量6 000步左右,大约需要1小时。对于体弱有病者,只宜选择中速,时间也相应缩短,老弱多病则以逍遥散步最好。

为什么快走锻炼,有助于健康,有益于长寿呢?

第一,快走是一项最为安全有效的运动。不仅能使腿脚的血脉流畅,而且可以畅通全身气血,使五脏六腑都得到更好的濡养。通过双腿肌肉有节奏的收缩舒张,就能促进血液循环,改善心脏功能,还能促进骨骼、消化、呼吸、神经各个系统的功能,加强新陈代谢,增强免疫功能,加强抗病能力。

上海出版的《世界医学汇报》曾经刊登一位英国学者的健身文章,强调如果全世界的人每天步行 1 小时,人们的健康指数就可提高 6~9 个百分点。快走锻炼,不仅可以强身防病,而且对许多慢性病症,还可以辅助治疗。

神经衰弱引起的失眠,快走有助于安眠;胃肠功能紊乱引起的便秘,快走可助你通便;肥胖症大腹便便,更需要快走来减肥瘦身;高血压病、冠心病、糖尿病患者,快走帮助你减轻症状,改善功能,促进康复。

第二,快走又是一种怡情愉悦的妙法,是一种极富乐趣的休闲。无论在城市林荫大道或在山野田间快走,都能呼吸清新的空气,头顶蓝天灿烂的阳光,脚踏平整坚实的大地,眼观沿途风景,耳听自己深匀的呼吸,双腿很有节奏地向前走去,多么自在,多么惬意。与亲朋家人相约一道快走锻炼,这份亲情友情,更能增添锻炼的情趣,经常体验这种欢愉之情,自然对身心健康大有裨益。

快走锻炼,既能健身,又能养神,所以能够预防疾病,促进健康,延长寿命。

我国著名百岁将军孙毅对快走锻炼的好处体会很深,给人启迪。2003 年,孙毅将军百岁高龄,人们向他请教养生之道。他笑笑说:"我的养生之道,就是走路之道。从万里长征开始,走到陕北,走到今天。每天坚持 10 公里,外面刮风下雨,就在室内快走,不到 10 公里,决不停步。"

(马有度)

健身强体的运动——跑步

早在 2 000 多年前,世界医学之父希波克拉底就有一句名言:"阳光、空气、水和运动,是生命和健康的源泉。"奥林匹克的故乡古希腊刻在岩石上的一句话更加形象生动:"你想变得健康吗? 你就跑步吧;你想变得聪明吗? 你就跑步吧;你想变得美丽吗? 你就跑步吧。"

跑步,使人健康,使人聪明,使人美丽,还能使人快乐。在优美的自然环境中跑步,你就会感受到一种绝妙的乐趣。中国科学院吴季松就深有体会,他说:"跑步的沿途,风景秀丽,紫红的玫瑰花坛,如茵的草地,浓密的梧桐林,奶黄的小楼,组成了一幅美丽的图画。有节奏的呼吸和脚步声,又奏出一支和谐的曲子,真使人心旷神怡。"

尝到跑步的甜头,养成了跑步的习惯,一天不跑,也觉得不舒坦。福建师范大学的吴自强,至老不衰,他在 84 岁时特地写了一首《长跑五十周年》,第一句就是:"五十春秋长跑过,身心锻炼欢乐多。"

坚持跑步,有益于身心健康,但要取得最佳效果,避免不良后果,就必须讲究跑步的科学。

健身跑,与竞技跑不同,它是速度较慢的跑步锻炼,所以又称"慢跑"。

健身慢跑,既可在田径场上锻炼,也可在公路、公园、林间、田间练习。由于活动全面,运动量容易调整,锻炼效果显著,所以群众喜爱。

健身跑,是健身、健心而永葆青春的法宝。

健身慢跑,对心脏是最好的锻炼,可以提高心肌的兴奋性,使心肌的收缩强而有力,心跳变慢,心脏的排血量明显增加。特别是慢跑可以扩张心脏冠状动脉,可以促进冠状动脉的侧枝循环,增加血流量,改善心肌的营养。

健身慢跑,又可改善大脑皮层的功能,调节大脑皮层和内脏的联系,调节血管的舒缩功能,使血管扩张,弹性增加,使健康人的血压保持正常。

健身慢跑,使吸入的氧气量比静坐的时候高出 8 倍,肺活量增加,肺功能增强。

健身慢跑,还可降低胆固醇,预防动脉硬化,对防治高脂血症和肥胖症大有好处。

那么,究竟应该怎样练习健身慢跑呢?

慢跑时的步伐要轻快,富有弹性,脚掌柔和着地,上下肢协调配合。

跑步的呼吸要和跑步的节奏相吻合。一般是两步一呼、两步一吸,也可以三步一呼、三步一吸。呼吸时要用鼻和半张嘴同时进行。初练跑步者,呼吸的快、慢、深、浅要因人而异,可在不感气急的情况下,自然地加深呼吸。

跑步之前,一定要做准备活动。

跑步,要选择适宜的运动强度。以运动后每分钟的心率为 170 减去年龄数较为恰当,例如,跑步者是 40 岁,他跑步时的适宜心率为每分钟 130 次（170 − 40 = 130）。一般而言,在跑步时,能够一边跑又能和其他"跑友"轻轻交谈而不气喘,这样的速度就正适合你。

跑步,要注意练习的次数、时间和距离。年轻人每周 5~6 次,每次 20~30 分钟,距离 3 000 米左右。中年人,每周 3~5 次,每次 15~20 分钟,距离 1 500 米左右。老年人,每周 3 次,每次 15 分钟,距离 800 米左右。

运动量的增加,一定要循序渐进,切不可操之过急,骤然加大运动量。

跑步结束,一定要做放松活动。

特别要提醒中老年人,准备练习健身跑之前,一定要到医院检查有无心肌缺血,以免在跑步时发生意外。

练习健身跑,一定要量力而跑,在跑步过程中,如有胸部紧束感、心悸、头昏等情况,切勿突然停跑,而应改跑为走,慢慢停止。

(马有度)

健身健心健美的运动——舞蹈

中华民族的舞蹈艺术,源远流长。五十六个民族,五十六朵花,翩翩起舞,欢乐一家。特别是一些少数民族的舞蹈,丰富多彩,琳琅满目,让人应接不暇。傣族舞、苗族舞、彝族舞、藏族舞、维吾尔族舞……

作为"艺术之母"的舞蹈,尽管种类繁多,风格迥异,但它的目的只有一个,就是给人快乐,保健身心,正如著名舞蹈家贾作光所说:"舞蹈能健脑、健心、健身、健美。"健脑,跳舞全靠大脑小脑来支配四肢,既能锻炼人的协调力,又能增强人的记忆力。健心,在悠扬婉转的音乐中跳舞,既可促进全身血液循环,又能让人心情轻松愉快。健身,跳舞是从脚趾到每一个关节都在活动,对身体的柔韧灵活大有益处。健美,跳舞不仅有助减肥瘦身,而且使人的身材变得优美。

在永安市有一所"七色光艺术体操学校",学生全是初学舞蹈的小娃娃。孩子们边跳边唱又边玩,几个月下来,体质增强了,体形优美了,而且更加活泼可爱了。一位家长深有感触地说:"舞蹈让孩子们着了迷,真是健美健身又健心!"

对于上班一族的中青年,如果爱好舞蹈,经常在轻快的乐曲中跳舞,既能活动筋骨,流通气血,又能放松身心,增强活力。尝到跳舞甜头的人,他们感悟最深的就是:舞蹈就像是一剂减缓压力、保持活力、使人身心轻快的灵丹妙药!

朝阳露脸,或者夕阳西下,在广场、在小区、在公园、在各种有空坝的地方,经常可以见到一群群满头花发的老年男女,伴随着优雅的乐曲跳起各种各样的集体舞。这就是老百姓喜爱的"坝坝舞"。舞蹈使老年人动手动腿又动脑,身体得到锻炼,心情也更加舒畅,他们笑脸盈盈,自得其乐,仿佛人也年轻了许多。

我国的民族舞蹈,很受欢迎,外来的交谊舞,人们也很青睐。欢快的迪斯科舞更是广为流传。

迪斯科舞是一种娱乐性强的体育运动,它的特点是在欢快的、节奏感强的音乐声中起舞,全身各部都在快节奏地活动。腰部正而直,显得大方、端庄;拧腰摆胯表现潇洒,充满活力生机;头部摆动给人轻松、愉快、自豪、喜悦之感。

迪斯科舞以腰部扭摆为轴心,带动全身关节及肌肉活动,锻炼了身体,活动了气血。在音乐声中起舞,还使人精神振奋,心情愉快。由于迪斯科舞活动量大,大量消耗人体的热量,可以防止肥胖,胖者坚持跳舞,又可以减肥,增进人体的形体美。

跳舞,既能健身健心,又能使人健美,大大丰富了人们的文化生活,所以越来越受到大家的欢迎。人们纷纷相约:"走,跳舞去!"

(马红玲)

动中养静的运动——太极拳

在我国传统的健身运动中,太极拳最受广大民众的欢迎。它是中华文化的精品,它是中国人民智慧的结晶。1959 年,周恩来总理在北京体育学院同日本朋友松村谦三谈话时,对太极拳做了十分精彩的高度评价:"太极拳是中国的一种优秀传统文化,内涵十分丰富,充满哲理,与中国的传统医学有着血缘关系。太极拳是一项极好的健身运动,可以强身健体,可以防身自卫,可以陶冶情操,也是一种美的享受,给人们带来情趣和幸福,延年益寿。"

太极拳既能保健强身,预防疾病,又能辅助治疗高血压病、溃疡病、肺结核、神经衰弱等多种慢性疾病。

北京运动研究所对50~80岁长期坚持练习太极拳的中老年人进行全面的医学检测。结果发现,他们延缓了肌力衰退,保持了关节灵活,血管的弹性增强,血压下降,心肌营养增强,并使神经、呼吸、消化功能得到改善,机体免疫力提高,感冒减少,对多种慢性病都有良好的辅助治疗作用。不仅如此,通过长期练拳,还培养了乐观性格,经常保持心情舒畅。

太极拳的动作轻松柔和,男女老少都可练习,所以历来受到人们的欢迎。特别是解放以后,对原有太极拳的套路进行了整理,并加以简化,符合先易后难、循序渐进的要求,使初学者易学易练,因而更加受到人民群众的欢迎。

太极拳在世界各国也越来越受欢迎。在五大洲190多个国家和地区都有许多太极拳爱好者,他们还喜欢组织起来,集体练拳。例如,美国的俄亥俄州成立了一家"中国太极拳俱乐部"。俱乐部是在该州医学研究院的3位专家倡导下成立的,全是70岁以上的美国本土老年人。1995年以来,俄亥俄州医学研究院的3位专家对全美的1 000名70岁以上且坚持中国太极拳锻炼的华裔老年人,进行了每3个月1次的跟踪问卷调查,并将这些调查数据输入计算机内进行统计学分析。结果发现,这些华裔老人同美国本土的同龄老人相比较,前者年摔倒发生率仅占5%,而后者却占30%(尽管这些老年人也参加其他项目的体育锻炼)。这些美国医学专家认为,老年人锻炼身体最好的体育项目,就是中国的太极拳。太极拳能帮助老年人提高四肢的灵活性和平衡能力,特别能增强双腿的稳定性,还能使心脑的血液循环得到改善,从而有效地防止摔倒。太极拳看上去节奏缓慢,但手臂和腿却在有条不紊地运动,在全神贯注的锻炼中,使体力和耐力得到提高,这是别的体育项目无法相比的。

练习太极拳,动作要轻松柔和、连贯均匀、圆活自然、协调完整,呼吸要自然,而且要注意用意识指导动作。要达到上述要求,常需经过一个由生到熟、由熟到巧的逐步提高的过程。一般来说,应分三个阶段。第一阶段,着重掌握步法、身法、手法、眼神,做到姿势正确,步法稳定。第二阶段,着重掌握动作的变化规律及特点,做到连贯协调,圆活自然。第三阶段,着重练习呼吸、意念与动作的自然结合,做到动中求静,呼吸自然。

初学太极拳时,宜慢不宜快,从慢字上下工夫、打基础。架势可以稍高一点,特别是体弱者更宜从高架势开始练习。练习时应循序渐进,逐步加大运动量。对于有病和体质很弱的人,则应适当控制运动量,可以单练一组或几组动作,也可以专练一两个式子,如反复练习起势、云手、揽雀尾等动作。

总之一句话,要想健康延年,最好练练太极拳。

(马有度)

健身健美的运动——游泳

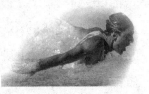

游泳,是一项既能健身又能健美的运动,而且极富情趣,所以无论男女老少,都很喜欢游泳。

毛泽东自幼体弱,但他却享年83岁,究其养生之道,他总结了4条:基本吃素,饭后百步,遇事不怒,劳逸适度。其实他的养生诀窍最为突出的一条是一生坚持游泳。毛泽东对游泳特别钟爱,简直到了酷爱的程度。少年时代,他在自家门前的池塘里学习游泳;青年时代,他在湘江里练习游泳,一直到老年,从未间断进行游泳锻炼。1956年,他已63岁,还在武汉市三次横渡长江,并写下了"万里长江横渡,极目楚天舒,不管风吹浪打,胜似闲庭信步"的豪迈诗句。1966年,他以73岁的高龄再次畅游长江,横渡彼岸。进入晚年,毛泽东还把居室安排在游泳池边,为的就是游泳锻炼更加方便。

邓小平,享年93岁,他的养生诀窍,除了长期坚持散步之外,最突出的就是两条:一是游泳,一是桥牌。无论工作多忙,只要有机会,他就到游泳场所进行锻炼。79岁那年,他还到北戴河的大海中去游泳锻炼,在半个多月的时间里,每天都游一个多小时,游程也在1 000米以上。有时海浪滔滔,他仍然沉着畅游,胜似"闲庭信步"。他在晚年还自豪地说:"我用游泳来锻炼身体,用桥牌来训练脑筋。我能游泳,证明我的身体还行;我打桥牌,证明我的脑筋还清楚。"

钱正英,这位长期与水打交道的水利部长,她健康长寿的绝招,就是下水游泳。工作再忙,她也尽量坚持下班之后去游泳。即使出国访问,她也忘不了游泳,红海、地中海、大西洋都曾留下她游泳的身影,直到74岁高龄,她仍然能够坚持游完1 000米。她的体会是:游泳是一种积极的休息,工作劳累一天,到水中去活动活动,身心都会感到很轻松。游泳使她充满活力,游泳使她青春焕发,她高兴地说:"我到医院去体检,大夫说我的心脏还很年轻。"

的确,游泳的第一个好处,就是可以增强心脏的功能。因为水的温度较低,冷水的刺激,锻炼了人体血管收缩和舒张的功能,促进血液循环,从而增强心脏功能。利用水中的压力,人的肺活量增加,肺脏的功能也随之增强。通过游泳强身健体,抗病能力增强,不仅不易感冒,还有助于防治高血压病、冠心病和胃肠病。

游泳不仅可以健身,而且可以健美。游泳时全身活动,全身肌肉和关节都得到充分的锻炼,可使腰围变小,胸背和腿部肌肉发达,使身体匀称。在游泳时,由于水的起伏激荡,对皮肤起了很好的按摩作用,使皮肤更加光泽,更有弹性,形成一种"流线美",还可改善皮肤的血液循环和新陈代谢,使人延缓衰老,青春常在。

（马有度）

怡情快乐的运动——旅游

出外旅游,跋山涉水,走路增多,这就活动了筋骨,锻炼了肌肉,畅通了气血。对于平素上楼乘电梯,出门坐汽车,缺乏体力劳动,又很少体育运动的人,旅游就是锻炼强身的妙方;对于因活动太少而发胖的人,旅游就是减肥的良药。

投身大自然,清新的空气扑鼻而来,层层翠绿映入眼帘,耳边一片宁静。获得这份翠绿,享受这片宁静,特别是尽情地吸吮这源源而来的新鲜空气,对于长期身居闹市,饱受空气污染、粉尘侵袭、噪声危害、强光刺激的人,简直就是雪中获炭,如鱼得水。

繁华的城市,人烟稠密,空气污染,空气中的负氧离子含量少,时间一长,人就会感到精神困倦,食欲不振,头痛头晕。常进绿色的山林,空气中的负氧离子含量高,使人代谢活跃,食欲增进,头脑清爽,精力旺盛。

繁华的城市,人声嘈杂,满街汽车奔腾,工厂机器轰鸣,越来越多的家用电器开动,这噪声大合唱严重影响人们的身心健康。常到田野山林,享受这份宁静,远比灵丹妙药更加有益于身心。

出外旅游,还能开阔眼界,增长知识,陶冶情操,增强素养。在国内观光旅游,北京的故宫,南京的中山陵,西安的兵马俑,苏州的怡园,杭州的西湖,敦煌的石窟,山东的孔庙,成都的武侯祠,灌县的都江堰,都能使人大开眼界,而且可以学到许多传统文化知识。若能到国外观光旅游,更能放眼世界,知晓许多世界文化和异国风土人情。

旅游的最大好处,还在于通过游山玩水,增加生活情趣,缓和心理紧张,增进身心健康。

唐诗有云:"清晨入古寺,初日照高村。曲径通幽处,禅房花木深。山光悦身性,潭影空人心。万籁此俱寂,唯闻钟磬音。"投入大自然的怀抱,进入绿色的世界,那幽静的环境,清新的空气,温煦的阳光,芳香的花木,绚丽的山光水影,古寺的钟声,使人心中的杂念尽除,烦恼顿消,充满喜悦,畅快无比,达到了"空人心""悦身性"的境地,这对于促进身心健康,延年益寿,大为有益。

旅游的好处很多,可以说是妙不可言。所以尽管古代的交通极为不便,旅游也一直受到青睐。文人孔丘、苏东坡,帝王康熙、乾隆,医家葛洪、孙思邈都十分喜好旅游。南北朝名医陶弘景情寄名山大川,性好跋山涉水,每经溪谷,坐卧其中,吟诗自乐,如痴如醉。他晚年还移居江苏茅山,八十开外,仍然身强体壮,耳聪目明。

旅游是快乐的运动,旅游是积极的休闲,旅游使你身强体壮,旅游使你心情舒畅,旅游就是动静结合的养生妙法。

（马有度）

远游之前　准备完善

旅游,既可饱览风光,愉悦心神,又可活动筋骨,增强体魄,还能陶冶情操,增长知识,可说是一举多得。

然而,倘若没有充分的准备,恐怕就很难一举多得,反而生出种种麻烦,造成种种遗憾。那么,出游之前,究竟应做哪些准备呢?

第一,要有充分的心理准备。

旅游的核心,就在于欣赏,而无论欣赏天然美景,或欣赏人文景观,都要有浓厚的兴致,闲散的心境。北宋文豪苏东坡说得好:"江山风月,本无常主,闲者便是主人。"倘若没有浓厚的兴致,没有闲散的心境,而是杂事缠心,有说不尽的后顾之忧,就很难成为江山风月的主人。即使面对秀丽美景,千古奇观,那份感受,也必然大为逊色。

旅游虽美好,旅途也艰辛,出门在外,生活起居,衣食住行,很难做到像家中那样方便,更难事事符合自己的习惯。没有这种思想准备,本来不难也觉难,遇到困难更心烦,最易产生"花钱买罪受"的感叹!如果心中早有迎接困难的准备,便能随遇而安,处之泰然。小小不便不算难,遇到困难,当作锻炼,既长见识,又添才干。一旦经过艰难见美景,经过曲折看奇观,更觉其美,更见其奇,更识其险,那份感受,那份欣喜,更是妙不可言!

第二,要有切实的计划准备。

制订计划,既要根据不同季节,又要因地制宜,更要因人而异。

旅游时间的选择,当然以春秋二季为好。南方人到北方,十月前后正好。如要领略北国风光,初春更佳,那时严寒已过,春光宜人。北方人到南方,四五月正好,如要欣赏金秋佳色,在中秋节前后,最为理想。

旅游地点的选择,一是要考虑季节。如是酷暑,到名山海滨最为适宜,既可观赏水光山色,又能避暑纳凉,一举两得。二是要考虑职业,例如游山,美术工作者可首选以景色"三奇"著称的黄山,体育工作者则以先登奇险著称的华山为佳。三是要考虑神经类型。著名园艺家陈从周说:"多血质者应去名山大川,直抒胸臆;胆汁质者则游亭台楼榭,静静心境;抑郁质和黏液质者则以观古今奇观和起落较大的险景胜地为上。"四是要考虑年龄体质和特殊需要。所以陈从周又说:"年高的,泛舟水中,怡然自得;年轻的,攀山登岩,砥练意志;新婚夫妇,静舍小憩,蜜月更甜。"

时间、地点和主要旅游项目确定之后,再制订往返的旅游路线,计划在各地的停留时间,列出一张初步的时间表,做到心中有数,到时不乱。

第三,要有适合需要的行装和药物准备。

明代高濂在《遵生八笺·起居安乐笺》中,就对出门旅游要携带的"游具"做过比较详细的交代,结合当今的实际,一般可按下列清单准备：

①身份证、工作证、学生证、介绍信（固定存放位置）。

②旅费（费用要充足，保管要妥善）。

③亲友通信录（地址和电话号码要核实准确）。

④手机、充电器、圆珠笔、笔记本。

⑤地图、火车飞机时刻表、旅游参考书。

⑥衣服、鞋袜、雨伞、遮阳帽、小电筒。

⑦毛巾、牙刷、牙膏、肥皂、卫生纸、剃须刀。

⑧茶杯、旅行水壶、旅行饭盒、小匙、指甲刀。

⑨照相机、摄影机。

⑩清凉油、风油精、仁丹、藿香正气液、银翘解毒片、克感敏、黄连素、安定片、云南白药、伤湿止痛膏、创可贴。

近郊游览　动中休闲

登上旅程，出去漫游，既能活动筋骨，锻炼身体，又能一饱眼福，娱乐心神，对于促进心身健康，大有益处，所以自古就将旅游作为养生妙道，无论春夏秋冬，四季均可进行。明代的高濂在《起居安乐笺》中就生动地描绘了四季旅游之乐。

城市里的人，有的期望去看看黄山的奇，青城山的幽，欣赏自然美；有的渴望看看大足的石刻，敦煌的壁画，欣赏艺术美；有的倾心于大川湖泊，楼台亭阁；有的醉心于民族风情，名特小吃……然而，长途跋涉，远道旅游，时间花得长，旅费花得多，没有条件的人，往往难以成行。

其实，旅游的目的，无非就是审美欣赏、放松休闲。如有条件远途旅游，赏玩名山大川、名胜古迹，当然很好。没有条件，走近一点，短途郊游，也能欣赏景色，放松休闲。只要走出那水泥盒子堆砌的灰色城市,投入大自然的怀抱,可供欣赏的风景就随处可见。哪座山上没有景呢?哪条水边没有景呢?哪片田野没有景呢?青山绿树,不是风景?山下石桥,不是风景么?小溪潺潺,江边渔船,青青的麦苗,黄灿灿的菜花,哪一样不是风景呢?关键在于你要去发现,你要去体验。

清代诗人束维礼,在春天傍晚雨停之后,漫步古城西宁的东郊。只见黄昏绚丽的落霞映照着滚滚东去的江水,又听到黄莺在飞绿吐翠的杨柳丛中欢唱不已。更令人高兴的是,在这雨贵如油的春天,连日细雨润万物,田野中的大麦秀绿,小麦苗壮,生机勃勃。此情此景,使他无比高兴,欣然挥笔,写下了意境清新的《春日郊游》:"远水含沙夕照明,绿杨处处有莺鸣。赏心膏雨连三日,大麦青青小麦生。"

由此可见,名山名川有名景,野山野水有野景。野山小丘固然难与黄山奇峰相比,野水小溪也不能与西湖美景相提并论,但它们自有独特的魅力,关键在于你怎样去欣赏。

旅游的乐趣,全在于发现独特的东西,从而获得一份新鲜的体验。对于本地旅游景观往往重复多次,善于同中求异,变中看新,就是屡游不厌的奥秘。

我在山城重庆生活了几十年,年复一年看夜景,年年都有新鲜感,道理很简单,山城夜景年年变。重庆的公园一游再游,数不清有多少遍,每游一次,都能获得旧地重游的新体验,道理也很简单:年度在变,季节在变,日子在变,一草一木都在变,游园的人群更是变了又变……

人生一世,不能只是埋头工作,必须适当休闲,远道旅游当然好,近郊漫游更方便。只要善于体验,就能经常保持新鲜感。

(马有度)

练习静功心神静

早年留学日本的郭沫若先生,由于学习紧张,用脑过度,引起严重的神经衰弱,每晚仅能入睡三四小时,记忆力极差,而且"心悸亢进,缓步徐行时,胸部也震荡作痛,几乎不能忍受"。后来,他学会了静功,每天早晨静坐 30 分钟,两星期后,使他痛苦不堪的顽疾竟霍然而愈。

北宋文豪苏东坡,对静功还颇有研究。他在《养生说》中写道:不论白天或夜晚,只要空腹,都可到静室中去练习,静坐也好,静卧也好,悉听自便,但必须保证身心"入静",做到"清静专一","使如木偶",而且要注意"调息",使呼吸细微深长,做到"绵绵若存"。他在《苏沈良方·上张安道养生诀》中还强调不可急于求成,要坚持练习,持之以恒,功到自然成,甚至可获得远胜于药物的良好效果。他是这样描述的:"其效初不甚觉,但积累百余日,功用不可量,比之服药,其效百倍。"

明代的医家龚居中,在《红炉点雪》里也专门写了一节"静坐功夫"。他说:"遇闲暇则入室盘膝静坐,心无杂想,一念视中……久久行之,百病不生。"龚氏在这里,也是强调要持之以恒,只有"久久行之",才能收到"百病不生"的效果。而在练功之中,最重要的是清静专一,要做到"心无杂想"。如果在练功时,仍然心思妄动,杂念丛生,则毫无效果。《养生四要》说得好:"人之学养生,曰打坐,曰调息,正是主静功夫。但要打坐调息时,便思要不使其心妄动,妄动则打坐调息都是搬弄,如何成得事。"

那么,怎样才能做到心无杂想、清静专一呢?

最简便的办法就是:选择一个清静的环境,坐在一个舒适的位置,两手自然地放在膝上,两眼半闭,用眼视鼻,使自己安静下来,并放松全身肌肉。然后调匀呼吸,做到细微深长,在呼吸时默念"一"字,把注意力集中在"一"字上,心神也就逐渐趋于清静专一了。

一旦"入静",就会使人产生一种十分舒服的感觉,好像置身于一个虚静空旷的世界之中。练功之后,更感神清气爽,精力充沛。久而久之,有病可以治病,无病可以防病,促进身心健康,有助延年益寿。正如少林寺主持德禅法师所说:"一旦入静,杂念尽除,从医理上说,这时气血调顺,心平气和,呼吸均匀,经络疏通,自然可达增强体质、防病治病、延年益寿的目的。"

(马有度)

养生习静贵神专

养生,不仅要"善于习动",而且要"善于习静",这习静的关键又是什么呢?

有人以为,"静"就是静而不动,四肢休息,因而喜欢卧床,或久久呆坐。静坐静卧对于身体劳累的人,固属必要,有助于恢复体力。对于患病的人,也有助于治疗,特别是对急重病人就尤为重要。然而,只是放松肢体,静而不动,还不是完全的"静",因而对养生或治疗都不能取得良好的效果。

不少人都有这样的体验,成天卧床或久久呆坐,往往杂思泛起,甚至百念丛生,本想保养身体,反而弄得头昏脑胀,四肢乏力。所以养生保健的气功锻炼,在要求放松全身肌肉的同时,尤其强调要排除杂念,集中意识,达到"入静"的境地。

当然,既不需要也不应该成天去练气功。那么,怎样才能做到"静"呢?关键就在"心神专一"。有人以为勤动脑筋的人会短寿,其实不然。俗话说,"人生七十古来稀",但春秋战国时期的几位大思想家,除韩非以外,个个年逾古稀,孟轲和庄周都活了83岁,而墨翟则年逾九旬。世界著名的科学家，长寿的也相当多，例如米丘林活了80岁，牛顿活了85岁，巴甫洛夫活了86岁，罗素活到98岁。"发明大王"爱迪生，创造发明1 000多项，他也活到84岁。所以，只要养生得法，勤动脑者也长寿，因为他们"心神专一"，就是"入静妙法"。

保健养生、延年益寿要注意入静，调养疾病也要注意入静。因为患病之后，特别是久病不愈，往往思前想后，顾虑多端，极易产生忧郁、急躁、恐惧等不良情绪。如不注意排除杂念，专意保养，即使整日休息或到疗养院休养，也不能取得良好效果。著名医家李梃对于肺痨病人的调养就说得十分生动具体："不幸患此疾者，或入山林，或居静室，清心静坐，常焚香叩齿，专意保养，节食戒欲，庶乎病可断根，若不遵此禁忌，服药不效。"他就十分强调一个"静"字：居处的房间要静；进入山林之中，除了吸取新鲜空气之外，也是为了静；坐而不动，当然还是静。但还不够，尚需清除杂念，做到"清心"，才是真正达到入静的境地，才称得上"专意保养"。只有这样，再配合服药，才能取得良好效果。

这样看来，"动"要动得适当，"静"要静得得法，而更重要的是做到动静结合，在日常的生活安排中，要把动与静调配适当。百岁老人苏局仙说得好："人的养生之法只有动静二字，动静合一，劳逸相济。"

（马有度）

静养妙法好睡眠

在人的一生中，睡眠花去了整个生命过程三分之一的时间。

不同年龄的人，所需睡眠时间的长短也不一样。不满月的新生儿，除了吃奶之外，全部时间都处于睡眠或半睡眠状态。婴幼儿每天需睡16～20小时，学龄前儿童一般要睡12～14小时，学龄期儿童大约需睡 10 小时。进入青春期，每天应睡 9 小时左右，成年以后，能保证 8 小时的睡眠就可以了。

同是成年人，个体差异也很大，有的要睡 10 小时才够，有的只需 6 小时就行了。因为疲劳的消除，不仅与睡眠的时间长短有关，而且与睡眠的深浅程度有关。睡眠较浅的人，睡眠时间需长些；而大脑皮层抑制很深的熟睡，即使时间短些，也能迅速消除疲劳。睡眠很浅的人，特别是噩梦纷纭的睡眠，尽管睡得很久，大脑并没有得到充分的休息，起床以后仍然感觉头昏脑胀，疲倦乏力。所以，较短时间的熟睡远比较长时间的浅睡更容易消除疲劳，恢复精力。

那么，究竟怎样判断自己的睡眠时间是否足够呢？最简单的办法就是，只要清晨无需人唤就能自己醒来，而且自我感觉良好，头脑清爽，精力充沛，可以胜任复杂的脑力和体力劳动，则无论睡眠时间长短，都说明睡眠是足够的。世界闻名的发明大王爱迪生，每天大约只睡四五个小时，仍然精神饱满，思维敏捷，一生中有 1 000 多项发明，而且享年 84 岁。

话又说回来，像爱迪生这样只睡四五个小时就足够的人毕竟很少。而许多人只睡四五个小时，则是因为"三分之二"的时间不够用，便在本应睡眠的"三分之一"的时间中去强行挤占。短期来说，似乎是赢得了时间，从长远的观点看，却是大大地失去了时间。白天过度的紧张用脑，夜晚又缺乏足够的睡眠，衰老加速，甚至英年早逝，屡见不鲜。

因此，我们应该充分而合理地利用白天"三分之二"的工作和休闲时间，而且务必保证晚上"三分之一"的睡眠时间。绝不能不分昼夜，过度用脑，拼命蛮干。

要想赢得更长的工作时间，必须舍得花去"三分之一"的睡眠时间，即使在白天"三分之二"的时间里，也要做到有张有弛，劳逸结合，劳中休闲。

（马有度）

灵魂的妙药——睡眠

白天辛勤劳动之后,晚间必须有充足的睡眠。一觉醒来,就感到神清气爽,精神饱满,充满活力,所以莎士比亚把睡眠誉为"灵魂的妙药"。他还在《麦克佩斯》中使用了一连串绝妙的字眼:"那清白的睡眠,把忧虑的乱丝编织起来的睡眠,那日常的死亡,疲劳者的沐浴,受伤心灵的油膏,大自然最丰盛的菜肴,生命盛筵上的主要营养。"这生动形象的语言,含有深刻的科学道理,睡眠的确是一种珍贵的营养品,绝妙的恢复剂。

夜深人静,上床休息,人们纷纷步入香甜的梦乡,但有的人却辗转反侧,思绪万千,难以入眠,苦恼不堪。这是什么原因呢?

能够安然入睡的人,平素情绪安定,不为烦心的事情拖累;而难以入睡的人,除了疾病所致之外,往往是因为情绪过度波动,思想负担沉重。正如宋代邵康节在《能寐吟》中所说:"大惊不寐,大忧不寐,大病不寐,大喜不寐,大安能寐。何故不寐,湛于有累;何故能寐,行于无事。"

偶尔失眠,大多是因为不注意睡眠卫生,诸如睡前进行一比高下的棋赛,一争输赢的打牌,甚至是狂热的跳舞,或读惊险恐怖的小说,或看激烈打斗的影片,或喝浓茶、咖啡……

对于失眠,首重预防,最重要的是养成良好的睡眠习惯,按时就寝,形成规律。上床之后,先安定心神,再闭目入睡。宋朝的蔡季通在《睡诀》中说得明白:"早晚以时,先睡心,后睡眼。"而要"先睡心"就要避免一切干扰心神安定的因素,唐代孙思邈就提出想睡时就不要再唱歌,也不要大声说话。当然,更为重要的是丢开一切忧思烦恼,排除种种杂念,做到心静恬淡。心神安定下来,闭眼之后,自然就能很快入睡。

预防失眠,在睡前可采取一些有助于安神的措施。

在上床前悠悠散步,放松身心,有助于安定心神,帮助入眠。美国纽约的精神科医生克劳德米勒就对失眠患者提出这样的建议:如果晚间失眠,您可在就寝前轻松散步15分钟,这样定能让您早早地进入甜美的梦乡。

在睡前用温水泡脚,引血下行,安定心神,也有助于安眠。清代有位总督,晚年有一养生妙诀:"晨散三百步,睡前一盆汤",就强调在睡前用热水泡脚,更有利于睡个好觉。

这种足浴,水温应保持40 ℃左右,时间不少于15分钟,双脚要不停地互相摩擦,出浴后,立即揩干,并用手在脚心揉擦两三百次。汪赞源先生深受此法之益,专门写了一篇《睡前一盆汤》,介绍自己足浴的体会:"有一阶段,睡眠时间减少,每晚只能睡4个钟头左右,以致白天很疲劳。我不服安眠药,加强足浴后的按摩次数,居然每夜均能安睡,白天精力旺盛。"

有些严重失眠的患者,采用以上方法,仍然难以入睡,使用一些安眠的中、西药物,也不失为一种治标之法,但切不可养成滥用安眠药的习惯。

治疗失眠,单靠安眠药,毕竟不是治本之道,正如《冷庐医话》所说:"不寐之症,由于思虑伤脾,繁冗劳心者,非专持医药可治。"根本的治法,还在于除去过多思虑,避免繁冗劳心,注意劳逸结合,合理安排生活起居,加强体育锻炼。

(马有度)

小憩小睡话午眠

我国自古就主张睡"子午觉",就是说在夜半的子时和中午的午时都是睡觉的大好时光。流传至今,许多人都养成这种良好的睡眠习惯。

要知道,上午的学习和工作特别紧张,中午小睡一阵,既能消除身心疲劳,有益于健康,又能提高下午的学习和工作效率,这种一举两得的好事,何乐而不为呢?一些外国学者也逐渐注意到午睡的好处。德国卡尔·赫希特在《心理卫生》中写道:"近来,白天短时间的睡眠引起越来越大的兴趣。中午的睡眠,使人精神爽快,有助于提高劳动生产率。在女工占多数的企业调查表明,如果午休时安排大约 15 分钟的睡眠,下午的劳动生产率不变,如果中午没有'小睡',下午的劳动生产率便急剧下降。"

的确,中午 15 分钟的小憩就有良好效果,如能午睡半小时以上,则收效更好。特别是在炎热的夏天,午睡的时间更应长些,因为夏季日长夜短,人们乘凉睡得晚,早晨醒得早,晚间睡眠不足,必须白天午睡来补偿。

对于退休在家的老人,即使不是夏天,午睡也可安排 1 小时左右。老年人大脑皮层的抑制功能减弱,往往夜间入睡难,睡后容易醒,醒后又再难入睡,以致白天疲倦乏力,食欲不好,影响健康。最容易办到的弥补办法,就是增加午睡。

午睡的时间,一般宜安排在餐后 30 分钟左右,这样可保证胃内食物有一定的消化时间。午睡时,要注意避免受凉,特别是夏季午睡的时间长,人们贪凉,喜欢在通道上午睡,穿堂风的吹袭,常使一些老弱之人受凉感冒。

(马有度)

梦乡的伴侣——枕头

在人的一生中,大约有 1/3 的时间是在枕头上度过的。枕头不合适,睡眠难安稳,起床以后头昏脑胀,浑身不舒坦;长期用枕不当,还会引起颈肩疼痛的毛病。

《药罐客话》就说过:"枕不过高,高令肝缩,过低又令肺缩。"这是说,枕头不可过高,太高就会压迫肝;但也不能过低,太低又会压迫肺。这"肝缩""肺缩"之说,恐系前人推论,但枕头过高过低有损于健康却是千真万确的经验之谈。

人的 7 个颈椎,排列为略凸向前的弧形。睡眠时仍需保持这个弧形,才会感到舒适,有助于安眠;如果枕头过高过低,颈椎的生理弧形都会失去常度,感到不舒服,睡眠也难安稳。

然而,许多人往往喜用高枕,可能是受了"高枕无忧"的影响吧。其实,这既没有科学道理,也不利于养生保健。因为枕头过高,睡姿就不自然,容易引起"落枕",也是引起肩关节周围炎的一个原因。

那么,究竟多高的枕头才合适呢? 一般说来,可用自己的拳头做标准,大约枕高一拳到一拳半,合乎人的生理要求,使颈部肌肉放松,肺部呼吸通畅。对于喘咳病人和肺心病患者,枕头又宜高些,有时还需采用半卧体位。

枕头的软硬,也很有讲究。过硬、过软的枕头,都会给人带来不利的影响。

有位年轻人,郊游疲乏,躺卧草坪,随便用报纸包了一块砖头当枕头,一觉醒来,头脑发胀,颈部酸痛难忍,治疗几天,才得康复,可见枕头过硬不行。枕头是否越软越好呢? 也不是,有人使用塑料泡沫做枕头,由于太软,难以保持足够的高度,仰卧似乎无枕,不舒服;侧卧则半边头部受到紧压,血流不畅,日久天长,半边头皮还会产生麻木之感。

枕头的冷热,也与睡眠有关。古人发现,头部处于凉爽状态,更容易安然入睡。在马王堆汉墓出土的帛书《脉法》中,就提出了"寒头暖足"的原则。唐代的孙思邈在《千金要方》中说得更为明白:"冬冻脑,春秋脑足俱冻,此圣人之常法也。"现代的科学家也发现头部的温度低一些,有助于尽快进入梦乡。国外有一种别致的枕头,枕内放有半导体冷却装置。这种枕头的温度比头部大约要低10℃,学者们称之为"催眠枕"。

古往今来,为了养生保健,或配合治疗,人们还制造了种种"药枕"。"磁石枕"就颇有名气。药枕中最负盛名的,首推"菊花枕",古人认为能清利头目,并可驱邪辟秽。《澄怀录》就有这样的记载:"秋采甘菊花,贮以布囊,作枕用,能清头目,去邪秽。"菊花含有大量的菊苷,并含多种挥发性成分,可以收到清热明目的功效。夜晚睡眠时经常使用菊花枕的人,次晨醒来,常有精神饱满,视物清爽之感。菊花枕散发出的特有香气,常能使人在幽香中步入梦乡。南宋大诗人陆游一生喜爱菊花枕,43岁时曾吟诗一首:"采得菊花做枕囊,曲屏深幌闻幽香,唤回43年梦,灯暗无人说断肠。"陆游享年85岁,得益于菊花枕,恐怕也是原因之一。

(马有度)

（四）不沾陋习　戒烟限酒

温馨朋友　健康杀手
——吸烟的危害

出门办事,递上一支烟,客人进门,敬上一支烟,朋友相聚,一边抽烟,一边交谈,颇有温馨之感,于是在"烟友"的眼中,这香烟也就成了不可缺少的温馨朋友。其实,在烟雾缭绕之中,它充当的角色是:危险的健康杀手。

早在明清时代,古人就一再强调吸烟对人体的危害。明代的《滇南本草》,清代的《本草纲目拾遗》都明确指出,烟草"辛温,有大毒"。经常吸入这种大毒的烟雾,就会危害人体的各个脏腑。首当其冲的是肺,正如清代方以智所说:"烟草久服则肺焦。"吸烟对胃肠、心神的影响也相当明显,清代曹慈山就观察到,嗜烟的人"舌苔黄黑,饮食少味",而且"一入心窍,便昏昏如醉矣"。

吸烟的危害,首先就在呼吸系统。吸烟,咳嗽、吐痰就厉害,日久天长,患上慢性支气管炎,继而引起肺气肿,最后发展成肺源性心脏病,经常住院,痛苦不堪。

吸烟,还会促进动脉硬化,增加心脏负担,是引起高血压病和冠心病的重要原因。

吸烟,更是引起癌症的一个重要诱因。患癌的病人中,吸烟者远比不吸烟者为多。例如,死于肺癌的病人中,吸烟者占90%以上;死于喉癌者,也有83%以上是吸烟的人。

吸烟,还会使人短命。美国曾统计100万人,发现每天吸烟一包以上的人,大约减寿6~8年。

病人吸烟,尤其影响健康和寿命。鲁迅先生写下了上千万字的光辉著作,但却在 56 岁就与世长辞,令人痛惜。恶劣的环境,艰苦的生活,过重的工作负担,都是他早逝的原因。而大量吸烟,使他的肺结核病日益恶化,更是重要原因。他的夫人许广平在《鲁迅日常生活》中写道:"吸烟,每天总数在 50 支左右。工作越忙,越是手不停烟……医生曾经通知过他,服药又吸烟,病不会好的。"倘若鲁迅先生彻底戒烟,相信他能延寿,定能留下更多的文化瑰宝。

青少年吸烟成习,也许在短期内并未见到明显危害,但却已埋下祸根,开始吸烟的年龄越小,吸烟的年头越长,慢性中毒也越重,以致中年发病,早衰早亡。

古今中外的大量事实证明,吸烟使人得病,使人早衰,使人短命,危害很大,所以世界卫生组织特别把"戒烟"作为维护健康的四大基石之一。

只有充分认识吸烟的危害,才能决心戒烟。英国制造了两个机器人萨利和卡尔,电源接通,他俩就猛抽香烟。人们通过萨利和卡尔透明的躯壳,可以清晰地看到烟毒和焦油密集于肺部而变黑,触目惊心。在场的人亲眼目睹吸烟对人体的危害如此之大,当场就把口袋里的香烟揉碎,发誓不再吸烟。

许多人也想戒烟,也曾戒烟,戒了一段时间,又屈服于吸烟的诱惑。所以,痛下决心,增强毅力,是彻底戒烟的关键。除此以外,也可以采取一些有助于戒烟的办法:一是避开,在戒烟的最初几周,尽量避开聚会和容易诱发吸烟欲望的场所,避开平常交往中的吸烟者;二是分神,想吸烟时,尽快把注意力分散到其他有趣的事情上,如听听音乐,看看书报,做做体操;三是取代,想吸烟时,吃一颗糖,喝几口茶。

已经养成吸烟嗜好的人,当然应该下决心、想办法把烟戒掉,不吸烟的人千万别去沾染这种陋习,特别是青少年务必要记住:不受诱惑,拒绝第一支烟!

(马有度)

健康朋友　罪魁祸首
——饮酒的利弊

每逢朋友聚会，亲人团圆，人们常喜饮酒助兴。

偶尔少量饮酒，对人有益无害。明代医药学家李时珍就说过："少饮则和血行气，壮神御风，消愁遣兴。"

有的人，兴之所至，一杯接一杯地开怀畅饮，以致酩酊大醉，这就十分有害。醉酒一次，不亚于得一次急性肝炎的损害，如果经常大量喝酒，即使没醉，对身体也大有危害。

饮酒过多，就会伤神、耗血、损胃、伤肝、动火、生痰，正如李时珍所说："痛饮则伤神耗血，损胃亡精，生痰动火。"如果在青年时期就养成酗酒恶习，则会危害终生。

长期酗酒的人，几乎全身各个器官都有明显损害。例如，影响消化吸收，造成营养不良；促成脂肪肝，损害肝功能，引起肝硬化；使胆固醇增加，血管硬化，引起冠心病；使大脑细胞受损，影响智能；损害生殖细胞，生出畸形儿、低能儿……这种种损害，都是酒精这种有害物质作怪，长期酗酒就会造成慢性中毒，随着脏腑机能的受损，各种疾病也就找上门来。所以，古代医家谆谆告诫："四时醉饱，皆病之本。"俗话也说："嗜酒酗酒，百病之首。"

长期酗酒，还会使人早衰、短寿。《饮膳正要》说得明白："多饮伤神损寿，易人本性，其毒甚也。饮酒过度，丧生之源。"有人统计，酒徒的平均寿命，比不喝酒的人要短15年左右。

酗酒，还使肇事、犯罪事件增多。酒后开车是交通事故的重要原因。斗殴伤人等刑事案件也在酗酒后更易发生，酗酒成风，严重危害社会治安，所以人们大声疾呼："酗酒是万恶之源！"

有的年轻人滴酒不沾,他们深知青年人比较豪放,一旦饮酒,往往自我控制能力差,容易过度,危害健康。有的人不喝白酒,只喝少量葡萄酒或啤酒,这样既能在喜庆之时助兴,又不致酒醉伤身。

如果已经嗜酒成习,则应尽早改正,只要懂得酗酒的危害,痛下决心,改起来也并非难事。著名作家姚雪垠就深有体会,他说:"我年轻时喝酒很凶,喝醉后一睡就一两天。那时不爱喝啤酒,觉得没有味道不过瘾。后来发现过量喝酒很糟蹋身体,就下定决心限制酒量了,每天只喝好酒一盅,8钱左右。"

姚老所说的好酒当然是指上乘白酒。近年发现上乘的红葡萄酒对人的健康有益,饮用这种"好酒"只要适量,就有好处。

红酒、白酒、啤酒,人们各有所爱,不必强求,但有一条共同要求,必须限量。所以,世界卫生组织提出的健康四大基石特别列出"限酒"。

总之一句话:"少量饮酒是健康朋友,过量酗酒是罪魁祸首!"

（马有度）

孕妇莫沾烟和酒

孕妇吸烟,不仅损害自己的健康,而且危害胎儿的健康。烟草所含尼古丁,作用于末梢血管,使血管收缩,不能充分供应和交换氧气,从而引起胎儿缺氧。烟草所含氰化物阻碍人体组织的氧化过程,更会加重胎儿缺氧。经常缺氧的胎儿,发育迟缓,出生以后成为低体重儿,体弱多病,特别是大脑发育不良,影响出生以后的智力。吸烟又使胎儿畸形的机会增多,孕妇吸烟致畸为不吸烟者的3倍。吸烟又使胎死腹中的发生率明显增加,有人统计,一般吸烟孕妇为20%,重度吸烟者可达35%。

尤其需要指出的是:孕妇虽然不吸烟,但家人吸烟,孕妇大量吸入烟雾,同样会造成上述恶果。所以,孕妇的家属也不要在家中吸烟。

孕妇饮酒,也会危害胎儿。酒精引起胎盘血管痉挛,使胎儿缺氧,影响发育,往往生出低体重儿。特别是酒精损伤胎儿的脑细胞,使脑细胞的数目不够,形态结构和功能异常,导致智力低下。

孕妇酗酒,还会导致胎儿畸形。孕期越早,危害越大。在妊娠前3个月,特别是在妊娠8周内,是胎儿器官的发生期,遭受酒精这种致畸剂的侵害,最易产生畸形儿。最常见的是小头、小眼裂、塌鼻梁、上颌骨发育不全等头面部异常,也常出现指趾短小,有的还出现内脏畸形。

由此可见,烟酒对胎儿的危害很大,要想生出一个健康聪明的乖娃娃,孕妇切莫沾染烟和酒。

(马有度)

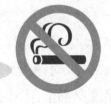

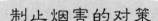

制止烟害的对策

宣传吸烟的危害(形象生动)

从青少年抓起(帮助青少年学会拒绝第一支烟)

为戒烟者提供辅导(决心、避开、分散、取代)

提倡不吸烟的社会规范(文明公约)

加强禁烟措施(公共场所禁烟)

制订烟草控制计划(从源头抓起)

限制烟草广告(控制扩散)

制止酗酒的对策

宣传酗酒危害
社区干预酗酒
限制酒类广告
制订控酒计划

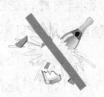

（五）起居有常 环保健康

起居有常 身心健康

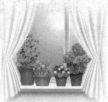

奇妙的大自然尽管千变万化,但万事万物在变化之中又极有规律,就像时钟那样准确无误。一年之中,春、夏、秋、冬周而复始;一天之中,朝、午、夕、晚循环往返;昼夜之间,日月交替,清晨朝阳升,傍晚夕阳落,入夜月亮出,黎明月亮没。

生活在大自然中的人类,也毫不例外,与天地日月相应。天地有阴阳,人也有阴阳。日出天亮,人就清醒,日落天黑,人就入睡。也像时钟那样,循环往返,周而复始。

人的生活起居,当然也必须顺应自然,遵循常规。有规律、有节奏的生活,是促进健康长寿的灵丹,没有规律、节奏混乱的生活则是危害健康长寿的毒药。正如《黄帝内经》所强调的那样,"起居有常"就能争取"尽终其天年,度百岁乃去";而"起居无常"则会使人"半百而衰也"!

事实也是如此,古今中外的许多寿星,不仅"日出而作,日落而息",而且在进餐、排泄、劳动、娱乐等各个方面,都有常规,且能持之以恒。在平均寿命很低的春秋战国时期,孔子年逾七旬,也算是当时的寿星了。他的生活安排就很有规律,不到规定的吃饭时间,他是不肯进食的,而每逢春季,则坚持春游,以逸身心。

与此相反,因起居失常、劳逸无度而短命者,古今中外,屡见不鲜。三国时期,魏蜀交战于五丈原。魏帅司马懿接见蜀国使者,他不谈军事,只问诸葛亮的生活起居,饮食睡眠。当他得知诸葛亮睡眠差,而又事必躬亲,连处罚士兵二十大板的事也要亲自处理时,便知诸葛亮必将不久于人世,后来果然如他所料。盖世英才诸葛亮长期以来,起居失常,过于劳累,身心衰惫,只活了 53 个春秋。

在现实生活中,有的人为了国家大事,为了人民的事业,长期操劳,经常超负荷的工作,甚至废寝忘食,以至半百而衰,英年早逝,令人惋惜。有的人游戏人生,通宵达旦地跳舞、玩牌、打麻将,逸乐无度,生活毫无规律,以至未老先衰,甚至短命而亡,岂不可悲。

由此可见,要想身心健康,务必做到"起居有常"。

(马有度)

顺应四时　注意七防

早在春秋战国时期,古人就认识到"阴、阳、风、雨、晦、明"六气和人体的健康密切相关。以后,祖国医学又将风、寒、暑、湿、燥、火这六种过度的气候变化,列为重要的致病外因,称为"六淫"。

古往今来的大量事实表明,顺应一年四季的气候变化,对于维护健康、预防疾病是十分重要的。早在《黄帝内经》中就明确指出:"虚邪贼风,避之有时。"其他古书也强调说:"风火欲避,烈焰寒冰,当知所忌。"特别是《理虚元鉴》说得最为全面,提出了著名的"七防":"一年之内,春防风,夏防暑,又防因暑取凉而致感寒,长夏防湿,秋防燥,冬防寒,更防非节之暖而致冬温。"

春天,气候刚刚转暖不要急急忙忙把棉衣脱掉,以免遇上刮风下雨,身体突然着凉而伤风感冒。

夏天,气候炎热,居处环境过于闷热,容易引起中暑,所以要移居阴凉的地方,正如《黄帝内经》所说:"阴居以避暑。"但是有人因贪一时凉快,露天睡觉,到了后半夜气温下降,或遇天气变化,刮风下雨,就会感寒生病,特别是肚子很怕凉,受凉后不仅影响消化功能,而且往往引起腹泻。

在夏末秋初之间的"长夏"时期,天气闷热,阴雨连绵,空气潮湿,衣物和食品都容易返潮,甚至发霉、长毛,人也会感到不适。穿着返潮的衣物,容易感冒,诱发关节疼痛;吃了霉烂变质的食品,就会引起胃肠炎甚至食物中毒。

初秋来临,气候刚刚冷一点,也不要一下子穿得太多,捂得太严,以免因气候回升又得脱掉,一穿一脱,反而容易受凉感冒,加之气候干燥,更容易得燥咳病;而深秋时节,风大转寒,又应及时增加衣服,对于体弱的老人和孩子,尤宜注意。

至于寒冬季节,保暖就更为重要。但还应多参加些体力活动,这是防寒的积极措施,正如《黄帝内经》所说:"动作以避寒。"

养生之道,贵在顺应自然,春夏秋冬,季节转换,人要适应,预防为先,古人强调"七防",概括精炼,金玉良言。

(马有度)

气候反常　贵在早防

对于顺应春温、夏热、秋凉、冬寒四时气候的变化,古人早就提出"春夏宜凉,秋冬宜温"的办法,并要求做到"温凉适中",这是应当注意的。

　　然而,更应注意的是,如何适应气候的突然变化。所谓"虚邪贼风,避之有时"主要是指这种情况。例如,对于初春和深秋这两个"多病的季节"就应特别注意。因为一般来说,冬天总是很冷的,夏天总是很热的,当人体适应这样的气候以后,一般较少生病。而由严冬过渡到初春,由盛夏过渡到凉秋,人体有一个适应过程,此时的天气常常多变,时风时雨,忽冷忽热,人体有时难以适应,就容易生病,旧病也常复发,一些重危的病人往往也在这个时期死去。所以在注意夏防暑、冬防寒的同时,千万不要忽视在初春和深秋预防疾病。

　　在特殊情况下,夏天也可以突然变冷,冬天也可能变得很暖,所谓"夏有非时之寒,冬有非时之暖"。这种气候反常的突变,最容易使人生病,甚至会引起流行性感冒、传染性非典型性肺炎等传染病流行,更应特别注意预防,所以前人在"七防"中最后强调说:"更防非节之暖而至冬温。"在其他季节,气候反常也常常是引起瘟病流行的诱发因素,因为人体不能适应,抗病力下降,自然容易感染传染病。由于冬季和初春气候比较寒冷,冷空气使鼻腔粘膜的血管收缩,降低了呼吸道的抵抗力,而人们为了御寒,门窗关得很严,空气很不新鲜,加之人们多集中在室内,所以更容易传染上流感、流脑、麻疹、猩红热等呼吸道传染病。因此,古人就特别强调冬天防冬瘟,春天防春瘟。

　　怎样才能防止气候突变时发生疾病呢?

　　随着气候变化及时增减衣服,固然十分重要,而坚持体育锻炼,增强体质,加强抗病力,尤为重要。采用一些耐寒锻炼措施,以增强人体适应气候变化的能力,常能收到良好的效果。一般可以坚持冷水洗脸和清晨到户外活动,也可以采用冷水洗脚和进行全身冷水浴锻炼。无论冷水洗脚和冷水浴,都不宜从冬天开始,而且最初应先用温水,逐渐降低水温,循序渐进。只要持之以恒,对于预防感冒,常有良好效果。随着体质和抵抗力的增强,也有助于预防其他传染病。当然要预防传染病,还应经常开窗通风,保持室内空气新鲜;咳嗽和打喷嚏时用手绢捂住口鼻,防止污染空气;适当增加户外活动,减少感染的机会等,都是切实有效的办法。各种办法,关键就是一个字:"早"。所以说:"气候反常,贵在早防。"

(马有度)

早春要捂 早秋要冻

对于春、秋二季的衣服增减,自古有一句民间谚语:"春捂秋冻"。

春捂,是说春天到来,仍要穿得厚一点,再捂一段时间。这是因为,寒冬刚过,春天初到,这时的气温还很不稳定,冷暖不一,不仅日夜温差可达 10 ℃ 以上,甚至早、中、晚的温度变化也很大。日出则渐暖,日中正午就觉热,日落降温又感寒气袭人,真是"春天孩儿脸,一天变三变"。如果春天一到就急急忙忙脱掉棉衣,一旦遇到刮风下雨,身体突然受凉,就很容易伤风感冒。正如唐代名医孙思邈所说:"春月……天气寒暄不一,春风多厉,不可顿去棉衣,恐风冷易于感冒。"

春捂一段时间,确有必要,但又不可捂得过厚,也不宜捂得过久。有的人直到春末还捂着厚厚的衣服,以致闷热汗出,反而容易生病。正确的做法是,随着气温的逐渐增高,衣着也随之逐渐减少,只是不要骤减以免受凉。《寿亲养老新书》说得明白:"春季天气渐暖,衣服宜渐减,不可顿减,使人受寒。"

秋冻,是说秋天到来,不要急于加衣,可以再冻一段时间。这是因为,初秋天气,余热仍在,即使到了中秋,天气渐凉,晚一点添加衣服,也可以锻炼耐寒的能力。等到深秋来临,气温明显下降,再穿较厚的秋装。《诗经》有"九月授衣"的句子,就是说农历深秋九月,天

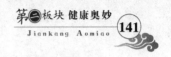

气转寒,应当添加秋衣了。

秋天晚一点添加衣服,对培养耐寒能力,确有好处,但"秋冻"也要适度。秋季毕竟与夏季不同,"立秋早晚凉",而且入秋之后,每下一次雨,气温也随之下降一次,衣服也应随着气温的变化逐渐添加。对老弱及病人,尤其不可拘于"秋冻"之说,以免受凉生病。

人的体温,应保持在 37 ℃左右,而要保持体温恒定,只靠身体自己调节还不够,还要靠增减衣服来帮忙。所以,应当正确掌握"春捂秋冻"。切不可过捂,更不可过冻,而应根据气候的冷暖变化,随时增减衣服。对于老弱、小孩和病人,尤其不可忽视。

(马有度)

衣着适体　美观保健

人们的日常生活,常用 4 个字加以概括,就是衣食住行。衣服排在首位,足见人们对它的重视。

穿衣服,最基本的要求也是 4 个字:顺时适体。就是要顺应春夏秋冬四时气候的变化,穿着适合身体需要的服装。

穿着衣服,不仅要顺时适体,还要讲究衣着的卫生保健功能。

清末民初的伍廷芳,写过一篇题为《论衣服之适体》的专文,强调穿衣着装"关切卫生,不容轻视"。他还提出着衣的"五要":一是要御寒;二是须适体;三是不能过厚;四是便捷;五是华美。

这"五要",具体地体现了衣服的两大基本功能:一是保健功能;二是装饰功能。

人们穿衣,首先是为了适应气候的冷暖,调节体温,保护身体,维护健康。

人们穿衣,又是为了装饰自己,美化人体,显示风貌。早在《诗经》中就有"灿灿衣服"的句子,那时人们已经注意服装的美丽。随着人们物质生活水平的提高,对于衣着的华美越来越讲究,大千世界也变得日益丰富多彩。

时代不同,民族不同,服装的样式和流行的风貌也各不相同,只有服装要"适体"这一点,古今中外基本相同。服装的样式,可以尽量花样翻新,但每个人着装,切莫忘记一定要适合自身之"体"。《老老恒言》说得好:"为今人,当服今日之衣。唯长短宽窄,期于适体,不妨任意制之。"

当然,服装适体,不仅长短宽窄要合适,而且服装的样式,色彩的搭配,也要适合自己的身材、肤色、素养、年龄、职业。

就衣服的宽窄条纹而言,身材瘦长的人,衣服宜稍宽,切忌太长,过窄过长的衣着使人显得更瘦又更长。垂直长条花纹的服装,也会把瘦人"拉"得更显瘦而长。如果瘦人穿上横形长条的服装,则可使人显得不那么瘦长。身材矮胖的人,穿上垂直长条的服装,又有"拔高拉长"的效果,使人显得不那么矮胖。

就衣服的色泽而言,文静内向的人宜淡雅,活泼好动的人可鲜艳;教师的服装宜素雅端庄,姑娘的服装可五彩缤纷;胖人宜穿蓝、绿、紫、黑等冷色,瘦人宜穿黄、橙、红、棕等暖色;肤色白皙的人,穿深色的服装更加衬托肤色的光泽,肤色偏黑的人,穿偏灰的服装又可冲淡肤色。

古代的服装,外来的服装,各有各的优点,各有各的缺点,取其长,去其短,都可借鉴。例如,清代的长袍马褂,既不适体,也不美观,便被摒弃,而满族的旗袍,却受到许多汉族妇女的喜爱。这是因为旗袍既适合东方妇女不喜过多暴露身体的心理,又能充分显示女性优美的身姿,且有浓郁的民族风格。外来的夹克衫,穿着随便,潇洒明快,很受欢迎,经久不衰。而在 20 世纪 60 年代流行的喇叭裤,裤脚太大,拖灰不卫生,行动不方便,不到 10 年,很少有人再穿。

尤其值得注意的是,在讲究服装装饰功能的时候,切莫忽视服装的保健功能。否则美则美矣,但不合卫生保健要求,那就是舍本逐末,得不偿失了。还是伍廷芳说得好:"世俗只顾装饰外观,他非所计,有好轻盈而受感冒者,有贪妙制而不计阻碍者,迨楚王好细腰,宫中人人皆饿死。"妙哉斯言,发人深省!

(马有度)

戴帽穿鞋　保健美观

为啥头上要戴帽、脚上要穿鞋呢?

先说帽子。帽子在古代称"冠"。冠之不同,表示身份不同。皇冠就成为权力至高无上的象征。

从古到今,帽子又是一种装饰,可以显示男女老少的种种风貌。

帽子最重要的功能,则在于养生保健,正确戴帽也就成为起居养生的重要一环。

中医学认为,"头为精明之府",脑在头中;"头为诸阳之会",人体的阳气在头部汇聚。为了保护精明之府不受外力侵犯,为了防止阳气不要过多从头部发散,所以自古就在头上戴帽子。

建筑工人、矿井工人戴安全帽,战士戴钢盔,骑摩托车带头盔,都是为了保护头部,以策安全。炎夏季节,农民下田戴草帽,人们旅游戴遮阳帽,也是为了保护头部,免遭炎热阳光的伤害。寒冬季节,很多人戴帽,完全是为了防寒保暖,因为冬天头部散热更多,4 ℃时,头部散热就占人体总热量的一半。

选购帽子,质地要柔软,样式要美观,色泽各随所好。尤其要注意大小必须与自己的头部相称,并宜略为宽松,戴起来才觉舒适。选购帽子,当然还要分季节。暑天可选麦秆编织的草帽和白布宽边的遮阳帽。春秋时节,应选布料、毛料制作的单帽。寒冬季节,南方一般戴呢帽、绒帽即可;严寒的北方,则须戴棉帽、皮帽。

再说鞋子。人要穿鞋,首先是为了保护双脚,免遭刺伤、咬伤、烫伤、冻伤。当然,穿鞋也为舒适,还为美观。

选购鞋子,自然要讲究色泽样式,对于女士,尤其如此。但最重要的是必须大小合脚,穿起来轻便舒适。

我国的布鞋,流传几千年,很有特点:一是柔软轻便;二是吸湿透气;三是走路跟脚。老年人和婴幼儿穿布鞋,轻便、舒适、安全。然而,布鞋也有缺点,怕水浸,不耐穿,手工制作又很慢。加之,软软的布鞋,很难在造型上更加美观。所以青少年和中年人,如今已经很少穿布鞋,取而代之的是花样翻新的皮鞋和旅游鞋。

皮鞋,造型美观,耐磨耐穿,擦鞋保洁也很简便,但鞋帮鞋底都比较硬,穿着起来远不如布鞋宽松轻便,所以运动、旅游和重病患者都不宜穿皮鞋。热天,穿凉皮鞋,透气舒适也美观。冬天,穿毛皮鞋,也很温暖,但嫌笨重,远不如选用绒布、棉花、皮毛制作的各种式样的保暖鞋。

旅游鞋,不仅造型美观,耐磨耐穿,而且晴雨两用,老少皆宜。在春、秋、冬季,穿起来既松软又保暖。旅游鞋吸湿透气不好,容易生潮、发臭,汗脚之人,就不宜穿。

由此看来,古今中外,从来没有十全十美的鞋,贵在根据各人的实际需要,扬长避短,酌情选鞋。

(马有度)

优美环境 长寿之乡

人类离不开自然界,就像鱼儿离不开水。自然界的变化作用于人,人也随之产生相应的变化,所以《黄帝内经》说:"人与天地相应也。"

中医学把自然界概称为"天地",它包括空气、土地、水源、气候、颜色、光亮、音响、运动、植物、微生物等各个方面,这一切都与人的健康息息相关。

古今中外，大量事实证明，健康长寿与优越的自然条件最为有缘。世界闻名的长寿地区罕萨王国，就处于几近原始的帕米尔高原。我国的长寿老人也大都集中于边远山区，新疆最多，广西山区的都安和巴马瑶族自治县也是寿星集聚的地方。这些地区，环境优美，山清水秀，空气新鲜，水土绝少污染，传染病也难以流行传染。

长期在优越的自然环境中生活，得天独厚，自然更容易健康长寿。唐代进士马戴在《过野叟居》中写道："野人闲种树，树老野人前。居止白云内，渔樵沧海边。呼儿采山药，放犊饮溪泉。自著养生论，无烦忧暮年。"这是说，一位比百年松树年龄还要大的老农，长期悠闲地生活在山野白云之间，植树、砍柴、采药、放牧、打鱼，按照自己的养生宗旨，无忧无虑地安度晚年。

山区人多寿，农村人多寿星。江西南昌就有个山清水秀的长寿村。村舍背靠山丘，丘上绿荫冠盖。村前有小河流淌，河水清澈，两岸绿树婆娑。全村栽有桃、柳、柚、橘等各种树木2 000多株，平均每人就有10余株。树一多，空气就清新，井水也清甜。

然而，随着社会环境的日新月异，空气受污染，水质在变差，宁静遭破坏，人们所处的自然环境也日益恶化。高大建筑如雨后春笋，人们视野的空间也逐渐狭窄；广告铺天盖地，强烈光线刺眼难清；汽车奔流不息，嘈杂噪声扰人，两耳难静……

要想控制污染，减少粉尘，保护水源，降低噪声，一个极为重要的方面，就是多植树木，多种花草，绿化城市，绿化家园。

绿色的树木花草，通过光合作用，吸收二氧化碳，放出氧气。一棵树就是一个"二氧化碳吸收器"，一棵树也是一台"氧气发生器"。

绿色的树木花草，还具有保护水源、净化水质、减少污染、降低噪声的作用，并能调节气温，调节湿度，改良气候。

绿化的好处，古人早有所知，魏文帝在《槐赋》诗中就描绘了槐树遮阳、调节温度湿度、净化空气、怡养身心的情景。

　　清代陕甘总督左宗棠,在反击沙俄入侵新疆,班师回朝途中,率军沿途广植柳树,所植柳树被誉为"左公柳"。有人赋诗赞颂:"大将西征人未还,湖湘弟子满天山。新栽杨柳三千里,引得春风渡玉关。"

　　北宋文豪苏东坡,尤其注重绿化,他在杭州做官期间,便在西湖之中筑起长堤,"植芙蓉、杨柳其上,望之如画图",这就是著名的苏堤。

　　绿化环境,美化山川,赏心悦目,有益健康,延年长寿,实在是功在当代,造福千秋!

（马有度）

绿化庭院　快乐安康

　　居处环境的选择,自古就很考究。

　　唐代名医孙思邈在《千金翼方》中指出,"背山临水,气候高爽,土地良沃,泉水清美"的环境,就是安居的好地方。

　　明代的高濂在《起居安乐笺》中写道:"使居有良田广宅,背山临流,沟池环市,竹木周布,场圃筑前,果园树后,舟车足以代步涉之难。"这是说,就大的环境而言,背后靠青山,前边有河川,就房屋周围的环境而言,前面有场地,后面有果园,四周有水沟竹木围绕。不仅如此,最好是选择附近能乘车坐船,交通方便的地方。

　　这样的居住环境当然很理想,但远非人人都能选择。如果没有天然的良好环境,则应自己动手,在庭院之中,在房屋四周,利用空隙地带,多栽一些树,多种一些花,如有可能最好再开辟一块菜地,尽可能地搞好庭院绿化。

　　庭院开阔的,除开辟菜园之外,还可将木本、藤本和草本植物搭配栽种,并配以小型的假山水池,形成一个错落有致的庭院景观。

庭院狭窄的,可多栽一些攀缘植物,如金银花、凌霄花和葡萄等,向空中发展,搞垂直绿化。

没有庭院的楼房,底楼要搞好门前花台,顶楼要开发屋顶花园,其他楼层也应充分利用阳台,可筑花槽,也可盆栽。

树木花草的选择,要看环境。阳光充足的,宜栽松柏、石榴、牵牛等阳性植物;阳光不足的,宜栽万年青、文竹、兰花、海棠等阴性植物。

为了四季开花,经常有花可赏,应当搭配栽种兰花、牡丹、茉莉、月季、玫瑰、菊花、梅花等。正如欧阳修在种花诗中所说:"浅深红白宜相间,先后仍须次第栽。我欲四时携酒去,莫教一日无花开。"

古往今来,许多寿星都热心于庭院绿化,植树栽花,种菜种瓜。

唐代名医孙思邈,就提倡在庭院中广植花木,开辟水池,在池中种植莲藕、菱角、芡实,绕池栽种甘菊,既能赏心悦目,又可采摘食用。

清代养生家曹慈山的养生妙道,就有"植树栽花"这一条。他在《养生随笔》中写道:"院中植花木数十本,不求名花异卉,四时不绝便佳。"

现代长寿学家郑集教授,对自己周围的环境精心治理,院内一年四季都有花、有草、有菜,都是他自己栽培的,每天下午,花一个多小时锄草、浇水、施肥、培土。进入他的院子,映入眼帘的就是一个优雅的庭院景观。他在《我的回忆录》中特地写下了他的喜好:"我一生喜欢劳动,50 岁以后,业余喜欢园艺操作,从事种菜、栽花、植树。"

植树、栽花、种菜,既可绿化环境,又可以活动筋骨,锻炼身体,有益健康,还能美化庭院,赏心悦目,使人心情舒畅,享受快乐。

(马有度)

室内装饰　温馨淡雅

人们的日常生活,居室是最主要的场所。随着物质生活水平的提高,人们不再满足于居室"无风雨湿为佳"的起码要求,对居室的陈设布置日趋讲究,这本是社会文明的进步。但有的人却过分地追求豪华,甚至布置得犹如宾馆酒吧。这样的居室环境,对养生保健并非"最佳"。

劳作一天回家,急需消除疲劳,宁静心绪。理想的环境,不是豪华,而是淡雅。早在唐代,著名医家孙思邈就明确提出:"居室不得绮靡华丽,令人贪得无厌,乃患害之源,但令雅素洁净,无风雨湿为佳。"《寿亲养老新书》也强调指出:"栖息之室,必常洁雅。"

我们的设施,当然要现代化,但居室的氛围,不妨尽可能体现东方文化的淡雅温馨。

客厅的墙壁用乳白色,既可增加亮度,也使房间显得宽敞,而且给人以淡泊清爽的感觉。

门窗和家具,也宜浅色,浅绿、浅黄、浅蓝,总以保持客厅淡雅的基调为原则。地板的颜色以浅色为好,也可稍深,如用浅棕色的木质地板,就给人以接近自然而又踏实的感觉。

为了增加客厅的美感,与室内基调相应的壁灯、吊灯可适当配置。墙上悬挂书法国画,厅中摆设花卉盆景,既可增加高雅气氛,又给客厅带来勃勃生机。

书房的采光要好,以保持明亮;临街的住宅,宜选背街的房间为书房,以保证安静。书房小些无妨,但不明静不行。高濂在《遵生八笺》中说得明白:"书斋宜明静,不可太敞。明静可爽心神,宏敞伤目力。"他还主张摆设松、竹盆景,使书房"青葱郁然";又主张"近窗处,蓄金鲫五、七头,以观天机活泼"。这种绿中有红、静中有动的书房布置,既增典雅,又添生机,有利于消除读书疲劳,有益于维护身心健康。

卧室的布置,贵在宁静舒适,总以宜于安眠为原则,正如《礼记》所说:"安其寝处。"墙壁采用乳白、嫩绿、浅蓝的色调,配置一些软枝低垂的吊兰之类的观叶植物和人工花卉,可使卧室显得温柔幽静,产生辅助安眠的效果。

总之一句话,室内环境的装饰布置,贵在"温馨淡雅"。

(马有度)

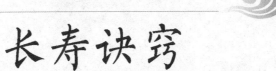

第三板块

长寿诀窍

Changshou Jueqiao

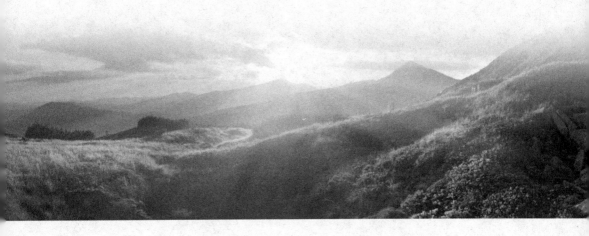

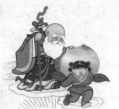

（一）长寿歌诀

药王长寿歌

怒甚偏伤气，思多太损神。

神虚心易没，气弱病相因。

勿使悲欢极，当令饮食均。

再三防夜醉，第一戒晨嗔。

夜寝鸣雷鼓，晨兴漱玉津。

妖神难犯己，精气自全身。

若要无百病，常当节五辛。

安神宜悦乐，惜气保和纯。

寿夭休言命，修行在本人。

时时遵此理，平地可朝真。

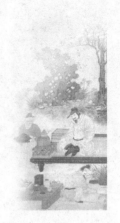

　　唐代著名医药学家孙思邈，民间尊为"药王"，他对养生之道也有深入的研究，论述颇多，而且为了向大众普及，他专门写了这首便于传诵的《摄生咏》，这是一首影响深远的长寿歌诀，在此特以《药王长寿歌》名之，以利于更加广泛地流传。

　　孙思邈在这首歌诀中，不仅一再强调保养精神、节制饮食的重要，而且介绍了切实可行的方法。在精神调养方面，清晨起床后就要注意控制不良情绪，务必"戒晨嗔"；平素要避免大怒和过度思虑，悲欢也不宜太过，而应经常保持愉悦的情绪。在饮食调养方面，一是要定时定量，做到"饮食均"；二是要少吃葱、椒等辛辣之品，注意"节五辛";三是不要酗酒,务须"防夜醉"。

孙思邈最后还特别强调指出:人的寿命长短,并非天生命定,主要还在于自己,只要切实施行养生之道,就能健康长寿。

说得多么好啊,"寿夭休言命,修行在本人!"

(马有度)

三叟长寿歌

古有行道人,陌上见三叟。

年各百余岁,相与锄禾莠。

住车问三叟,何以得此寿?

上叟前致辞,内中妪貌丑。

中叟前致辞,量腹节所受。

下叟前致辞,夜卧不覆首。

要哉三叟言,所以能长久。

这首歌诀,是三国时期的作品。说的是古代有人路过田间,见到三位正在锄草保苗的老人,年龄都在百岁以上,这人便虚心请教长寿之道,三位寿星介绍了养生保健、益寿延年的三条诀窍:"内中妪貌丑"是暗示不要贪女色,纵欲过度;"量腹节所受"是强调节制饮食;"夜卧不覆首"是说睡觉不要蒙头。

这长寿三叟从性事、饮食、睡眠三个方面指出活得长久的三个要点,给人启迪,但欠全面,远远不能概括养生要诀,所以后世又有《五叟长寿歌》,现代则有《十叟长寿歌》广为流传。

(马有度)

十叟长寿歌

昔有行路人，海滨逢十叟。

年皆百余岁，精神加倍有。

诚心前拜求，何以得高寿？

一叟拈须曰，我不湎旨酒。

二叟笑莞尔，饭后百步走。

三叟颔首频，淡泊甘蔬糗。

四叟挂古杖，安步当车久。

五叟整衣袖，服劳自动手。

六叟运阴阳，太极日日走。

七叟摩巨鼻，空气通窗牖。

八叟摸赤颊，沐日令颜黝。

九叟抚短须，早起亦早休。

十叟轩双眉，坦坦无忧愁。

善哉十叟词，妙诀一一剖。

若能遵以行，定卜登上寿。

这首歌诀，借用十位寿星之口，说出了十条养生妙诀：第一位说，我不沉湎于美酒；第二位说，我坚持饭后散步；第三位说，我甘愿吃得清淡，多吃蔬菜粗粮；第四位说，我经常慢慢走路来代替坐车；第五位说，我自己动手参加日常劳动，不要别人代劳；第六位说，我每天打太极拳，从不间断；第七位说，我住的房间常常开窗，让空气流通；第八位说，我喜欢晒太阳，把脸晒得黑黝黝的；第九位说，我早上起得早，晚上睡得早；第十位说，我心地平静坦然，无忧无愁。

（马有度）

长寿七字歌

经常运动防肥胖

情绪乐观多欢畅

文娱生活要适当

睡眠休息有保障

注意车祸防撞伤

烟酒过度把命丧

腌熏烤炸少品尝

多醋少盐少吃糖

多吃蔬果少脂肪

霉物切莫进胃肠

以上十条掌握好

不是神仙寿也长

这首歌诀,流传甚广。究其原因:其一,内容科学,概括全面。世界卫生组织提出的健康四大基石(合理膳食、适量运动、戒烟限酒、心理平衡)全部囊括其中。除此以外,还特别提出两条:"文娱生活要适当""注意车祸防撞伤",结合当前实际,针对性很强。其二,语言生动,文笔流畅,读起来琅琅上口。特别是饮食调养的几句,何等生动形象:"腌熏烤炸少品尝,多醋少盐少吃糖,多吃蔬果少脂肪,霉物切莫进胃肠。"

(马有度)

长寿四字歌

粗茶淡饭

体育锻炼

生活规律

行为不乱

恬淡虚无

顺其自然

知足常乐

享受天年

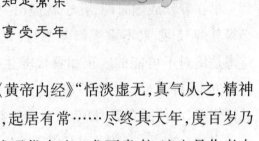

　　这首《长寿四字歌》，把《黄帝内经》"恬淡虚无，真气从之，精神内守，病安从来""食饮有节，起居有常……尽终其天年，度百岁乃去"的精辟论述用歌诀的形式通俗表达。尤可贵者，这也是作者自己养生之道的生动概括。

　　这首歌诀，出自重庆市名老中医夏睿明先生。夏老虽已年过八旬，但身体健康，满脸红光，讲起话来，声音洪亮。他思维敏捷，精力旺盛，每日诊治患者数十人，毫无倦容。之所以如此健康，就得益于以上四言八句。

（马有度）

（二）寿诀概要

仁德大寿一诀窍

仁者寿

德者寿

仁德之人得大寿

　　早在春秋战国时期，孔子就提出"仁者寿"的主张，认为"大德必得其寿"。如果不重视修养德行，只求助于方术药物，要想延年益寿是绝对不可能的。正如晋代养生家葛洪所说："若德行不修，但务方术，皆不得长生也。"唐代"药王"孙思邈也强调指出，不讲究品德修养，即使服食灵丹琼浆，对延年益寿也无济于事。

　　古往今来，道德高尚而又善于养生的人，往往得享高寿，唐代的著名医药学家孙思邈，就是突出的例子，堪称典范。

　　孙思邈不仅重视古代名医留下的宝贵遗产，而且细心寻求民间的治病经验，所以医术日渐提高，声望也愈来愈大。隋文帝征召他做"国子博士"，他推托有病不愿出任。唐太宗、高宗先后召他进宫，许以高官厚禄，他仍然不慕名利，一一推辞。但为百姓治病，却不畏艰难崎岖，不怕严寒酷暑，不顾饥渴疲劳，总是一心一意去治病救人，把病人的疾苦当作自己的疾苦。孙思邈有颗金子般的"诚"心，他把病人的生命看得胜过千两黄金，他认为，通过药方去解除患者的疾苦，去挽救病人的生命是医生最大的功德，所以他把自己一生心血的结晶，以"千金"命名——《千金方》。

　　孙思邈不仅医德高尚，医术精良，在养生学方面，也颇多贡献，而且身体力行,饭后漱口,睡不蒙头,经常散步,不放纵情欲,不暴饮暴食……正因为孙思邈既重养德,又重养生,所以身心健康,至老不衰,在"白首之年"还写下了医学巨著《千金方》,而且得享百岁高寿。

为什么养生而重养德能够健康长寿呢?这是因为,良好的道德情操,是心理健康的重要标志。道德高尚的人,不谋私利,不患得患失,就能免去种种焦虑烦恼,经常保持乐观的情绪,这正是养生中最重要的一环。

一个人只要保持崇高的品德,宽广的胸怀,自然不会斤斤计较,即使到了老年,仍思奉献,自得其乐,益寿延年。朱德元帅,就堪称典范。诚如在他身边工作多年的同志所说:"朱德元帅一生为革命事业奋斗,锲而不舍,就像一个农民那样耕耘劳作,只不过他耕耘的是山河改造,播下的是幸福种子。他有理想,终生追求,无私心,少个人忧患,因此能豁达乐观,健康长寿。"

由此可见,古往今来,都把"仁德"作为健康长寿的第一诀窍:"仁者寿,德者寿,仁德之人得大寿。"

（马有度）

人口学家三诀窍

诚信

恒动

冷热澡

马寅初教授,既是闻名中外的人口学家,又是享年百岁的长寿学者。他的长寿诀窍,主要有三条:

第一,诚信。马老忠诚人民事业,始终坚持信念不动摇,胸怀宽广,乐观对待坎坷险阻。抗日战争时期,他坚决反对日本侵略者,痛骂大发国难财的卖国贼。解放战争时期,他又坚决反对国民党政府的"剿共"政策。建国后又提出著名的《新人口论》,虽遭磨难,但信仰从不动摇,始终真诚爽直,内心没有阴郁的折磨,笑对人生,所以得享百岁天年。

第二,恒动。马老一生喜好运动,持之以恒,从不间断。以健身走步为例,他坚持每天六七千步。即使晚年体弱多病,仍然坚持不懈。后来住进医院,他就在病房中走步。运动助他强身,运动使他快乐。

第三,冷热澡。马老酷爱洗冷热澡,从青年洗到老年,不分春夏秋冬,天天洗两次。先用热水擦洗全身,再用毛巾浸入冷水,拧干,擦净肢体,直至发红。他长期坚持的这种冷热相间的洗澡法,可以加强皮肤毛细血管收缩舒张的功能,有助于预防动脉硬化,延缓衰老。这种冷热澡,是马老健康长寿的特有诀窍。

(马有度)

长寿学家十诀窍

思想开朗又乐观

生活节律有规范

坚持劳动和锻炼

注意休息好睡眠

饮食合理营养全

严禁吸烟酒要限

纠正不良坏习惯

早治小病防为先

环境卫生人寿添

劳动保护享平安

　　1987年金秋,我赴京参加全国第二届优秀科普作品颁奖大会,有幸见到"抗衰"研究的开拓者郑集教授。当时他已88岁,但形体不胖不瘦,步态轻盈,双目炯炯有神,说话声音洪亮,看上去只像六七十岁的样子。向他请教健康长寿之道,这位著名的长寿学家概而言之,总结为以上10条。

　　郑老是这样说的,一辈子也是这样做的。例如,对于"环境卫生人寿添"这一条,他虽然无法抗拒全球环境的污染,但他却对自己周围的小环境精心治理,院内一年四季有花有草,都是他自己栽培的。每天下午他都花一个多小时锄草、浇水、施肥、培土。走进他的院子,映入你眼帘的就是一个小而优雅的庭园景观,使人赏心悦目。对于"思想开朗又乐观"这一条,他对曾经遭受的种种坎坷一笑了之,而且从日常的学习和劳动中去享受乐趣。随着年龄的增长,又不断丰富自己的业余生活,使之充满情趣。他在《我的回忆录》中写道:"我一生喜欢劳动,青壮时期忙于学习和业务,无特殊爱好;50岁以后,业余喜欢园艺操作,从事种菜、栽花、植树;60岁以后,注意体育锻炼;70岁以后,对古典文学渐感兴趣,尤喜唐诗宋词,特别欣赏白居易、陆游、王维和南唐诗人的著作。兴味来时也偶尔写一点诗词自娱,对国画欣赏和旅游也有兴趣。"

　　郑老虽然自知年老,但他却很少想那个"老"字,他也不感叹什么"夕阳无限好,只是近黄昏",他的座右铭是:"莫道朝霞美,更爱夕阳红。"

(马有度)

（三）寿星感悟

辛亥功臣喻育之的感悟

达观还须乐观
知命还须安命
开心还须开朗

喻育之，早年追随革命先驱，参加武昌起义壮举，为辛亥革命立下汗马功劳。他一生屡经坎坷，却享年104岁，有何诀窍呢？

喻老的回答是："我之所以长寿，首先在于无愧于心，不损人利己，不假公济私，不取非分之财，于心不愧而自安。"

喻老虽有大功却平易近人，而且乐于助人。他胸怀坦荡，性格豁达，讲起话来幽默风趣。他知足常乐，自寻欢乐。他把自己对康寿快乐的感悟归纳为三句话："达观还须乐观，知命还须安命，开心还须开朗。"

喻老在青年时期就爱好跑步，中年以后喜欢长途走步。一则通过运动健身，一则从运动中体验欢乐。

喻老讲起饮食调养的感悟也风趣幽默："喜欢吃的不应多吃，不喜欢吃的不应少吃。"

（马有度）

百岁书法家苏局仙的感悟

天天活动

天天学习

天天做事

　　上海书法家苏局仙,是北宋诗词大师苏东坡的后裔,又是清朝末期最后一科秀才,其诗词书法名扬中外。建国时,他已年逾古稀,1985 年被评为全国健康老人,1991 年无疾而终,享年 111 岁。这位著名书法家为何如此健康长寿呢?

　　他首先就得益于书法。他每天书写,凝神静气,杂念全无,神思随腕力直达笔尖,既能疏通气血,又可陶冶性情,自然有益于健康长寿。

　　局仙翁心胸开阔,从不为小事生气,从不多愁善感,经常保持恬静怡然,这种心境,自然有助于颐养天年。局仙老人常常劝人切勿多愁善感,忧郁寡欢。他说:"忧郁之人,很难健康长寿,林黛玉在忧郁中夭折,就是令人深省的例子。"

　　局仙翁特别注重动养,他说:"动物就是要动,不动便成废物。"他每天黎明即起,广步于庭,尤其喜欢到空气清新的野外散步,即使九十高龄,他仍然兴致勃勃地在田野慢走六七千步。

　　局仙翁十分关心国家大事,每天读报,兴之所至,就即兴吟诗填词,他有感于新社会生活幸福,人寿延长,喜而吟道:"短命时代过,当今别一天,同沾社会福,人尽是神仙。"

　　人们向他请教长寿之道,他的感悟是,要享天年,就要做到三个"天天":"天天活动,天天学习,天天做事。"

（马有度）

长寿名医干祖望的感悟

国医大师干祖望,享年 104 岁,堪称长寿名医。

1985 年 8 月,我赴春城昆明去参加《长江医话》的编审,有幸会见年逾古稀的中医耳鼻喉科专家干祖望先生,他身材矮小,但目光炯炯,精力过人。10 年之后,他已年过八旬,仍然每天工作 8 小时以上,无论看书写字,给病人做五官检查,都不带老花眼镜。到 16 层楼上的病室去查房,常常不乘电梯,登楼也快,下楼也快。尤其令人惊叹的是,他思维活跃,文如泉涌,写医话可以每天一篇,而且妙趣横生,倘不知情,谁会想到如此活泼的文字竟然出自八旬老人!干老青春常在,奥妙何在呢?

他总结了对抗衰老的三大要素:一是精神愉快;二是良好的生活习惯;三是合理的饮食营养。

他特别强调提出,养生之道有两条途径:一条是静养;另一条是动养,都是行之有效的保健强身之道。他打了一个生动的比喻:"如像我们到美国去,既可向东通过香港,走太平洋向东而走;也可走丝绸之路向西,经过非洲,走大西洋向西而走,同样到达美国,这就叫殊途同归。"

然而,他对这两条养生途径的优劣,并不认为是半斤八两,他说:"前者主张在安乐一些的保养中求长生,后者主张在劳其筋骨中求长生。但我认为,后者大大优于前者,因为我是奉行后者的⋯⋯你想,出门便坐车,登高靠电梯,你的腿不退化才怪哩!"妙哉斯言!

(马有度)

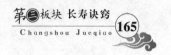

寿星永葆青春的奥妙

性格开朗、胸怀宽广、情绪欢畅的人，即使年龄渐老却往往并不显老。著名电影表演艺术家秦怡在花甲之年，看上去却像四五十岁的样子。她有一段精彩的经验之谈："人的年龄要逐渐增大，这是不可抗拒的客观规律，但人的精神状态不能因为年龄增大而松垮下来……从精神上说，无论什么情况，我都尽量保持开朗、乐观。50岁时，我就想法保持三四十岁那时的风貌。现在60岁了，又要努力保持四五十岁那时的精神状态。这样，就能使一个人始终充满青春的活力！"

古代医家反复强调，要想青春长驻，益寿延年，必须经常保持欢畅的情绪，快乐的心境。《证治百问》说得好："人之性情最喜畅快，形神最宜焕发，如此刻刻有长春之性，时时有长生之情，不唯却病，可以永年。"

大量的事实，也反复证明，性格开朗，胸怀宽广，情绪欢畅，是长寿老人青春常在的灵丹，益寿延年的妙药。寿星多是喜乐神，古今中外，很少例外。

我国广西巴马瑶族自治县，长寿老人多，被誉为"长寿之乡"。那里的老寿星，大多乐观开朗。贾卜颂虽已年过百岁，仍然喜欢和孩子们说说笑笑，经常给他们讲故事，是最受孩子们欢迎的老人。

四川省绵竹县有位老中医，名叫罗明山，105岁高龄，仍然坐堂诊病。空闲时，喜欢摆"龙门阵"，说得津津有味。有人问他何以如此高寿，他笑笑说："胸怀开朗，百岁安享。"

121岁的寿星陈田氏，一生的经历大多悲苦。3岁丧母，5岁丧父，8岁跟随一贫如洗的姑妈四处逃荒要饭，16岁开始帮人做活。从清朝到民国时期，八九十年没有过上一天好日子，直到新中国成立以后才苦尽甜来。记者问她过去遭遇的那些苦难是怎样度过的,他便唱起顺口溜来:"左脚穿了右脚鞋,错处走了好处来!"唱完就哈哈大笑,真是典型的喜乐神。

由此看来,寿星永葆青春的奥妙,就是六个字:乐天派,喜乐神!

(马有度)

夫妻恩爱寿而康

家庭和睦,夫妻互敬互爱,共享高龄,这在古今中外,都是屡见不鲜。

1982 年,《长寿》杂志刊登过一幅照片:一对白发苍苍的老夫妇,笑容满面。这就是我国著名的科学家严济慈和他的夫人张宗英结婚 55 周年纪念留影。这年,严老已 82 岁,张宗英 81 岁,他们真是一对白头偕老的恩爱夫妻。为什么他们夫妻能同享高寿呢?因素固然很多,但夫妻互敬互爱,心情舒畅,无疑是重要原因。

我国广西省的巴马瑶族自治县,苏联的高加索山区,厄瓜多尔的维利巴姆巴,克什米尔地区的罕萨,都是世界著名的长寿之乡。这些地区多寿星,除了山清水秀、气候宜人、空气清新、饮食合理、热爱劳动等因素之外,还和夫妻恩爱、家庭和睦、感情融洽的良好心理状态密切相关。

阿尔巴尼亚的长寿村,许多老寿星都是夫妻恩爱,因而能够白头偕老。有的百岁老人在丧失配偶之后,还要续娶或再嫁,寻找一个合适的老伴。这样,不仅在生活上可以互相照顾,而且在心理上可以互相安慰。这种精神上的互相安慰,对于健康长寿非常重要。

美国的调查资料表明,中年丧偶,看病比较频繁,他们住院的时间是夫妻和睦同类患者的两倍,死亡率也明显偏高。他们患心脏病、肝癌和胃癌的死亡率,也是其他人的两倍;高血压的死亡率为 3

倍;肝硬化的死亡率为 7 倍。有人对 7 000 名加利福尼亚州的居民进行了长达 9 年之久的研究,发现孤独的人由心脏病引起的死亡,要比有配偶的人多 2~3 倍。日本也有人对离婚者做过统计,发现他们的平均寿命远比有美满家庭生活的人要短,一般男子短 12 岁,女子短 5 岁。主要原因是,孤独的人经常处于情绪紊乱的状态,使免疫系统受到影响,更容易患病,早衰短命。

家庭不和,夫妻反目,经常扯皮,吵闹不休,必然给健康带来不利的影响,常常会引起胃及十二指肠溃疡、高血压病、冠心病,甚至是促发癌症的一个原因。由于夫妻不和,导致慢性病复发或加剧的,更是屡见不鲜。

总而言之,家庭和睦、夫妻恩爱,对于预防疾病,对于延年益寿,至关重要,俗话说得好:"夫妻恩爱寿而康!"

(马有度)

第板块

寿星访谈

Shouxing Fangtan

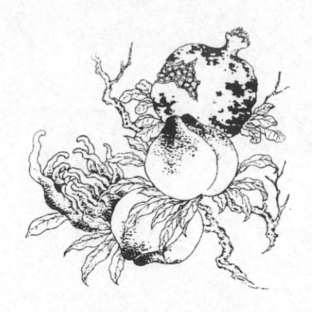

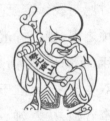

（一）古稀寿星

坦荡恬淡寿而康
——著名民主人士冯克熙先生访问记

火红的六月，阳光灿烂，我们夫妇依约登门拜访全国民盟中央名誉副主席冯克熙先生。刚刚登临 14 楼，冯老已开门笑迎。没有客套，一片真情，就像桌上那杯清凉透明的白开水，冯老敞开心扉，娓娓叙谈。

话题从一张照片开始，那是 53 年前克熙、甫珊夫妇的结婚照。左边是西装革履的英俊青年，右侧是身披婚纱的秀丽淑女，一对新人，含情脉脉，充满青春的活力。

冯老回忆起当年订婚、结婚的情景。1945 年，在举国欢庆抗战胜利的喜庆之际，他俩订婚。1946 年 9 月 17 日，婚礼在重庆胜利大厦隆重举行。民主同盟负责人邓初民先生亲自主婚，新华日报负责人代表中共吴玉章先生宣读贺词。重庆市文化界、新闻界、工商界爱国民主人士及新华日报的同志共 300 余人出席，被誉为"一个展示民主力量的婚礼"。从此以后，夫妻携手同行，共度漫漫人生。面对国民党反动派的迫害，他俩风雨同舟；遭遇"反右""文化大革命"双重打击，他俩相依为命；迎来拨乱反正的新时期，他俩又共享人生的第二个青春。

克熙先生七十有八，耳聪目明，步态稳健，思维敏捷，谈吐高雅。甫珊夫人也已七十有六，虽患慢性病，仍然神清气爽，气质风雅。夫妻双双年近八旬，得益于一个"情"字。冯老说："甫珊当年是陪都重庆新闻界活跃的女记者，又是富家千金，而我则是一介寒儒。她甘愿与我缘定三生，我们也就从此苦乐永伴。反"右派"时，我遭灭顶之灾，她宁肯遭受白眼和惩罚，毅然选择与我共度难关，历时22年，无悔无怨，情义重于山。雨过天晴，历史终于还我清白，夫妻双双复出，一个忙于政务，一个忙于城建。她离休后因病行动不便，我牵着她，扶着她，备感温暖。"冯老还在结婚纪念日特地吟诗赠夫人："韶光易老情难忘，总觉江南处处香。"听着冯老这些肺腑之言，我们夫妇也不禁眼眶湿润，深切地感受到克熙、甫珊夫妇苦乐永伴、经久不衰的不老情。也正是这份真情，促进他俩身心健康，帮助他俩延年益寿，有道是："夫妻恩爱寿而康。"

冯老一家，不仅夫妻情深，而且洋溢着温馨的父子情、母女情、祖孙情。身处美国、事业有成的儿子大卫及儿媳，情系安居祖国的二老，鸿雁传书，嘘寒问暖。身居北京的女儿丹丹及女婿，也是时时心系山城重庆，几乎每周都有电话问候父母。外孙女"多多"更是二老的掌上明珠。冯老在《南北行》一诗的注释中特别写道："丹女孝顺，多多更受我和甫珊钟爱，今年12岁，身高可比外婆，而憨稚犹如小丫。"其欣喜之情，跃然纸上。正是这充满亲情的和睦家庭，成为冯老奔波奋斗、扬帆远行的港湾，成为冯老康乐长寿、永葆青春的绿洲。俗话说得好："家庭和睦享安康。"

冯老，珍惜爱情，享受亲情，而且特别注重友情。谈到友情，他很怀念当年民主革命时期的老朋友。那时，大家在一起生活，团结战斗，既是同志，又是朋友；既有理想、道义，又有真诚、情义。就是这道义、情义，把大家紧紧地凝聚在一起。时至今日，冯老一家也喜欢广交朋友，特别是讲真话的诤友，重真情的挚友，既有老一辈的老朋友，也有年轻一辈的新朋友。无论老少，他都待之以诚，言之以真，在轻松愉快的交谈之中，获得"益友清谈"的乐趣。这也是冯老心情恬静、健康长寿的一个诀窍。

冯老的一生，经历丰富。搞创作，写文章，做过"文人"；搞新闻，任主笔，当过"报人"；搞教育，任教授，系"学人"；进官场，从政务，又是"官人"。但他最感兴趣的，还是做一个探索、求知的"学人"。他说："我一生的追求，是坚持人文精神，探索文明世界，做一个探索者、求知者。我写过一本书叫《路漫漫其修远》，后半句大家都知道，'吾将上下而求索'。只有毕生做个探索、求知的人，才能毕生不保守、不固执、不落后。明代名人吕坤有一句名言：'大事难事看担当，逆境顺境看襟度，临喜临怒看涵养，群行群止看识见。'我们只有一生坚持多读书、多思考，才能胸襟广，视野阔，这是'学人'应有的理念，也是人生最高的境界。而在读书、求知、思考中获得的乐趣，还有益于身心健康，有助于延年益寿。我年近八旬，大家说我还不显衰老，要说诀窍，恐怕就得益于这读书乐和求知乐。"

我们的谈兴正浓，但见冯老的客厅还有客人等候，只好暂且打住，便用《黄帝内经》的一句名言作为对他的祝福："尽终其天年，度百岁乃去。"冯老笑道："我意是否百岁，不必刻意追求，关键在于要活得健康，活得快乐。"

这次愉快的采访，给我们最深刻的印象就是冯老的物质生活比较简单，而精神生活却相当丰富，襟怀坦荡，恬淡欢畅。他最后强调的几句话，在离开冯宅之后，仍然在我们的脑海中回荡："有书读，有友交，有老伴相依，有子孙成才，为祖国效力，这就是我最大的欣慰。古人说：'君子坦荡荡'，又说：'淡泊以明志，宁静以致远'，要问我的养生之道，就是一句话：坦荡恬淡寿而康。"

（2004 年马有度　徐亚华采访）

身残心健乐而康
——访残疾作家谭风先生

读《晨报》，看《晚报》，常有谭风先生的文字映入眼帘。文章虽短，却妙趣横生。不知内情的人，恐怕很难想象这些生动活泼的文字,竟会出自一位双脚残疾的古稀老人。我们夫妇虽然是他们夫妇多年的老友,也不禁要对谭风先生探问个究竟。于是,就有了这次特殊的专访。这次登门,不是往常的嘘寒问暖,也不是往常的随意摆谈,而是刨根问底,探求这位残疾作家的内心世界。

话题就从名字谈起。解放前,他在读旧学启蒙时,老师给他取名谭显光,意在显示光辉,光耀祖宗。解放后,这"显光"二字,既有个人英雄主义之"味",又有光耀门庭的封建之"气",易遭误解。为了避免麻烦,他便借投稿之机,给自己取了一个笔名——谭风。长期写稿,都用这个笔名,于是人们也随之称他为谭风,久而久之,谭显光这个正名反而逐渐被人淡忘了。

几十年来,他长期身居陋室,以肢残之躯,读书求知,笔耕不停,在全国 160 多家报刊发表 1 000 多篇文章,在内地和台湾地区出版两部著作,写下这 150 多万文字,真是何等不易啊!他显示出华夏子孙的不屈之志,显示出自己的闪闪光辉。当年他的老师给他取名"显光",倒还真有眼光。他自己取名为"风",在我们看来,更为贴切,他做人讲究"风骨",他写作讲究"风趣"。

讲到"风骨",自然联系到他先后两次下肢骨折。然而,他骨折志不折,不仅自尊、自信,而且自强不息。他从不为自己肢残而长吁短叹,而是在读书中去获取求知之乐。20 世纪 50 年代,他们夫妇两人的工资加起来也只有几十元钱,穿得俭朴,吃得俭省,但对于买书,却舍得花钱。仅以工具书而言,《辞海》《辞源》《康熙字典》,以至于《旅游大辞典》,都一一备全。由于双下肢伤残,他在室内扶杖而行均感困难,就靠读书、看报、听广播、看电视来广为吸取信息。与他交谈,古今中外,天南海北,既谈国家大事,也谈家中小事,既谈国情,也谈亲情、友情。内容之丰富,见解之独到,也很难想象这是一位脚难出户的残疾之人。

尤可贵者,肢虽残,志更坚,他一身正气,对邪恶之事,对不正之风,绝不留情,秉直而言,不吐不快。他在《魂断虹桥》一文中,先是深情地写道:"彩虹桥的名字,多么美好、祥瑞,而在百姓们喜气洋洋欢度新年之际,此桥却无情地坍塌,如彩虹般消失,使数十个生灵冤死紊河,这真是祸从天降啊!"紧接着他笔锋一转,深刻地剖析说:"天灾乎?人祸耶?经过认真勘察取证后认定,这是实实在在的人祸也!"在文章的最后,他大声疾呼必须对造成事故的责任人严加处罚。他强调指出:"唯有如此,才能减少乃至杜绝各种建筑设施的坍塌、裂陷等恶性事故的发生,国家、人民的生命财产才能不再蒙受损失!"谭风先生的爱国之心,爱民之情,跃然纸上,充分显示出一位爱国知识分子的风貌和骨气。也正是这正气、这骨气,使他心胸宽阔,身残而心健,不仅得享心理健康,而且有助于生理健康。

谭风先生,无论读书看报,无论写作成文,都颇有"风趣"。他读书看报,虽然并非手捧一杯茶、口吸一支烟那样悠闲,但他能从文字堆中钻进去,又能从文字堆中跳出来,感悟颇深,所以特别富于情趣。读到兴浓时,情不自禁,一篇精彩的读后感,便一气呵成。长期和报纸打交道,情谊越来越深,一朝灵感突来,他的《卖报歌》也就栩栩如生:"卖报、卖报,日报、晨报、晚报,内容丰富,真实可靠。天下大事,一看便知道。茶余饭后,助你把遣消。提高精神文明,必须多多看报。看报,看报,真是老少咸宜,确是人人需要。少吸一支烟,多买一份报。买报、买报,快来买报。"内容如此深刻,文字又这样明白,生动活泼地描绘出卖报、买报、看报的情趣。

谭风先生写作,绝不故作高深,更不无病呻吟,总是有的放矢,有感而发。他不仅重在写真情,而且着力写雅趣。他在《奇奇特特的人》这本书中,就展现了众多奇特之人的奇情奇趣。他更善于从日常生活中去发现情趣:《火柴趣史》《白开水趣话》《酷爱对联雅趣多》……他还特地写了一篇体现天伦之乐的文章,标题就很风趣——《给孙子取名的喜剧》。文章一开头就写道:"我60岁抱孙,儿子、儿媳都35岁才得子,这迟开的花朵,当然皆大欢喜。我老伴尤其喜形于色,精神顿增,跑上跑下,忙得不亦乐乎。"谭风先生一提起他的老伴健华女士便不禁感叹起来,没有健华深情的关爱,没有她多年的关照,哪有我老谭的今天!

谭风先生珍爱亲情,注重友情。许多友人登门拜访,得享益友清谈之乐。他还主张,以心交友,以文会友,对于友人之助,更是没齿不忘。早年对他业余创作曾经指点迷津的王承运先生,他始终以师友相待。他还专门为王老先生写了一篇《喜成嫁衣笑鬓霜》,开篇就说:"王承运,笔名飞平,这普普通通的名字,这普普通通的人,装进我的心窝已有30多年了。与其说他是我的真挚益友,倒不如说是我的良师。"捧读他这篇发自心窝的文字,我们夫妇也不禁为谭风先生对友情之真诚而感叹起来。

在这间几平方米的简朴书斋,面对这位足难出户的古稀老人,他的思维还能这样敏捷,谈吐还能如此高雅,特别是那摆满书桌的一篇又一篇富于情趣的文章,我们不约而同地反复思考一个问题:他的生命之火为何这样旺盛呢?

残疾,使他失去的太多,他要通过自己的努力,为社会贡献得更多。在这狭小的书斋,他关心国家的富强,关心大众的健康。这里的空间虽然狭小,而他的脑海却联系到大千世界,无限宽广。

在这看似狭小的书斋里,他不仅有众多的亲情和友情,不仅有经常品味的读书乐和求知乐,而且通过自己的笔端,让广大读者受到健康向上的感染,共同去创造人生的价值,共同去实现人生的理念。这就是这位残疾作家的内心世界,这就是这位古稀老人得享安康的妙药灵丹。

(2004 年　马有度　徐亚华采访)

（二）八旬寿星

童心不老寿自长

——访儿童文学作家邬朝祝先生

　　绿荫如盖的初夏,在长沙市芙蓉路绿化广场旁,意外地遇到了邬朝祝先生。虽然已年过80,可是他的相貌与30多年前下放劳动时几乎没有多大的变化,还是那么清癯硬朗。一番叙旧之后,我不禁对他肃然起敬:这几十年来,他为少年儿童写下了170余篇童话、寓言、小说、故事,奉献了17本童话寓言书籍,成为湖南省声名卓著的儿童文学作家。

　　在聊天中,他那敏捷的思维、清晰的记忆、大度的胸怀、多彩的生活,使我完全感觉不到老年人的暮气。他曾受过许多磨难,可他说:"塞翁失马,焉知非福。弯弯的人生道路,使我从多方面认识了人生,也为我进行创作准备了难得的好条件。"他总是用积极的态度去面对生活,因为他的乐观,才能写出那么多充满童趣的故事。在邬老的笔下,小石子、蚕宝宝、青蛙、菜花蛇、百灵鸟、蚂蚁、猫头鹰、花面狸……都以奇幻美妙的色彩、生动活泼的情节、性格鲜明的艺术形象,在孩子们面前展现一个个快乐而美好的世界,给他们送去丰富的精神食粮。

　　离休之后,邬老的生活更加丰富多彩,书刊杂志不断地约稿,使他一直停不下手中的笔,近一两年,他还写出了《识宝记——一方石砚的故事》《绿乡之歌》等儿童文学作品。除了从童话中寻找梦幻世界,他还持之以恒地向古币古瓷古书寻找史迹,从书画中寻找艺术境界。他喜欢逛古玩文物市场,与玩家们切磋,偶尔也买一两件看中的玩意。聊起来，古币的知识一套一套的，蛮内行的。邬老还喜欢收集各种奇石。在他家里，我看到他在各地捡来的石头，指点着那些形似各种动物的石头，兴致盎然地解说，仿佛这些不值钱的石头真有生命似的。

邬老对生活不讲究，对饭菜不挑剔，吃饱穿暖就满足了。他喜欢吃糖，他还爱吃烧得很烂的红烧肉。只要天不下雨，他就出去走路，每天要走好几里，他说这是最好的锻炼。他没有老年人的种种常见疾病，年轻时因顽固的头痛病，吃药无效，下放劳动时不药而愈，之后，再也没发过。

邬老的健康，在很大程度上得益于他的心态。"对不如意的事，能尽快丢开；对身外之物，取之有道；对名利，淡然处之。"他对生活的态度，就像在上海少儿出版社选上他写的《快乐的菜花蛇哥哥》入书时，他写在文后的几句话："助人为乐，助人不为乐，助人可能极不乐；偏见害人，偏见害死人，偏见害不死真活人。天下事，好引出坏，坏带来好，变化无穷。如能既谅人，又娱己，生活长新长乐，那该多好！"

（2004 年　张子平采访）

童心未泯画长春
——访著名画家刘迪耕先生

在采访之前，湖南省书画家协会副主席邓楚辉向我介绍过画家刘迪耕，说他是个快乐的老人。2003 年 6 月中旬的一天，在一条典型的长沙小巷里，我敲开了刘迪耕先生的家门。眼前年近九旬的迪耕先生犹如一株经年的老树，嶙嶙瘦骨，却透着活力。打开话匣子，他的健谈、诙谐，使我们很快就像多年不见的老朋友一样聊了起来。

刘迪耕先生，人称迪公，生于 1915 年，其父精医学，兼爱书画。

因而迪公7岁就开始学画,临习过芥子园画谱、"八大山人"、"四王"、石涛等名家的山水画,后拜著名画家雷恭甫先生为师。著名画家陈白一曾撰文说迪耕"几十年如一日笔耕不辍,其作品深得传统,且富创意。"翻看迪公的画册,山峦江流、奇峰异石、古树瀑布、云霭瑞雪,若疏若淡,无不气韵生动,古朴清新,巧拙相生,诗意盎然,真可谓"眼底江河红日晚,胸中丘壑白云深",被美术界同仁誉为"传统山水画之妙品"。

谈起养生之道,迪公说:"我从没搞过锻炼,只是一辈子寻找快乐,对任何事都看得开。"对于名利,迪公看得很淡,不喜吹嘘,他说:"米汤太酽了喝不下,名誉太多了受不住,钱太多了常弄得家庭不和,子女反目,自己也不会快乐。""卖画锱铢较真就没意思了,为人做事总要问心无愧,图个自在。"若遇上真心喜欢又懂他的画的人,他分文不收。若朋友有困难求借,他也从不吝啬。他说,帮助了别人,自己也快乐。由于他对人从不设防,就有人骗或偷他的画和印章,对此,他一笑了之,说:"别人喜欢才拿去的。"

迪公19岁与家兄等人创办长沙麓西学校,从教20年。任教期间,他曾与爱国志士一起绘制百多幅宣传画展出,唤起民众抗日。在解放前夕全市小教"反饥饿、反内战、反迫害"的罢课运动中,他被推选为教师请愿团的总代表之一。当时,中共湖南省工委书记周礼等地下党员常借他家开会,迪公也常提供自己的衣服给他们化装,以避开敌人的耳目。照道理,他可弄个离休待遇。可他说,有时间去弄那个,还不如在家多画几张画。迪公在画界朋友中有"老顽童"之戏称,此称呼,一曰不服老,二曰不落俗,三曰有一股顽劲。"为学不难,难于择善,固执不随俗。""其闭门潜修,则如老僧入定,澹静自守者,盖数十年矣。"美术评论家虞达夫在贺其金婚时写道:"迪公从艺80年……门徒之多,无与伦比,女弟子尤多,经常随侍左右,看其作画,听其说笑,望之俨然神仙中人。""朋辈皆知迪公是快活人,满腹笑话,开口即来,能中百客之意……"迪公一生健康,很少生病,这与他的乐观豁达、风趣随和是分不开的。

结束采访,临出门时,迪公指着过道里停着的轻便摩托,得意地对我说:"我喜欢逛街或找老朋友聊天,每次出门都骑它,这已是我骑的第五辆车了。"惊叹之下,我想起刚读过书法家何光年写给迪公的一首诗:"德美名高自在身,欢言和气养精神。千帧画稿百年寿,两个车轮一路春。谊接云天常见爱,情深潭水最相亲。长青松柏无凋象,福慧如公有几人!"此乃迪公的最好写照。

(2004 年　张子平采访)

痴心事业　脑勤长寿
——访著名教育家、科学家尹长民先生

10 月 4 日刚过了 80 岁生日的尹长民教授同意接受我们的采访。对于这样一位国际知名的蛛形学研究专家,从内心和外表都光彩照人的女性,过去不少媒体都想采访,可都因她严于律己、不事张扬的为人而未能如愿。我不禁为自己得到这样一个机会而感到庆幸。10 月 10 日上午,我们如约走进了尹教授那摆满装着蜘蛛的瓶子的实验室,采访了这位具有人格魅力的科学家。虽然满头华发,可尹教授那儒雅的风度、端丽的容貌、奕奕的神采,令人惊叹。随着交谈的深入,她那渊博的学识和对科学研究执著坚毅的精神,更令人感动和钦佩。

我问起尹教授在养生方面的体会,她说:"离、退休的年龄界限只是一种政策界限,而生命是没有界限的,离、退休后并不是不能工作了。不要自以为老了记不住了,就这也不行那也不行,要多用脑,脑子越用越灵,不会痴呆。老年人不要把自己禁锢在一个角落里,要有窗口与外面沟通,要参加社会活动。我对党的会议,科技界、教育界、妇女儿童的活动都尽量参加,这也是一个窗口。"

尹长民教授曾担任过大学校长、省政协副主席等重要职务。即

使是在她承担大量领导工作的时候,她仍然坚持为研究生上课、指导论文、每周一次与学生讨论科研进展。她培养出来的学生许多都成为科学领域的学科带头人。除此之外,她还抓紧一切时间去实验室研究蜘蛛。我问她:"工作这么繁重,您有压力吗?"她说:"我没有感觉有压力,我对工作采取了毛泽东主席所提倡的'弹钢琴'的方法,每年、每月、每周、每天做什么,我都有计划,因此能有条不紊地做好每一项工作。即使遇上不愉快的事,也通过工作忘却,保持心情开朗。"

尹教授还说:"自年轻时起,我不专门做运动,每年通过爬山越岭采集标本锻炼了两条腿。近60岁时,我自己设计了一套健身操活动手脚,除了40 ℃的高温天气外,我每天都坚持做半个小时。我的饮食基本定量,即使在'文化大革命'期间承担繁重的体力劳动,我每餐也是3两饭。学生物的懂得生物的多样化,我在饮食上也保持多样化,以素为主。"

尹教授年轻时很活跃,参加歌咏朗诵,演话剧,还会跳踢踏舞。我问起尹教授现在的业余爱好。她说:"老年人要多活动手指,我的业余爱好就是利用看电视的时候织毛衣,最近还为我的研究生织了一件毛衣。"她的秘书陈瑞芳撰文介绍,尹教授编织的毛衣、线毯,花样翻新,颜色和谐,堪称艺术品。尹教授还常有感而发赋诗作文,创作出一幅幅文学书法作品。

(2004年　张子平采访)

生命在于流动
——访著名中医专家颜德馨教授

全国著名中医专家颜德馨教授,1920年生,今年84岁,出身于丹阳市中医世家。颜教授于1939年自上海中国医学院毕业至今,已经有 60 多年的从医历史。他学识渊博,医术精湛,以擅治疑难杂症而著称医林,在发展中医气血理论和中医抗衰老研究方面卓有贡献。

2003 年年初至 9 月那段时间,颜教授受命为全国抗"非典"专家顾问组成员,一直活跃在全国抗击"非典"战斗的前沿,奔波于上海与广州之间,他对中医药事业全身心投入,心情愉快,精力充沛,令人肃然起敬。

笔者向他请教养生经验,他娓娓道来:"养生首先必须有良好的心态。对事业执著追求,又脚踏实地,就会感到生活实实在在,不会产生老人常有的孤独感和空虚感。对事业要付出爱心,做到热心、醉心、痴心,达到痴迷忘我的程度,就会转化为对生命的珍惜和热爱,就会产生阳光万里、乐观向上的心境。抗衰老,不允许老人产生悲观和阴霾的心理;抗衰老,就在于不断与衰老病死作拼搏,让生命像雄鹰展翅那样在搏击风浪中前进。"

颜老的心态非常健康,他用刘禹锡的诗句自勉:"莫道桑榆晚,为霞尚满天。"既正视进入高龄的现实,又珍惜彩霞满天的美好时光。

"生命在于流动",是颜德馨教授以中医气血理论指导养生的核心理念。古人说:"气通血活,何患不除!"只要气血畅通,什么病都不会发生。奔腾万里的江河,是生命永不止息的象征;同样,人体内气血畅通,长流不息,生生不已,动态平衡,则生命之树常青。因此,追求健康长寿也要更新观念,与时俱进,以"生命在于流动"的理念来指导养生实践,可摆脱亚健康状态,达到真正的健康长寿。

颜老告诉笔者,他衣食住行饮食起居的特点无不贯穿着"流动"这两个字。他的衣着讲究宽松,有宽衣博带线条流动的感觉,而不穿有约束感的紧身衣,以利于全身血脉的流动。他的饮食也随着年岁增长而变易,年纪大了要适应自己的生理状况,选择适合自己需要和易于消化的流质和半流质食品。

我上门拜访的时候,他正在进早餐,笔者有幸观赏了他进餐的情景:先喝一杯酸奶,用木匙将酸奶一口一口送进嘴里,接着是吃一口面包,喝一口豆浆。他告诉笔者,他的晚餐也同样简单,除了必要的外出应酬,一般都在自己家里吃米粥、馒头或面条。每天午餐,他吃得非常香甜,友人旁观,形容他是"狼吞虎咽",好胃口让人羡煞。午餐的特点,除了正常的普通饭菜外,外加4两黄酒。他说:"4两黄酒下肚,浑身舒坦。"他的进食唯一与众不同的是:不吃鸡蛋,不吃猪肉,喜欢吃鱼。他每天的自办节目还有:吃一包自己所制的"益气化瘀胶囊",称之为"净化血液,解决血黏度和血脂问题"。这也是他身体力行,实践和体现他的"固本清源"的学术思想。说到这里,他顺便提及2001年股骨头骨折而住院手术的事。他欣慰地说:"当时瑞金医院给他做实验室常规检验,一切指标都很正常,血黏度和血脂都呈年轻态。"

颜教授所在的公寓座落在上海市卢湾区太平湖附近,他闲散时经常到湖畔散步。这可谓是行动方面的"流动"。他称自己的居室是"小有天地":夫妇共处,没有幼儿的干扰,不会打乱正常的生活秩序。在他的餐芝轩里,每天迎来东升的朝阳,阳光洒满书斋。书斋里,宽大的书桌、雕花的砚台、案供的艺术品、长排的书橱、满架的藏书、夫人的肖像等,赏心悦目,充溢着温馨氛围和书卷气息。在这里观书临池,舞文弄墨,陶情冶性,或接待有学识的来访者,真是"谈笑有鸿儒,往来无白丁",生活情趣无限。

最令颜教授陶醉的是,双休日远离城市的喧嚣到郊区度假。度假地,对外人保密,别人找不到他,但他随时可以电话与外界联络。他与妻子一起,可以心无旁骛,从身体到精神彻底放松。对于上了年岁的他,按照生活的节律,一张一弛的文武之道,阶段性的休整是非常必要的。正如列宁所说:"不会休息就不会工作。"经过短期的休整,调整了心态,充足了能量,再回到岗位,就意气风发,精神抖擞,更加精力旺盛。他在中医界以"精力旺盛"而著称,看来是有道理的。每当他离家度假,心里便洋溢着恬静的愉快心情,这正是挣脱尘世羁绊、回归自然而心情喜悦的体现。有这么好的心态,具备了长寿的条件,能不延年益寿么?

(2004 年 楼绍来采访)

动静结合静为主
——访著名中医专家张镜人教授

全国著名中医专家张镜人教授,1923 年出生于上海,继承家学,博采众长。他治疗慢性萎缩性胃炎的成果,突破了胃粘膜腺体萎缩不可逆转的观点,为防治胃癌开拓了新的道路,引起了国内外学者的重视,荣获国家科技进步奖。

笔者请教他的养生之道,他便以老朋友交谈的方式进行介绍。张老的养生经验是:动静结合,以静为主。最多的运动是每天上午和临睡之前在家里绕室而行,逍遥散步。他还从长寿医家华佗、孙思邈等人身上和道家养生术中汲取所长,结合自己的身体状况,自编了一套徒手体操。这套体操运动的特点是自上而下,举手投足,运动全身各部关节。他一边讲述,还一边表演。张教授说:简单的八节动作,每天 7 点钟起床后坚持锻炼,使他受益很大,不仅每天精神旺盛,多年肩臂疼痛的老毛病也未复发。

张老在饮食方面,清淡为主,不吃大荤,不吃海鲜,不吃辛辣。他的饮食习惯符合黄金分割法——荤 3 素 7 的养生规律。他特别告诉记者,1991 年胃肿瘤、2003 年肠梗阻都险些要了他的老命。前者在第一人民医院动了手术,切除 4/5 的胃;后者虽然没有动手术,但是饮食点滴难进,呕吐时兜底翻,黄疸苦水也全部吐出,大便秘结不通,剧烈腹痛,几乎在劫难逃。两次大病,都吃了自开的处方。第一次,进服大剂绿豆甘草汤清热解毒以解除化疗引起的反应;第二次,进服《温病条辨》"增液汤",以缓解肠粘连引起的肠梗阻,最后才保住了性命。肿瘤手术后,他开始进补,主要滋养品是两种:一种是冬虫夏草,开始时每天吃一次,每次 3~4 枚,炖服,先饮汁,后将全草吃下。以后在保养期间,每周吃三次。另一种是野山参,每天研粉吞服。他肿瘤手术后带病延年至今已经 10 多年,说明张老的确医道精湛,养生有术。

张老的养生之道,强调动静结合且以静为主。逍遥散步是动中有静,而观赏和创作书画诗词更能心神专一享宁静,张老与诗词书画有情有缘。他亦医亦儒,既是书画收藏家,也是诗词书法名家。他经常做诗填词,与当代许多书画家都有往还,大家都乐意结交这位儒雅之士,并将自己的墨宝真迹赠送给这位心地宽厚的著名医家。

笔者游目四周,只见张教授的客厅里悬挂的都是名家作品,谢稚柳的"葡萄黄雀"、唐云的"荷花翠鸟"、陆俨少的对联条幅"雨余千叠著山绿,花落一溪春水香",也有自己的楷书作品——毛主席《十六字令·山》条幅。著名中医学家程门雪早年曾应聘任他的家教,彼此有一段师生情缘,程门雪在中医界号称诗书画三绝,1963年癸卯秋曾赠诗一首《赠镜人弟》。张老还告诉笔者,他结交文人雅士是从年轻时代开始。早年在读书时代,他家住复兴路,有幸结识因抗战避难来沪安家的当代著名国学大师钱钟书及夫人杨绛,这是他一段终生不忘弥足珍贵的缘分。张老说,当时不敢与大学问家酬唱,但写了诗总喜欢向钱老呈请斧正,为此得到钱先生的青睐、赏识和厚赐。

历来都说"仁者寿"。张镜人教授恂恂然有儒者之风。他有述怀诗《题广州西樵山无叶井》一首:"甘洌樵山第一泉,井栏欹侧树参天。难容落叶沾流洁,自守清廉不计年。"借物言志,从中可见其自奉甚严清廉自守的高尚品格。凡是认识张教授的人莫不称道张老对病人仁爱,对故旧亲朋挚爱,为人厚道重情谊,因而怀有无上的敬意。谨此祝愿张老松鹤遐龄。

(2004 年　楼绍来采访)

健脑养生七妙法
——访著名中医专家凌耀星教授

凌耀星,出身中医世家,全国著名《内经》《难经》专家,上海中医药大学教授,1944 年全国中医师考试,她脱颖而出,被誉为女中魁首,直至今日仍被称为女才子。

凌教授,85 岁,乐观开朗,心胸豁达,行动灵活,思路清晰,反应敏捷,面少皱纹,体态匀称,腰背挺直,看报写字不用眼镜。曾经有人评价她:"八十岁的头发,六十岁的身材,四十岁的动作,二十岁的性格。"为此赢得许多人的羡慕。

笔者与凌教授是老相识,故乘元旦佳节登门拜访,特地寻根究底地请教她养生保健的经验。她说,她毫无保留,已经多次讲述,也有文章发表,因为她认为,"独乐乐"不如"众人乐"来得快乐;有好的东西拿出来与大家分享,是她最大的心愿;把养生经验奉献出来,让全社会同登寿域,何乐而不为? 她说她的养生之道与她毕生从事《黄帝内经》的教学和研究是分不开的。这部 2 000 多年前的中医巨著,有关祛病邪、防衰老、延年寿的养生理论和方法非常丰富。她对养生保健体会最深的就是健脑,她认为:大脑功能健全是健康的主要基础,《黄帝内经》说得好:"心者君主之官,神明出焉","主明则下安,以此养生则寿。"

凌教授的健脑养生主要有 7 个方面:

1.多思健脑

大脑用进废退,越用越发达。她的研究发现,多读书、多思考的人,大脑发达,大多长寿。她如数家珍地讲述了古今中外许多勤于用脑的寿星之后,归纳说:勤于思考的人,脑血管经常处于舒张状态,神经细胞可得到良好的血液供养,有助于防止过早衰退。她还现身说法以自己为例:她临床60多年,教学30余载,编教材、撰专著、写论文不下百余万字,时时处处都需用脑,每遇疑难之处,更是冥思苦想,刻意求解,从不吝惜自己的脑力,所以时至今日,脑力仍健。

2.合理用脑

人的大脑左右两半球功能不同:左脑主管逻辑思维,右脑主管形象思维。长时间进行某种思维,工作效率降低,若及时变换另一种思维方式,则有助于大脑得到休息,消除疲劳,这就是合理用脑。她联系自己这方面的经验,讲述了自己的切身感受:每当她在写作或思考遇到难题,自感文思枯竭江郎才尽时,就暂时放下,或小卧片刻,或散步、赏花、练字、绘画、听音乐、看电视。这样不仅不会影响撰写的进度,有时还会灵感骤至,豁然开朗,思路流畅,下笔如神,一挥而就。

3.运动健脑

人的运动中枢在大脑,运动锻炼了四肢,也锻炼了大脑。她自幼酷爱体育,中学时代是篮球队员,以后又创教工赛跑和铅球投掷两项校记录。她说:近20年来,从《黄帝内经》"呼吸精气,独立守神"、"广步于庭,披发缓形"等经文得到启示,她设计了一套适合于老年人的养生体操。每天她都去公园的湖边、树下练习太极拳、木兰拳。运动时她全身放松,心无杂念;运动后她精力旺盛,至晚不知疲倦。

4.睡眠健脑

养生必须动静结合,与运动相对应的是睡眠,而睡眠是最好的休息。晚上睡眠充足,第二天必然神清气爽,记忆力特别健旺。她说陆游80多岁时诗歌创作欲仍然十分豪健,与他不觅仙方寻睡方,在睡字上所下的功夫是分不开的。

5.按摩健脑

每天梳头,不仅可以整治仪表,还有按摩健脑的作用。她说宋代苏东坡和陆游,都把梳头当作"安眠药"。她还特别介绍了自己的梳头方法:用稀齿梳子梳头,从前发际头顶梳到后头,再分左中右三行。以头顶为起点,梳向两侧头角、太阳穴耳上发际,呈放射状梳头,每次5分钟。

6.饮食健脑

讲到饮食与健脑的关系时,她又联系《黄帝内经》:"神者,水谷之精气也。"她认为,营养大脑固然重要,但生活中还必须注意饮食清淡,讲究饮食有节,不抽烟,不酗酒。她强调说,以下三点特别值得注意。第一,食物种类多样化,荤素食品合理搭配。她认为近来出现的一种偏向不可取,许多人由于害怕血脂升高,凡是含胆固醇的食品一律不吃,视鸡蛋黄如毒药而丢弃之。其实这是矫枉过正,并不科学。胆固醇是人体生理所必需,而且鸡蛋黄里除了胆固醇外还含有丰富的卵磷脂,它能清除沉积在动脉壁上的胆固醇。第二,合理安排三餐:"早饭要吃好,午饭要吃饱,晚饭要吃少。"第三,她特别强调饮水对生命和健脑的重要意义。水是取之不尽最廉价的营养保健品,千万不要轻视饮水的价值。

7.乐观健脑

她说,《黄帝内经》非常强调情志因素对心神——大脑的影响。她特别谈到人生的五种乐事。一是知足常乐:人唯少欲才能从愿,把名利看得淡些,无贪求,无怨艾,无妒意,自然心安理得,悠哉乐也。二是助人为乐:她怀一颗无私奉献的爱心,20多年来,她常作义务诊疗,报章杂志、电视广播曾多次专访报道。每看到病人康复后的笑容,她心中的欢乐远非笔墨所能形容。三是忘忧思乐:人的一生不可能总是一帆风顺,如果终日为此愁眉不展于事何补,反而导致精神不振,影响健康。她对待不顺心事情的态度是:任何艰辛难关都会成为过去，随着时间的推移而烟消云散，多回忆那些令人欣慰欢快的事，自然回味无穷，"船到桥头自会直"，其乐融融。四是与人同乐：乐事与人同享，则乐趣更浓。特别是和孙辈孩童共同嬉戏，看着活泼稚态童真，自己也会忘却年纪，恢复青春的心态。五是自得其乐：乐趣要自己去找才能得到。在生活中总要与人相处，任何一句话都可以从善意和恶意两方面去理解；任何一件事也都有好与坏两个方面。对人对事多从好的方面去想，就可以避免许多不必要的烦恼。《黄帝内经》有句名言："恬淡虚无，真气从之，精神内守，病安从来。"说的就是精神修养，也是健脑养生的真谛。在人与人的交往中，若能做到心胸宽广，清静淡泊，能容能忍，不骄不躁，与人为善，与世无争，自然海阔天空，过得潇洒，活得快乐。

听君一席话，胜读十年书，凌教授的健脑养生七妙法，真是令人终生受益！

（2004 年　楼绍来采访）

康寿之路带头人
——宋杰先生访问记

1984 年，武汉市青山区第一个"红卫路地区老年体协"在红卫路街道办事处挂牌成立。当时，担任街道办事处的宋杰主任兼任老年体协的主席。老年体协由驻区十几个机关、企事业单位组成，以开展离退休老年人健康长寿知识普及、提高老年人生活质量和增强体魄为目标。

老宋担任体协主席的工作，一干就是 20 年。1985 年老宋正式离休后，还真把体协工作当作新的接力棒，为了办好体协，为了尽快进入角色，他首先报名进了青山区老年大学，先后在绘画班、烹饪班、书法班、保健班里学习，并获得结业证书。他学而不厌，特别是学以致用,回到主席的位置上就当"老师"。知识部分他采取"拿来主义"的办法,现买现卖。更多的是现身说法,讲述自己的"感悟",让大家远离疾病。老宋性格开朗,谦虚,知足,保持良好的心境,在心理上充满安全感、满意感和幸福感。他心胸开阔,朝气蓬勃,热爱生活,热爱事业,待人热情,乐于助人,所以他毫无衰老感。多年来,老宋就是凭着自身的人格魅力带领大家走共同健康之路。他全力以赴地投入到老年体协的工作,年年有计划:有活动内容,有活动场所,春游安排在三月底,秋游安排在十月底,年终开展长跑活动。健康长寿讲座,请专家学者讲养生防病从未间断。门球赛最大的参赛阵容有19个单位,并多次荣获区、市两级门球赛的名次,在市体委、市体协也多次受到好评。就是这样的一种旺盛的精力,也促进他自己参加运动,经常活跃在绿茵场上。

在采访中,老宋告诉我:"在解决温饱问题后的当今,健康长寿就成为人们美好的愿望和孜孜以求的目标。当人们不再为温饱发愁并丰衣足食之后,对健康长寿的渴望也就显得越来越强烈。"漫长的20年啊!让常人看来吃力不讨好的事,能坚持的确不是件容易的事。我问起老宋在组织活动上碰到的问题时,他说:"我们在从事老年体协的实践中,面临不少的新情况、新问题。至于每开展一次活动的具体问题就更多了……"这的确让我们体会到:人到老年期需要更多的关爱,老年人的工作要得到重视,群众体育要有带头人。

老宋推崇非药物疗法,也体验到体育活动给健康带来的好处。他说:"法国著名作家雨果的故事对我很有启发,雨果40岁时患了严重的心脏病,有些人断定他的日子屈指可数,但他并不完全依赖药物,而是下定决心锻炼身体,做操、打拳、游泳……立足于身心上的全面调整。结果战胜了病魔,且享84岁高龄。这个故事说明,除看病吃药外,自我调动身体内部抵抗力去战胜疾病也是可以获得高寿的。"

采访结束时,问起老宋的家庭生活,他说:"我和老伴结婚50多年,是风雨同舟的夫妻,解放了,进城后就过着淡泊宁静的生活。"近年来,儿女们提出要为老俩口买新房,老宋说:"儿子、儿媳离我们老俩口很近,买新房,我不同意,一是现在的住房离医院近,二是离活动场所近。"

我们临别时,老宋特别强调说:"我坚信不移奉行这样三点:心情好、家庭和、锻炼勤。在讲课中也经常向大家宣传这三点。"看到这位八旬老人如此兴致勃勃、精神抖擞,我们衷心祝福他更加健康长寿。

（2004 年　马肇禹采访）

健康长寿四件宝
——访史克宪、张荣慧金婚夫妇

在风景如画的成都府南河旁"南河苑"内,住着一对已有53年婚龄的健康老人,89 岁的史克宪和 84 岁的张荣慧夫妇。笔者刚进"南河苑",只见二老精力充沛,面色红润,步履自如,迎出寓所。在整个采访中,他们思维清晰,记忆甚佳。谈起话来,文雅幽默,妙趣横生。他们现在不仅能读书看报,书写信函,而且家里的事都能自理。当二老得知采访来意后,便高兴地说:"我们要学张学良将军,活上 100 岁。"

史克宪老先生,毕业于北平大学医学院。在抗日战争期间,参加"台儿庄大捷"的战地救治;在重庆期间,曾在美国人办的教会医院工作,有幸与前来诊病的八路军办事处的同志,包括周恩来、邓颖超等革命志士相识,深受影响,进一步增强了爱国爱民的观念!1954 年任泸州医学院附属医院外科副主任、骨科主任。在史老几十年的医技生涯中,救治的伤病员,难以数计。他在 53 岁时,还成功完成一例上肢断肢再植手术,在当时实属领先水平,可见他的医术之高,深受病员的爱戴,对他的评价是"德艺双馨"。

张荣慧老夫人,曾就读于南京金陵女子大学,供职于泸州医学院附属医院检验科。

当笔者问及二老健康长寿的秘诀时,史老快人快语,四句顺口溜脱口而出:

> 健康长寿四件宝,
>
> 吃好睡好运动好,
>
> 心态心情很重要,
>
> 活到百岁少不了。

何谓吃得好?史老说道:我所说的"吃得好",并不是餐餐山珍海味,而是以清淡为主的高蛋白、低脂肪食物。我年幼时体弱多病,一是父母身体不好,先天禀赋不足;二是出生后无乳可吮,后天失养。万般无奈,只得由母亲抱着去沿村产妇家,乞求剩余乳汁,当地称为"百家奶"。但只有人家多余的乳汁,才肯给我吃几口,经常处于饥饿状态。所以,婴幼儿时期瘦骨嶙峋,严重营养不良,影响生长发育,到3岁多才能勉强走路。

谈到饮食养生,史老说:我大多吃易于消化吸收的食物,注意少吃辛辣之物,从不吸烟饮酒。早餐吃牛奶、豆浆、鸡蛋、馒头、稀饭;中、晚餐米饭为主食,素菜为主,佐以荤菜,饭后喝汤,并天天吃水果。饮水不仅是为了解渴,也是维持身体正常运转所必需,要像美国医学博士西蒙·巴尔克所说的那样,把水作为强体剂、镇静剂、泻剂、发汗剂和新陈代谢促进剂。我坚持早上多喝水,上午饮茶水,午后饮开水,保证每天足够的水分摄入。总而言之一句话,要安排合理、科学的膳食结构。与此同时,要养成定时大便的良好习惯,只有及时"吐故",才能按时"纳新"嘛!

史老又说道:睡眠与健康关系极大,英国大文豪莎士比亚曾把睡眠比喻为"大自然的保姆"。我非常重视睡眠，早睡早起，中午小睡，保证每天不少于八小时睡眠。1983年退休后，每天睡十小时，几十年养成定时入睡，静心入眠的习惯，这对我的健康十分有利，也是我长寿的经验之一吧！美国芝加哥大学研究已确认"少眠催人老"的事实，这个研究成果也同样可以证实，"睡眠好"特别有利于健康长寿！

说到运动的重要性，史老更是津津乐道。他说，运动好，要求一个人从青少年时期就要持之以恒地坚持体育运动。世人皆知"生命在于运动"和"动则不衰"的道理，但能够终生不间断地坚持体育锻炼的人又有多少呢？我们夫妇从少年时期就开始多种体育锻炼，如乒乓球、排球、篮球、爬山、游泳、跑步……现虽耄耋之年，仍然坚持天天散步。前不久去北京参加北医大70周年校庆活动时，还重游天安门、故宫、颐和园，并爬上了长城呢！要说经验的话，体育运动，锻炼身体，贵在坚持。18世纪法国著名医学家蒂索指出："体育运动就其作用可以代替药物，但所有药物都不能代替体育运动。"现代研究成果表明，体育运动能增强人体的免疫功能，延缓衰老，益寿延年，所以应长期坚持力所能及的体育运动。

在采访中，我们了解到，二老于1949年11月结婚，1950年喜得一子，是晚婚晚育的典范。共生有两男两女，均事业有成。其子女先后又组成四个小家庭，现已有孙子女四人，都升入高等学府深造。尤其是孙女史蛟，成绩特别优异，2001年同时被美国、加拿大等9所名牌大学录取，由她择校就读，传为佳话。全家14口人，各有所长，美满幸福。

史老夫人张荣慧一听说起儿孙来，就不再甘当听众，抢过史老的话头放连珠炮般地说开了：儿孙们都有成就，我们看着也舒心。要说这个幸福美满的大家庭，也是我们健康长寿的原因呢。张老进一步说道，健康长寿还需要心态好、心情好。要做到胸襟豁达，乐而忘忧，开朗温顺，遇事沉着，随遇而安，知足常乐，夫妇恩爱。我与老伴为人忠厚老实,与人为善,乐于助人,从不与人争执,即使是他人之过,也一笑了之,从不生气恼怒。在经济待遇上,也不计较,例如,我入伍时间只差几天就可享受离休待遇,但我从未去要求领导给予解决……当笔者采访公寓管理人员及邻居时,大家异口同声称赞:史爷爷、张婆婆,敦厚慈爱,心地宽容,有长者风范,我们都喜爱两位老人。古人说:"心善得寿",确有科学道理。

说到高兴处,二老还为笔者展示一幅"全家福"大照片,祖孙三代,人人笑容可掬,个个身体健康,幸福美满的家庭气氛,历历可见,但愿寿星夫妇的生命之树常青!

(2004 年　郑家本　郑丽采访)

积极心态　青春常在
——访重庆最美老人李冰泉夫妇

李冰泉,1922 年 2 月生,中国华夏书画院高级院士,重庆市巴南区书画协会副主席,1997 年被授予"国际书画名家"荣誉称号。2004 年,在中国老龄协会和中央电视台主办的全国银龄美大赛中,荣获"重庆最美老人"称号。

近日,记者慕名前往巴南区文化馆对他进行了专访。敲开李老的家门,李老和老伴杨世华正在休息,还没等记者表明来意,李老马上起身迎接,他老伴连忙上茶水,摆果盘,十分热情。

李老住的是两室一厅的房子,满屋堆满了绘画、刺绣用具及作品。李老告诉记者,他是学绘画的。

李老看起来十分健康,而且很健谈。当记者问及二老的养生之道,他告诉记者,他和老伴都是八十多岁的人了,他们在生活上追求的是一个"淡"字:淡泊名利、生活平淡。

李老告诉记者,他们老俩口每天早上 6 点钟准时起床,几十年如一日,从不睡懒觉。先是坐在被窝里从头到脚做一小时保健按摩,而且特别注意眼部按摩,所以现在老俩口眼睛特好,至今仍在从事绘画和刺绣艺术。做完按摩后,就到自家的小花园里做健身操,夏天就到河边散步。做完运动就吃早餐,一个鸡蛋、一杯牛奶、一碗玉米粥(内放红枣、核桃、枸杞、黑木耳、花生等)。午餐是米饭加一荤四素,晚餐只吃面食不吃肉。他们晚上 10 点准时睡觉,无论春夏秋冬,睡前都洗一个热水澡。李老告诉记者,他们经常看保健方面的书报、杂志,有时也吃点保健药,所以二老至今身体状况良好。

李老告诉记者,平时二老绝大部分的闲暇时间都是用在绘画和刺绣上,李老先画,然后老伴再照着把作品绣出来。他们先后向"吕凤子先生纪念馆"赠送了五幅绣品。谈到绘画艺术给自己带来的收获,李老说,在绘画时意志力高度集中,抛开一切杂念,凝神聚气,运笔于手腕之间,就如同练气功一样,也是在锻炼身体,特别是当一幅作品完成时那内心的喜悦是无法用语言来形容的。同时,绘画也让他的心胸更加开阔,淡泊名利,以积极的心态去面对人生路上的坎坷。

除了艺术上的追求之外,二老还特别热心参加各种社会公益活动。李老是巴南区政协直属小组组长,老伴是退休教师合唱团成员。李老告诉记者,老伴最喜欢为老人们教授气功、迪斯科、门球,经常做好事,让老年人得到欢乐,自己的内心也很快乐。

(2004 年　张小华采访)

（三）九旬寿星

宁静淡泊 养生有道
——访著名学者胡笃敬先生

在湖南农业大学，一提起胡笃敬先生，年纪稍大的人都会肃然起敬，说他是个人品好、学问好的人。9月12日，记者经过一番周折，才在"农大"校园内的一块幽静的去处，找到了胡先生的家。这是一栋老式的旧楼房，旁边带一小院，种着不少花木，楼房四周浓荫蔽日，静谧得宛如身处山林中。敲开胡先生的家门，不禁为他身体的硬朗而惊叹。胡笃敬先生出生于1913年，今年整整90岁，可看上去他比实际年龄至少年轻一二十岁。胡先生有条有理的谈吐，更让人感觉他的头脑清晰，思维敏捷。

胡笃敬先生于1937年从武汉大学毕业后，一直从事教师职业。解放前由于战事频频，他先后换过八所大学，直到解放后进入湖南大学农学院才安定下来。胡先生28岁就当了教授，1979年开始带研究生，直到去年他还在带博士生做论文。几十年来，他的不少学生已成为国内外许多部门的骨干和学术带头人。胡先生于1950年加入"民盟"，担任过副主委、秘书长等职。在教书育人的同时，还参与了大量政治、社会活动。但是，不管工作如何繁忙，他都能保持旺盛的精力，他说，这得益于他年轻时热爱运动，经常活动在绿茵场上。

在采访中，胡笃敬先生回忆了一桩往事。解放前，他兄弟四个有三人因患肺结核去世，解放初期，由于工作忙碌劳累，运动少了，身体抵抗力下降，他也患上了肺结核，咳嗽吐血，学校立即让他去疗养。"我的兄弟得病后都是卧床休息,我在疗养时采取的是前苏联的体育疗法,只疗养了 3 个月就基本痊愈。回家后还半休息半工作一段时间。"这次生病的经历,使他有了新的认识:"在旧社会,父母靠工资养家,我的 3 个兄弟生病后都没能活下来。我生病后,工资照拿,享受三级教授待遇和公费医疗,是共产党和社会主义给了我新的生命。"

"对我来说,无所谓退休,工作总是一如既往。工作之余,我坚持锻炼身体。年轻时喜欢打球,年岁大了,就改为散步,每天走三至五千步。即使刮风下雨,也在室内来回走,从不间断。不论何种锻炼方法,重要的是持之以恒。""除了锻炼,我还坚持做按摩。"说到这里,胡先生指着枕头边的按摩器说:"按摩可有用了,我的好多毛病都是通过按摩治好的。我原有膝盖酸痛的毛病,需要戴护膝,经过按摩,原来的护膝都不知道丢到哪去了。我跌过两次跤,一次伤在手肘,一次是股骨骨折,经医生治愈后,再以按摩康复,如今也没落下什么毛病。"

胡先生的老伴也已 88 岁,结婚 60 年,两人相濡以沫,过着宁静淡泊的生活。胡先生说:"我主张我的家人学点辩证法。如果学会辩证法处理家庭事务和人际关系,设身处地为别人想一想,对己严,对人宽,经常沟通,遇到不愉快的事能化解,人和人之间的关系就能和谐。"

采访结束时,问起胡先生的饮食,他说:"主要是清淡,荤菜吃得少,喜欢吃豆制品,如豆腐、腊八豆等,也常吃些水果通便。去年老干体检,我的血压和心肺都没有问题,身体蛮好的。"

(2004 年　张子平采访)

诗书有情寿亦高

——访著名书法家曾玉衡先生

　　2003 年 5 月，当我走进著名书法家曾玉衡位于岳麓山下的住宅时，立即被书香四溢的艺术氛围所陶醉。客厅书房四壁挂着一幅幅精美的书法作品，使我强烈感受到书法家生命的活力和对生活的热爱。再见到午睡起来的曾老时，我甚为惊讶，只见他头发银白，皮肤光滑红润，说起话来有条不紊，思维清晰，使人难以相信他已是 93 岁高龄。

　　曾老生于 1910 年，幼承庭训，初学楷体，继习行书，晚年专攻草书。他的书法兼有王羲之的清朗俊逸，怀素的遒劲纵横，孙过庭的流畅隽永，于右任的古朴苍拙，在海内外享有盛誉，曾先后数十次应邀参加国内外书法、书画展，获多种奖项。他的作品绝大多数为欧美、日本、东南亚各国和港澳台地区领导人所珍藏。曾老善做诗对，嵌字联信手拈来，令人叫绝。他的"诗书外交"曾被传为佳话。那是 1993 年，曾老赴台探亲，政界、文艺界名流闻讯后，求字索书者纷至沓来，他与蒋纬国、陈立夫等建立起诗书交往，常利用诗词劝谕他们为祖国两岸统一发挥作用。只要是有利于海内外的交流和沟通，或书或题，从来不索分文，不吝笔墨。但对挥金如土的富商巨贾却非按润格不轻与。

　　曾老在 1938 年抗战时期得过疟疾和斑疹伤寒，治疗未彻底，从此他每逢春秋季节就发病，背上畏冷、低烧、食纳差，甚则鼻血不止。由于常生病，素体欠佳。他说："我能活得这么长寿，得益于练习书法和自创的一套健身法。以前我每天都要写四五千字，现在年岁大了，每天写一二千字不等，一天不写就不舒服。悬腕书写既锻炼了臂力，也调节了情绪，对身体大有裨益。"

说起健身法,曾老马上起身给我做示范。他的方法是平躺,搓耳、上扯耳廓、下拉耳垂,各 100 次;用手指梳头、两手指交叉抓后颈项、两手掌上下洗脸,各 100 次;手置胸前,左右交叉、前后车转、左右甩,各 100 次;左手按胸,右手按胃,然后左手按胃,右手按小腹,各按摩 100 至 300 次;再依次用一只脚后跟按摩另一侧腿部的膝盖,一腿压在另一腿膝上按摩膝弯,在膝盖上轻扣脚跟,脚后跟按摩脚背,双侧各做 100 次;蹬腿 100 次;手脚抖动 100 次;最后平静地做深呼吸,直至入睡。他说,每次做的次数根据身体状况而定,不必拘泥。坚持下去,必有成效。

我临走时,见曾老又开始指点一位登门求教者。看着九旬老人如此精神旺盛,我衷心地祝福他更加长寿。

(2004 年　张子平采访)

越老越亲老来伴
——访 97 岁老红军刘云华

刘云华,1932 年参加红军,经过二万五千里长征,在部队历任班长、排长、连长、副营长等职。在战斗中两耳几乎震聋,受过 3 次致命伤,现在还有一枚弹片没有取出。老红军告诉我:"几十年的戎马生涯,既锻炼了我的意志,也造就了我硬板的身子。"刘老虽已九十有七,但面色华润,目光有神,腰背不弯,步态稳健。

在采访中,老红军说他有三大爱好。第一个爱好是种花。种花虽很平常,但能激发人的兴趣,增添人的快乐,所以有利于身心健康。要种花,就得要学习种花的知识,而且还要亲自去实践,这本身就是动脑又动手的过程,久而久之,就会养成勤动脑与勤动手的习惯,这对于延缓衰老非常有利。种花还是一种美的享受,尤其是当花草艳丽,香气扑鼻之时,使人心旷神怡,那种如痴如醉的感觉,回味无穷。第二个爱好是读报。在战争年代,我就喜欢读报,解放后,读报的机会就更多了,可以说,每天必读1~2小时。离休后,政府给我订了几份报纸,我没事就读,先是泛读,后是择要重点朗读。报纸中凡涉及与养生有关的文章,更是非读不可。有时读后还要摘抄、剪贴。读报是一种动眼、动耳、动口、动手、动脑的活动,既可防衰抗老,又帮助我们开阔视野,激励志趣,为你点燃希望之光,给你心灵注入无穷的欢乐。三是爱做好事。做好事,可以使人心胸开阔,精神愉快,是助人长寿的方法。老红军一生做了许多好事,至今还在义务打扫公共卫生,从中体验做好事的乐趣。

老红军说:我和李桂如结婚已50多年,特别是进入老年后,我俩都有这样一种心理,那就是越老越离不开老伴。由于我的年龄比她大,我就更加离不开她。我知道夫妻之间彼此存在着爱人和被人爱的双重身份。爱人是头等幸福,被别人爱是二等幸福。以此观之,她享受的头等幸福比我多,因为她为我付出更多。就是她这个"多",加上我也在不断地力争"多"享受一点头等幸福,所以,我俩之间,相当和睦,我们特别珍惜人生最后阶段的时光。具体表现在:一是生活上相互配合。我俩早晨起床漱洗之后,我就出去健身走路,她自由活动后,就准备早餐。早饭后,我种花、扫巷子,她买菜,接着看报。午饭后,睡1~2小时。起床后,活动一下身子,她去打麻将,我就读报。晚饭后,静卧半小时,就外出散步,继而是看电视,讲故事,说笑话,10点以前按时就寝。如是者,很有节奏,也很有乐趣。二是争执时互相忍让。无论是谁的语言或行为刺伤了对方,对方发怒或生气时,另一方就不吭气,最好是说声对不起,事情就过去了。如是者,我俩在老年,从来没有发生过大的争吵,当然就更谈不上"大动干戈"了。三是遇难时互相关爱。老红军说,所谓遇难,对老人来说,主要是指疾病给人带来的痛苦和折磨。我俩无论是谁生病,无病或病轻者,就责无旁贷地担负起护理病人的任务,直至病人痊愈为止。她生病住院,我就在她身边照料,我病时,她也如此待我。记得有一年,我发高烧,上腭和喉咙肿痛,治疗总不见效,后经拍片,发现上腭骨内有一弹片,手术取出后,才逐渐好转痊愈。在这期间,我老伴非常耐心地日夜守护在我的身旁,她一会儿给我喂饭喂水,一会儿接屎接尿,一会儿为我翻身,汗出后,就给我换衣服,真是无微不至。

采访结束时,老红军特别叮嘱我,最大的体会就是越老越离不开老伴。

(2004 年　陈国华采访)

五世同堂寿而康
——访 98 岁寿星蒋泽富

在天府之国的川西平原,有一个全国农村城市化试点县,它紧靠成都之西,叫郫县。县城之东的西南光学仪器厂家属区八幢二单元四楼,住着一位老太太,名叫蒋泽富,今年 98 岁。头发花白了,但听力很好,带上老花眼镜,还能穿针引线,做袜底鞋垫。几十年前的事情,还记得清清楚楚,讲起话来有条有理,声音抑扬顿挫,非常动听。她腰背不弯,步态稳健,每天上下午,都要下楼来走走,手脚灵活,现在还能做一手好菜。

为什么蒋老太 98 岁了身体还这么健康呢? 奥妙在哪里呢? 带着这个有趣的问题,笔者于 2002 年 5~6 月,对她老人家进行了几次专访。

笔者每次到她家,都是窗明几净,摆设整齐。

提到节制饮食,一下子就把蒋老太的话匣子打开了,她滔滔不绝地对我说:"节制饮食,并不是叫人不吃饱,不吃好,而是对饮食的量、味、冷、热、荤、素、精、粗等,都要加以适当的限制。以数量来说,究竟每顿该吃多少,没有特定的标准,依我看,只有因人而异,我的食量是以刚饱为度。"蒋老太所吃之物，涉及面很广，可以说，凡是无毒能吃之物，她都要吃，但绝不偏食一种。她说："现在有些人，特别是年轻人，一味追求口福，只图一时安逸，为嘴伤身，经常可以见到，实在令人痛心。近年来，火锅盛行，喜欢吃的人不计其数，因而生病者也并非少数。因为，吃火锅时，一会儿吃得过热，一会儿吃得过冷，反复来回上百次，加上辛辣，受伤的首先就是肠胃。"

我问她民间有"多吃素，可长寿；多吃荤，令人精"的说法，你对这话怎样看呢？她的回答是："过多吃素，或过多吃荤，其实都不好。我喜欢吃素、吃粗粮，特别喜欢吃红薯、玉米，但决不排除吃荤，尤其是各种动物的瘦肉。我认为三天素、一天荤的吃法很好，这样做，既不会产生营养不良，也不会使人发胖。"

蒋老太强调心静身安。我问她："你老人家是如何保持乐观情绪的呢？有没有绝招呢？"她的回答是：要保持乐观情绪，就必须做到"忍"，要"忍"，就应当学会让人。让人不是吃亏，更不是软弱的表现。"让人不是痴汉，痴汉不会让人。"这态度端正得多好啊！当今，有些人特别好胜，一点亏也吃不得，这种人的情绪是难以保持平静的。情绪不稳，身子就不会安静下来。如果不改掉这个坏脾气，要想使身心得以健康，谈何容易？学让人，并不是一下子就能学到手的。为什么呢？因为，学让人的前提必须是先学做人。做人要讲品性，讲诚实善良，乐于助人，才能自得其乐。只有这样的人，才能真正做到让人，让则路宽，大事化小，小事化了，逢凶化吉，变险为夷。因此，凡事能忍让，便可保持乐观的情绪。情绪乐观，身不安也自安！

蒋老太的"让人、助人"观，也使她五世同堂的家庭乐观平安。她家共有 7 口人，除她之外，还有外孙女、外孙女婿、曾孙儿、曾孙女、曾孙女婿和一个 8 岁的玄孙女。她爱这个家，并为之播下了数不清的爱，付出了一生的精力。正因为如此，家里所有的成员，都很喜欢她、尊敬她、关爱她。这是播种后又精心耕耘的结果，是无私奉献应该得到的回报。

玄孙女的回报是:只要碰到有好吃的东西,总要给太祖婆留一些,让她也尝一尝好吃的滋味。曾孙儿、曾孙女、曾孙女婿只要在家,就时时处处注意她的安全,并问寒问暖,经常陪她聊天。尤其是外孙女,对她更是无微不至的关照。天冷了,叮嘱加衣,天热了,叮嘱减衣,头发长了,就亲自为她剪发,晚上总要起来看她睡得如何,被子盖好了没有,如果外婆生了病,哪怕是很轻的病,都及时带她到医院检查、治疗。其他如室内通风如何,饮食的冷暖软硬,味道的咸与淡,容不容易消化等等,无不加以考虑。正如蒋老太所说:"我的家很和睦,有事大家商量,互相谦让、理解、支持,从未发生大的争吵。后人对我很尊敬,孝顺,我认为这就是我健康长寿的重要原因。"

(2004 年　陈国华采访)

(四)百岁寿星

淡泊名利　知足常乐
——访百岁名医熊寥笙

在百岁著名中医专家熊寥笙学术思想研讨会召开的前夕,我们特地登门拜访熊老,向他请教养生之道。

熊老思维清晰,十分健谈。针对我们的询问,他开门见山两句话:"生命在于运动","生命在于宁静"。他进而强调,人们往往重视生理健康,其实心理健康更为重要。

1.随遇而安,知足常乐

熊老退休后,与子女在一起居住,二室一厅,卧室与书房共用,书籍与他整日为伴,其乐无穷。简陋的家具,朴素的衣装,粗茶淡饭足矣。几十年来,他在简朴的住宅里活动,生活自理,在亲情之中尽享天伦之乐。

2.心胸开阔,性格随和

熊老为人正直,是非分明,谦虚谨慎,举止端庄,待人友善。他从不羡慕他人地位、荣誉和财富,自甘淡泊。熊老在中医界德高望重,为中医学术和中医事业的发展做出过卓越贡献,但他从不炫耀,至今连周围的邻居只知他是一位善良可亲的慈祥老人。熊老对登门来访者,无论地位高低、青年老年都热情接待,亲切交谈,使来访者获益匪浅,满意而归。

3.心地善良,助人为乐

熊老认为,施善可养人,好人能长寿,养生之道,养德为先。熊老仁爱救人,普同一等,对求医者,满腔热忱,一心赴救,不计报酬,受到患者赞扬。在街上见残疾人或年老乞丐,慷慨捐钱捐衣,尽行善事。

4.诚心爱心,宁静养生

熊老待人至诚,开诚相见,胸怀坦荡,他常说:"要以仁爱之心视物,以仁爱之心待人。"熊老对宁静更有体会,他总结为:"静能养神,静可生慧,静中得乐,静能助人健康,延年益寿。"

5.读书写作,两大快乐

熊老一生有两大爱好,一是读书,一是写作。他每天读书读报,关心天下大事是他每天必不可少的生活内容。为表达他对中医事业的执著热爱,熊老还撰诗"巴山蜀水,医哲之乡,百花齐放,斗艳争芳"抒发他的情怀,又以"传统医学,民族之花,茁壮成长,开遍中华"颂扬党和政府的中医政策使祖国医学得以发扬光大。熊老在读书、写作之中,尽享快乐。

2004年3月20日,重庆市各界人士400余人,云集重庆科协大厦,为熊老祝寿,并隆重举办"百岁著名中医专家熊寥笙学术思想研讨会",卫生部副部长、国家中医药管理局局长佘靖发来贺词:"医德高尚、医术精湛、弘扬歧黄、造福人民。"

研讨会上,须发皆白的百岁熊老仍然精神旺盛,讲起话来中气十足,让现场的代表惊叹不已,感慨万千,欣慰至极。

2005年10月1日,时隔一年多的国庆佳节,我们再次拜访熊老。

按小女儿熊晓阳的约定,下午三点我们准时来到熊老的家,他坐在卧室的藤椅上闭目养神。熊老的卧室不宽敞,但收拾得很整齐,书架上摆满了医学书籍。"熊老,下午好",一听我们跟他打招呼,熊老便微笑相迎:"请坐,请坐。"

熊老今年101岁了,然而看上去依旧精神饱满。50平方米的旧房子,似乎和这位中医泰斗的身份有些不符,熊晓阳介绍说:"这房子是重庆市政府为照顾爸爸而分配的,后来也有更好的房子,爸爸却再也没有要过。父亲从来不为自己的事情要这样要那样,他经常告诫我们,一定要知足常乐。"

照顾父亲有30多年了,在女儿晓阳的眼里,父亲永远是一个清正廉洁、淡泊名利、知足常乐的人。

熊老曾任重庆市卫生局中医科科长,重庆市中医研究所副所长,农工民主党中央候补委员。多次被评为先进个人,1980年还荣获四川省劳动模范称号。在一些人眼里,有名就有利。然而,熊老说:"我学医的目的不是为了出名,也不是为了赚钱。医圣张仲景在《伤寒论》序言中说得好,'上以疗君亲之疾,下以救贫贱之厄,中以保身长全,以养其生'。"从20岁开始学中医那天起,八十多年来,熊老就一直这样严格要求自己。

熊晓阳告诉我们,父亲最为关心的就是中医药事业的发展,直到90高龄都还经常参加会议,建言献策,至今也常问及重庆中医药事业的发展情况。熊老说:"中医要发展,必须培养高级人才,不进则退。"

退休后,熊老仍笔耕不辍,把一生的经验都写下来,先后撰写了《伤寒名案选新注》《杂病名案选新注》《惊厥闭脱》《七百味中草药歌括》等多部专著。

"你照顾父亲这么多年,能不能给我们讲讲你父亲的养生之道?"晓阳便娓娓道来:"粗茶淡饭,淡泊名利,知足常乐,起居有常,我想这就是父亲的长寿之道吧。父亲的生活很有规律,夏天早晨6点钟起床,冬天7点钟起床,晚上8点钟准时睡觉,每天中午都要午休,几十年如一日。父亲很少看电视,一个半导体收音机伴随他几十年了,早晨起来,听听广播,知晓天下大事小事。父亲从不要儿女们给他开小灶,煮什么吃什么。平时吃饭,父亲都和我们一起吃,每当吃点好东西,父亲生怕子女们没吃到。"

熊老不抽烟,不喝酒,特别喜欢读书,他最喜欢引用《黄帝内经》所说:"恬淡虚无,真气从之,精神内守,病安从来?"用来阐释养生的真谛。他强调说:"养生之道不应只停留于饮食、起居的一般保健上,更为重要的是精神保健。"看似简单的几句话,却吻合了世界卫生组织提出的健康四大基石:合理膳食、适量运动、戒烟限酒、心理平衡。这心理平衡的保健作用超过一切保健措施的总和,谁掌握了心理平衡,谁就掌握了康寿快乐的金钥匙。这就是熊老历经坎坷而能快乐百年的诀窍!

(2005 年　李坤吉　张小华采访)

笑对人生　锻炼养生
——访百岁健康老人漆源鑫

2004 年农历正月初十,是漆源鑫老人百岁华诞。儿子、媳妇、孙女、曾孙女都专程从北京、重庆赶到成都给寿星祝寿。漆老十分高兴,话匣子一打开,便滔滔不绝地谈起他养生保健的体会来。

笑对人生,知足常乐,是他最大的特点,他遇事不着急,特别想得开。他说:"我已经有了三个第一,什么都满足了。"老人说的"三个第一":重庆市第一届劳动模范;重庆市发展的第一批工人共产党员;成渝铁路通车的第一趟车乘客。他说我还想什么呢?要说还"想"什么,就是还想多活十年,看见曾孙女大学毕业,尽快成才。2002年8月的一天,98岁高龄的他,外出散步时不小心跌倒,左股骨颈骨折,施行了两个多小时的手术,麻醉刚刚苏醒,就高兴地对大家说:"刚才我做了一个梦,我与死神搏斗了一次,我斗赢了。"手术后住在监护室,身体还十分虚弱,但一看见从北京、重庆赶到成都的后辈,便连忙把曾外孙叫到身旁,语重心长地说:"我们这个家庭是一个非常幸福的家庭,你一定要好好读书,成为国家有用的人才……"

坚持锻炼,是老人得享百岁高寿的重要因素。他说锻炼身体最重要的是坚持,不能间断,而且一定要适合自己的身体状况。几十年来,他锻炼身体的方法,大致可分为三个阶段:75岁以前,每天早上在户外打太极拳;75岁以后,改为在床上做八段锦;90岁以后,主要做按摩和气功,上、下午到户外慢走半小时。他对按摩和气功特别重视,一再称道它的作用,他说:"由于我长期进行头部的梳头按摩,现在头发不落了,而且还没有全白。"说着他就摘下头上戴的帽子,让大家观看。经过仔细观察,他老人家的头发,至少有1/4的发丝还是黑的,而且头发比较坚硬。接着他又对大家讲:"我自学的气功,可以使手心和足心感觉暖和,以前必须早晚用热水烫脚,现在也不用了。"说完后,就脱下袜子让孙女摸他脚心,感受他练气功后的作用。当他发功以后,脚掌的温度与先前确有明显不同。

饮食起居有规律,是老人健康长寿的又一个重要因素。老人家一直保持着铁定的起居时间,早上6点钟起床,中午的午睡是"雷打不动",如果有客人他就抱歉地说:"对不起,让我先睡一会儿,我们再慢慢聊";晚上9点钟一定上床睡觉。饮食方面,老人家坚持按时进餐,饭量适度,从不暴饮暴食。他的菜肴中不可缺少的就是炖汤。老人的体质很好,除了老年性耳聋和前列腺肥大外,没有其他慢性疾病。他讲起话来,条理十分清晰。他和后辈谈心,古今中外,如数家珍,记忆相当好,说话从来没有重复语言。孙媳妇说:"爷爷平时不怎么讲话,没有想到讲起话来头头是道。"

老人家健康长寿还有一个重要因素,就是有一位长期关心照顾他的老伴李顺英,她现在已是95岁高龄,两位老人相濡以沫,几十年和和睦睦地共同生活,心情舒畅,共享高寿。

2005年10月11日,漆老在成都被评为"百岁健康老人。"老同事、老朋友和子孙后辈都来祝贺,他高兴地说:"祝愿大家都能笑对人生,天天快乐!"

（2005年　漆敏采访）

健康长寿十诀窍
——访百岁寿星骆秀英

人人都想健康长寿,有什么妙法呢? 这是当今人类共同关心的问题。回答这个问题,最好的方法就是向老寿星请教。他们健康长寿的经验与体会,最具有说服力,大家也很相信。

2002年8月8日凌晨,空气清新,凉爽宜人,便出门到成都郫县城东的滨河路漫步行走。一位正在活动筋骨的老大爷出现在我的面前,便问道:"大爷今年高寿?"老大爷说:"才满84岁,但经常犯病,只有加强锻炼来与之抗争。年岁大而身体好,郫县要数骆老太。她今年106岁,没病没痛,跑得累得,吃得睡得,真是幸福、快乐。"老大爷的这番话,讲得很有道理,特别是他讲的那个骆老太,一下子就把我吸引住了。

早饭后,为了尽快找到骆老太,特驱车前往登门拜访。

骆秀英身体清瘦,但很有精神,身高 1.45 米,满头银丝。虽是小脚,步态稳健,从来不用拐杖。戴上老花眼镜,还能缝缝补补,听力聪敏,声音洪亮,吐词清楚,而且善于交往。骆秀英确实是一位健健康康的老寿星。

问起她的养生之道,她一口气说了 10 条。

一是爱喝井水;二是早晨热水洗脚;三是所吃之食以五谷杂粮为主;四是鸡鸭鱼肉从不贪多;五是饮食七分饱;六是五更即解大便;七是经常走路少坐车;八是勤洗澡勤换衣;九是生活规律,早睡早起;十是不吸烟,不喝酒。

我问她:"从邻居那里,得知你是个闲不住的人,你有没有娱乐的时间呢?"老寿星告诉我说:"当然有。我的娱乐方式有 3 种:一是和邻居吹牛谈天;二是到儿女家看电视;三是玩纸牌。"

接着我又问她,"你一人独居,交不交朋友呢?"她不慌不忙地说:"人处社会,没有不交朋友的,不然,生存起来很难很累,也缺乏活泼生机。所以,我很喜欢交朋友。交朋友要诚心待人、乐于助人。朋友之间,一人有事大家帮,遇有不愉快的事,通过相互摆谈,及时宣泄,消愁解闷。天天快乐,大家同乐,这就是青春常在的妙方!"

(2004 年　陈国华采访)

第 五 板块

快乐法宝

Kuaile Fabao

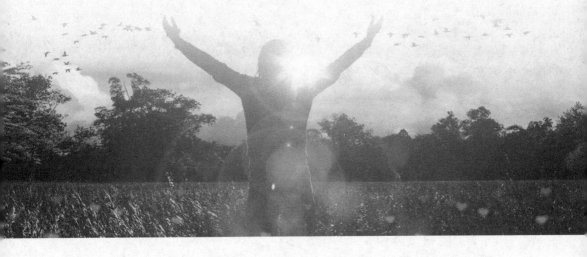

（一）古代养生十乐

宋代述齐斋十乐

读书义理

学法帖字

澄心静坐

益友清谈

小酌半醺

浇花种竹

听琴玩鹤

焚香煎茶

登城观山

寓意弈棋

宋代述齐斋总结的以上 10 条怡情自乐之法，既有琴棋书画四雅之乐，又有养花玩鸟、旅游登山之乐，还有读书、静坐、清谈之乐，丰富多彩，切合实用。

中青年休闲放松，可以根据自己的爱好选择，各享其乐。

老年人退休居家，活动天地变小，社会交往减少，而子女又忙于工作，老人独处家中，寂寞无聊，最易产生郁闷之感，正如徐春甫在《古今医统大全》中所说："守家孤坐，自我滞闷。"

经常感到孤独的老人，久而久之还会处于忧郁状态。为了防止老人的孤独郁闷，最重要的就是把日常生活安排得丰富多彩，保持恬愉的心境，获得融融的乐趣。徐春甫写得明白："凡住坐卧，宴处起居，皆须巧立制度，以助娱乐。"

究竟怎样安排文化娱乐呢？一是要适合老人的身心状况，二是要参照老人平素的习性爱好。还是徐春甫说得好："养老之法，凡人平生为性，各有好嗜之事，见则喜之。有好书画者，有好琴棋者，有好博弈者，有好药饵者，有好禽马者，有好古物者……使其喜爱玩悦不已。"

从以上述齐斋十乐中，老人只要根据平素的爱好，选择自己"见则喜之"的项目，就能获得"玩悦不已"的良好效果。

（马有度）

清代高桐轩十乐

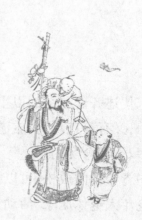

耕耘之乐

把帚之乐

教子之乐

知足之乐

安居之乐

畅谈之乐

漫步之乐

沐浴之乐

高卧之乐

曝背之乐

清代画家高桐轩总结的上述 10 条怡情自乐之法，都是日常生活劳作交往之事，切合实际，容易做到，使人随时、随地、随事皆处乐境，孤独郁闷之感也就难以产生，这对维护身心健康大有好处。

这养生十乐给人的启示，尤其值得重视。善于养生的人，也是善于从最平常、最普通的日常事物中去寻找、去体验生活乐趣的人。

耕耘劳作，有些人的感受是"劳苦"，而高桐轩却体验到耕耘之乐："耕耘虽劳肢体，然颇健身心。伏案一日，把锄半天，既享田家之乐，又能健壮人身。既不忘耕耨之劳，又有秋收丰食之望，何乐不为？"

散步走路，是最平常不过的事情，而高氏却体验出心怀欢畅的漫步之乐："起身散步于庭中，或漫游于柳岸花畦，心神焕然爽朗，襟怀为之一畅。"

沐浴洗澡，本是通常讲究卫生的事情，高氏不仅懂得"有健身心"的好处，还细细品味出沐浴之乐："暖水温和，反复淋洗，遍身轻爽，活动经脉，有健身心，真乃一乐事也。"

教育子女，常常是父母深感头痛的事情，高氏却从子女能立身社会而自己又能解除后顾之忧的双重好处中去感受教子之乐："倘子弟朴实长厚，能以艺立身，自食其力，令吾无忧于后，岂不快乐。"

许多忧思烦恼，往往来自对名望利禄的不知足，而高桐轩却善于退后一步想，常将不如己者比，而且善于从自己热爱的事业中去获得知足之乐："吾生为卑工画匠，远不若贵为卿相，富盈百万之禄食，然较吾困苦者何止千百。以此退想，公卿不足为贵，而安贫乐道，更爱吾业，岂不一乐。"

妙哉斯言，发人深省！

（马有度）

（二）现代养生十六乐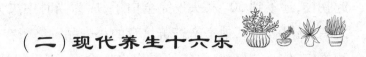

奉献之乐

要想身心健康，必须心情欢畅，所以古往今来，谈到养生保健，无不注重这个"乐"字。有学习之乐，有文娱之乐，有旅游之乐，有卫

216

生之乐,也有劳动之乐。然而,人生最大的快乐,莫过于创造之乐、奉献之乐,这也是人的一生中最为持久的快乐。罗曼·罗兰说得好:"人生所有的欢乐,都是创造的欢乐。"高尔基也深有体会,他强调说:"给,永远比拿快乐。"

为创造而刻苦钻研,为奉献而勤奋工作,从中去体现人生的价值,从中去感受最高境界的快乐。

一个人,如果没有创造的欲望,没有事业的追求,没有奉献出劳动的成果,即使整天玩乐,也得不到真正的快乐。只有那些热爱事业,勤奋工作,努力创造,乐于奉献的人,才能时时刻刻品味人生的快乐。他们从创造性工作中看到重大的社会意义,干起工作来就会感到由衷的高兴,生活的色彩更加鲜艳,生活的气氛更加活跃。最平凡的工作,也能使人兴味盎然,带来快乐;即使是很艰苦的工作,也会感受到苦中有乐,苦后更乐。

有位教小学的张老师,执教27个春秋,用自己的寸心之血浇灌了祖国未来的花朵,他从中深深体验到园丁的快乐:"为了给孩子们熬制一点启蒙之羹,生产一点精神营养品,曾使我遇到很多困难,产生过不少苦恼。但随着一个又一个精神产品的脱颖而出,使我感到了奉献的快乐。"

著名小麦专家金玉善教授,建国前因推广小麦新品种,反被拘留。精神的压力,胃病的折磨,曾使他未老先衰。40岁出头已经拄起拐杖,还不到50岁,头发完全白了,成为当时中央大学的"四老"之一。建国以后,他辛辛苦苦培育的小麦品种终于在长江流域大面积推广,他心花怒放,多年的胃病也痊愈了,不仅扔掉了拐杖,而且比同龄人更为健康。1982年他已86岁高龄,仍然毫无龙钟老态,而且思维敏捷,动作利索。金老之所以老而不衰,一个重要原因,就在于他经常感受到创造与奉献这人生最大的快乐。

(马有度)

读书之乐

书，人类历史的路标，进步的阶梯。前人留下的书籍，有经验的结晶，有失败的教训。今人写下的新书，更是知识的海洋，驶向未来的巨轮。

书，人类的精神食粮，它向世人提供取之不尽的营养。吸取这些宝贵的营养，享受精神的美味，多么幸福，多么快乐。

明代陈公眉说得好："有书可读，享世间清福。"宋代诗人韩驹从读书中久久体验真正的快乐。他说："唯书有真乐，意味久犹在。"北宋诗人欧阳修还把读书看成最为上乘的乐趣"至乐"。明代爱国诗人于谦进而体会到读书还能开阔胸怀，陶冶情操，净化心灵。他在诗中写道："书卷多情似故人，晨昏忧乐每相亲，眼前直下三千字，胸次全无一点尘。"

读书使你精神有寄托，乐从书中来，所以古代总结的养生"十乐"中，"读书义理"就是第一"乐"。欧阳公对此深有体会，他强调说："至哉天下乐，终日在书案。"

休闲读书，当然不必"终日在书案"，而应与其他活动穿插进行，动静结合，最为有益。《寿亲养老新书》载有罗大经的田园之乐。他在午睡起来之后，就漫步山水之间，并拾取松枝，然后泡上一壶茶，一边品尝，一边随意读书，既读《周易》《左传》，也读《离骚》《史记》，还读陶渊明、杜甫的诗歌和韩愈、苏东坡的散文……

现代人读书，当然不必仅限于文史诗词，只要自己感兴趣，各种各样的书都可以选读。

北京张希合先生几乎天天去"泡"图书馆，经常体验难以言表的读书之乐。他说："图书馆里，数以万计的藏书，犹如知识的海洋，那份喜悦的心情是难以用语言来表达的。"

老年人在家读书，通过学习，增加信息，锻炼大脑，延缓老化。如果老年人组织起来读书，既学到了知识，又增加了社会交往，对身心健康更为有益。上海的一些老年人，组织"老人读书会"，阅读书籍，翻译资料，还担任科技咨询，他们更加意识到自己生存的意义，焕发出"第二个青春"。

许多老年人进入老年大学读书学习，选修自己感兴趣的课程，精神也就随之振奋，特别是当他们感受到自己虽然年老但仍能适应学习的时候，读书学习简直就成为"灵丹妙药"，一些病痛也随之减轻。天津一所老年大学的学员深有体会地说："退休后深感生活孤寂无为，进了老年大学如天上金星出现，照亮了心扉，精神有了寄托。"许多学员纷纷赋诗抒怀："古稀再次做学童，竟使年华又转青。""皓首霜鬓聚一堂，老有所学读华章。学无止境永攀登，献身四化放余光。"有一位高龄老人，虽然体弱，但却始终坚持上课，因为他从学习中获得了最大的乐趣，他深情地说："痛莫过于冤，苦莫过于病，哀莫大于心死，乐莫大于学习。"

妙哉，读书之乐，求知快乐，这就是对抗衰老的秘诀！

（马有度）

谈天之乐

在人与人的交往中，寻求朋友，获得友情，是人生的一大乐事。孔子就说过：有朋友自远方来，不亦乐乎！

交友的快乐，常常从谈天中得来。清代蒲松龄说得好："天下快意之事莫若友，快友之事莫若谈。"

从交友谈天中获得乐趣，对于促进身心健康，大有益处。所以古代总结的养生之乐中，都很看中"谈天之乐"。宋代述齐斋"十乐"之中就有"益友清谈"这一乐。清代画家高桐轩与乡邻中的朋友在田野间亲切交谈,就获得了"畅谈之乐":"田间把锄,劳而歇于地头。与野老田夫纵谈天下世外事,或卜年景丰歉,袒胸畅谈,其乐陶陶。"

要想获得谈天之乐的最佳效果,必须讲究谈天的艺术。清代爱心觉罗·敦诚在《四松堂集》中说得好:"言谈之乐,各有别也。"敦诚还将言谈之乐分为 4 个不同档次:上乘、中乘、下乘、最下一乘。要想获得上乘的谈天之乐,首先就要选好谈天的对象。前贤强调"益友清谈",所以宜选益友谈天,最好是选择阅历、看法、兴趣相近的朋友,容易相处,也才谈得起来,大家兴致勃勃地聊天,各受其益,共享快乐。

要想获得上乘的谈天之乐,还要讲究谈天的内容。谈天当然要随意,不必刻意要谈什么,但内容总要健康。倘能谈得诙谐高雅,则更能获得雅逸之趣,正如敦城所说:"奇谐雄辩,逸趣横生。"

要想获得上乘的谈天之乐,远方亲朋不能忘,近邻为友常交谈。远方亲朋可以通过电话谈天得乐,但因其远又不能面对面,一般难享"畅谈"之乐,而近邻因其近,最易当面畅谈得乐。西晋陶渊明在《移居》中就谈到他的深切感受:邻居时常往来,对以往的事情热烈讨论,对近日见到的好文章共同欣赏,这邻居朋友谈天,何等快乐!

当代著名诗人臧克家,既是文坛巨星,也是养生有术的寿星,他的养生之道,就有谈天之乐这一条。臧老住在典型的北京四合院,院外周围都是密集的居民区。臧老经常到胡同里去散步,不管见到老人、青年还是儿童,他都亲切地同他们交谈,还常常应邀到邻里之家去坐坐,一边品茶,一边聊天,从古到今,天南海北,谈得高兴,十分快乐!

(马有度)

琴瑟之乐

琴棋书画,是我国传统文化中的四种雅事,而琴居首位,足见人们对它的重视。古代的文人学士、才子淑女,无不以擅长琴艺为高雅。

这四雅之首的琴,当然并不仅限于弹琴,吹拉弹唱,各种音乐活动,都可以琴瑟概之。

音乐,可以丰富人们的生活,美化人们的生活,生活中不能没有音乐。喜欢音乐是人的天性,几乎没有人不喜欢音乐。

音乐,不仅可以和谐生活,而且可以调和心身,促进血流,畅达精神。正如《乐书》所说:"音乐者,动荡血脉,流通精神,而正和心也。"

音乐的旋律、节奏、音调,对人都是一种良性刺激,能改善大脑及整个神经系统的功能,从而协调各个器官系统的正常活动。可使血脉流通,促进血液循环,又可促进胃肠蠕动,增加消化液的分泌……

音乐对人的精神活动,尤其具有明显的调节作用。节奏明快的音乐,使人精神焕发。旋律优美的音乐,使人情绪恬静。一曲威武雄壮的交响乐,能振奋人心,使人产生积极向上的力量。一曲悦耳动听的轻音乐,给人以美的享受,使人胸怀舒畅。描绘行云流水、鸟语花香的乐曲,还能使人达到心旷神怡的境地。

音乐音乐,给人快乐。我国自古就讲究琴瑟之乐。宋代述齐斋十乐,其中就有听琴之乐。《古今医统大全》也说,爱好琴瑟,就会玩悦不已。《芥子园画谱》还说,即使只是瑶琴偶抚,也能收到怡情悦性的效果。

琴瑟之乐,既是美的享受,也是促进心身健康的良方。

孕妇欣赏轻快柔和的乐曲,有助于母子安康;儿童多听优雅的乐曲,可以促进大脑的发育,提高想象的能力;老年人欣赏古今雅曲,有助于推迟大脑的老化,哼哼年轻时喜爱的歌曲,还能唤起失去的记忆。无论男女老少,在悠扬的抒情曲和轻音乐中休息,都能迅速消除疲劳,使人身体轻松,心情愉快。

琴瑟之乐,是养生的灵丹,也是治病的妙药。宋代文学家欧阳修的忧郁症,就是通过学琴而治愈的。他说:"吾尝有幽忧之疾,而闲居不能治也,既而学琴于孙友道滋,久而乐之,不知疾之在体也。"

优雅的音乐,可以调节人的情绪,陶冶人的情操。音乐带来的欢乐,又是养生的灵丹,治病的妙药。要想健康长寿,就要经常体验琴瑟之乐。

(马有度)

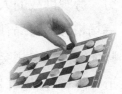

下棋之乐

琴棋书画,棋列第二,是我国传统文化的重要一环。下棋,自古即是一大乐趣。了解围棋的由来,也很有趣。围棋古时称弈,雅号烂柯。相传,晋朝有个樵夫进山砍柴,看见两个童子正在下棋,很感兴趣。一个童子给他一枚枣核一样的食品,他吃了以后不再感觉饥饿,于是坐下来专心看棋。棋还没有下完,他的斧头把手就已烂了,童子对他说:"汝斧烂柯矣。"从此,烂柯就成为围棋的别名。

围棋的起源,战国文献有"尧造围棋,教子丹朱"的记载,据说是尧因自己的儿子丹朱不够聪明,便发明了围棋去教丹朱学习战略,开发他的心智。这个传说,固难置信,但却给我们两点启示:一是围棋渊源悠久,我国是围棋的故乡;二是围棋奥妙无穷,最能启迪智慧。

围棋的奥妙,全在黑白棋子交相会合,变化无穷。无穷变化必有理,无穷变化益心智,所以下围棋可以促进智力的发展,锻炼辩证思维的能力。不仅如此,围棋还能陶冶高尚情操,带来融融雅趣。

古代的文人学士、武将谋士、才子淑女,大多崇尚弈棋,视为高雅,当做一种充满情趣的艺术享受。

古代的棋谱,有的取名《幽玄集》,有的题名《弈妙》,这幽、玄、妙三字,正是对围棋雅趣的高度概括。《棋品序》赞誉说:下围棋"体希微之趣,含奇正之情",可与"和乐等妙,上艺齐之"。宋代述齐斋"十乐"还专门列出"寓意弈棋",强调弈棋这一大乐趣。的确,下围棋能给人以高雅的艺术享受,获得兴味浓郁的乐趣,既能解除忧思烦恼,又能消除疲劳,有益于身心健康。

下象棋,在我国更为普及,其中的乐趣,许多人都深有体会。全神贯注的深思,怡然自得的微笑,一着妙棋带来的欣喜,真是其乐无穷。旁观助战的人,其兴味之浓,比起局中人更是有过之而无不及,一场精彩的对局,即使散场之后,仍然议论纷纷,说起来津津有味,余味无穷。棋友相会,探讨棋艺,又添乐趣。我国象棋协会副主席谢侠逊先生,在接近百岁之年,仍然步履稳健,精神不衰,他的长寿妙诀,就有一条:从探索棋艺中去获得无穷乐趣。

(马有度)

书法之乐

自古到今,书法家每多长寿,故有"书家长寿"之说。

历史上最负盛名的颜、柳、欧、赵四大书法家中的三位都年逾古稀。颜真卿活了 77 岁,欧阳询活到 85 岁,柳公权则享 88 岁高寿。著名书法家文征明活到 90 高龄,梁书同更寿至 93 岁。现代书法家长寿的更多。郭沫若、于右任都活到 80 岁,张宗祥享年 87 岁,苏局仙、孙墨佛都年逾百岁。

为什么书法家多寿星呢？练习书法，犹如练习气功，腰腿及全身各部都在运动。正如百岁翁孙墨佛所说："练字不光是练书法艺术，还能练气功，既是脑力劳动，锻炼人的思维能力，还是一项全身运动。"这样，既练静功，又练动功，既调心神，又动身形，神志畅达，气血流通，对身心健康大有裨益。年过九旬的上海书法家郭绍虞就深有体会，他说："练字乃养生之妙方，能收摄身心，运动气血。"

练习书法，最能畅人胸怀。练习行书和草书，因其豪迈、奔放、洒脱，使人振奋、轻快，正如《临池管见》所说："若行草，任意挥洒至痛快淋漓之候，又觉灵心焕发。"

习字的乐趣，还在临摹名家书法之中。

名家书法，有的凝练、古朴，有的奔放、潇洒，有的圆润、雅致，各放异彩，各有风味。颜真卿的《多宝塔》，雄壮浑厚；欧阳询的《九龙功醴泉铭》，险峻爽朗；书圣王羲之的《黄庭经》，更是"飘若游云"、"娇如惊龙"。张旭的狂草，逸势奇状，连绵回绕，妙绝古今。有人形容于右任的草书是："有的沉静如处子，有的飞腾如蛟龙，有的勇猛如武士，有的圆美如珠玉，有的轻妙如仙女，有的豪放如侠士，有的秀丽如美人，有的巍峨如泰山，有的苍劲如奇峰，有的柔回如漪波，有的憨态逗人迷，有的痴态使人醉，有的跃跃欲起飞，有的如瀑布直流，有的如野马在奔，有的如古树悬空，有的如春花迎风，有的如野鹤展翅，有的如高空流云，每一个字，莫不神化。"欣赏这类名家书法，岂非美好享受？

在临摹中反复欣赏出神入化的名家书法，就会感受到高雅艺术的无穷魅力，就会唤起无限的生活情趣，其乐融融。

（马有度）

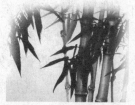

绘画之乐

长寿画家,不胜枚举。蒋兆和活了82岁,李苦禅活了84岁,沈尹默活到89岁,何香凝、齐白石皆年逾九旬,上海画家沈迈士还享96岁高寿,广东画家冯钢百则百岁出头。

为什么古今画家大多健康长寿呢?

原因固然是多方面的,而绘画给他们带来的融融乐趣,无疑是一个十分重要的原因。

《人民画报》在1983年曾经刊登这样一幅彩色照片:一个老人正在庭院中挥笔作画,神情专注而怡然自得,看上去只不过七旬之年,其实他已90高龄,这就是我国著名油画家颜文梁。百岁画家冯钢百,最喜清晨身背挂包漫游园林,兴致一来,便从挂包里取笔作画。

著名画家张大千,在84岁高龄之际,还兴致勃勃地创作了巨幅《庐山图》。画长12米,画面雄伟,气象万千,山川走势,变化多端,大泼墨中插细笔,大渲染中藏精雕。画家的雄伟气魄和刚劲的腕力,令人赞叹不已。

蜚声中外的国画大师刘海粟,一生以绘画为最大乐趣,即使年过九旬,仍然兴趣盎然,佳作不断。

现代著名画家黄永玉,对绘画之乐,体会甚深。他说:"快乐时,有某种美感时,就作画。"何之鼎在《芥子园画谱》序中,对绘画之乐描绘得尤其生动:"振笔挥流,聊以寄兴……当其下笔时,兴趣盎然,灵机鼓荡,所谓满腔子皆生气也。"这就是说,挥笔作画,既可寄托雅兴,又能涵养心神,使人充满生机,兴趣盎然。

练习绘画,常常观摩名画,观摩之中常欣赏,其中的乐趣,妙不可言。古今名画,有的表现花草树木,有的描绘飞禽走兽,有的再现名山大川,有的刻画古今人物,有的展现祖国新貌,各具神韵。欣赏名画,不仅可以看到自然美,而且可以领略劳动美、创造美。国画大师齐白石的作品,绘山川壮美,为百鸟传神,表现自然风物,歌颂伟大祖国,刻画幸福生活,充满青春气息,盎盎生机令人神往。

欣赏名画,好像亲临其境,就能获得"登临之乐"。即使因病卧床,只要有名画佳作欣赏,也能饱享"卧游之乐"。李渔在《芥子园画谱》序中写道:"今一病经年,不能出游,坐卧什室,屏绝人事,犹幸湖山在我几席,寝室披对,颇得卧游之乐。"

（马有度）

集邮之乐

在琴棋书画这四大雅事之外,集邮也是一雅。工作之余,从事集邮又别具一番情趣。

邮票,是邮资的凭证,具有实用性,也是一种微型的教材,具有知识性,还是一种精巧的艺术品,具有欣赏性。

邮票虽小,内涵甚大。上下几千年,纵横几万里,天文、地理、人事,几乎无所不包。著名作家秦牧就说过:"小小邮票中有巨大天地,一滴水可以映出太阳。"只要有心,善于联想,在邮票画面的启示下不断探求,就能学到广博的知识。邮票是无言的老师,是知识的海洋,是微型的百科全书。

集邮可以获得知识,是一种乐趣;欣赏邮票,获得美的享受,更是乐趣。

邮票,色彩缤纷,图案绚丽,千姿百态,映入眼帘,美感顿起,妙趣横生。

欣赏邮票,浮想联翩,以致陶醉于艺术境界之中,在欣赏之中,其乐无穷。

集邮之乐,并非仅限于欣赏,在搜寻、分类、整理和汇集成册的每一个环节,都有乐趣。爱好集邮的人,每有新的纪念、特种邮票发行,无不以先睹为快;如果没有买到,就会遗憾不已,一旦得到一枚少见的邮票,更是如获至宝,欣喜不已。

邮友之间,互赠邮票,交流心得,又别具情趣。给朋友写信,贴上一枚适合其性格和志趣的邮票,意在邮中,可以加深友谊。收到朋友的来信,看见上面贴着一枚新鲜的邮票,心中立即为之一喜,好像这封信的情义也随之重了许多。

辽宁集邮协会副会长邹抗,酷爱集邮,历时 40 年,收藏邮票 2 万多张,常常津津乐道。但他总想把自己在集邮中的乐趣,带给更多的人,他的邮友很多,每当给不相识的小邮友回信时,他很乐于奉上一些邮票。残疾作家张海迪出门不便,邮友们总是及时给她买回新发行的邮票。海迪对邮友们尤其大方,即使是外国朋友赠送的珍贵邮票,她也转送邮友,她常说:"大家高兴,我就高兴。"

集邮者爱好邮票,他们由衷地赞美邮票:邮票是世界的缩影,社会的画卷,地理的拷贝,历史的见证,是使人开阔视野的望远镜,是获取广博知识的阶梯;邮票是无言的老师,渊博的学者,给人知识,给人智慧,给人动力;邮票是传书的鸿雁,友谊的使者,它带来愉悦、慰藉、欢乐;邮票是艺术的珍品,使人美感顿起,妙趣横生!

(马有度)

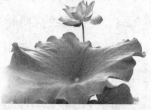

赏花之乐

花,迷人的花,醉人的花,谁不爱花呢?中华民族,向来爱花入迷。白居易"家家习为俗,人人迷不悟"的诗句,就是人们爱花入迷的生动写照。文人学士,诗人墨客,更是爱花如醉。唐代著名诗人杜甫,尽管长期辗转流离,备尝艰苦,但在赏花之际,愁苦顿消,身心完全沉醉在莺歌蝶舞的欢乐之中,他在诗中吟诵道:"黄四娘家花满蹊,千朵万朵压枝低。留连戏蝶时时舞,自在娇莺恰恰啼。"南宋爱国诗人陆游,酷爱名花,简直到了如痴如狂的境地。他在诗中写道:"为爱名花抵死狂,只愁风日损红芳。绿间夜奏通明殿,乞借春阳护海棠。"

我国素有爱花的传统,在当今盛世,更是盛况空前。每年农历2月12日,人们举办盛大的花会,祝贺百花的生日,感谢她们的奉献。当此时节,花似海,人如海,郭沫若有诗为证:"春花一片深如海,千树万树迎春来。花从树上纷纷下,人从花中纷纷来。"当此时节,花似潮,人如潮,李广田的《花潮》写得妙:"你看,有风,花在动,无风,花也潮水一般地动,在阳光照射下,每一个花瓣都有它自己的阴影,就仿佛多少波浪在大海上翻腾,你越看得出神,你就越感到这一片花潮正在向天空四面八方伸张……"

像这样随着人潮到花会去观赏花潮,自有"闹趣"。而独自在幽静的庭院中赏花,更有"雅趣"。望花色,五彩缤纷;观花态,千娇百媚;闻花香,芬芳扑鼻。那洁白如玉的,使你顿感高雅素洁;那艳红似火的,又使你精神焕发;那翠绿欲滴的,使你充满遐想;那黄灿如金的,则使你心中升起光华;枝奇叶茂,使你振奋;枝叶飘逸,你也觉潇洒。飘逸芬芳的花香,尤其令人神往:茉莉的芳香,使人轻松愉快;桂花的馨香,沁人心脾,增进食欲;夜闻夜来香,往往唤起美好的回忆;水仙温馨的雅香,给你带来春天的气息……

赏花,给人乐趣,陶冶情操,焕发青春,增强活力。曹靖华在《花》中写道:"花,它那芬芳艳丽的色香与充沛的活力,会使须发霜白的人闻鸡起舞,不知老之将至,令青少年倍感朝气蓬勃,精力无穷!"

花,迷人的花,醉人的花,赏花让人迷,赏花令人醉,赏花之乐,何等快乐!

(马有度)

养花之乐

　　赏花,有乐趣;养花,更有乐趣。只知赏花而不会养花,毕竟美中不足。老舍先生曾说过:"一个会赏花的人,应该也是一个会种花的人。"鲁迅先生虽然忙得连喝咖啡的时间都紧张,但他仍然喜爱养花。他在诗中写道:"室外独留滋卉地,年来幸得养花天。"

　　自己养植花卉,耗费了心思,洒下了汗水,其中的乐趣,绝非单纯赏花可比。当你亲自培植的花木破土而出,心中顿时一喜,于是每天观察,眼看着枝叶一天天茂盛,花蕾显露,特别是花儿盛开,五彩缤纷,四处飘香的时刻,那美好的享受,收获的喜悦,一齐涌上心头。

　　养植花卉,还有助于健康长寿。许多寿星,都喜欢养花,所以自古就有"寿者乐花"的说法。

　　南宋著名诗人陆游,既喜赏花,也爱养花。他曾经生动地描绘了移栽花卉获得的欢乐心情。他先把散发出幽香的兰花移栽到用树枝编成的篱笆下面,看到还有空余的地方,又把玉簪花移种过来,后来又向他人讨来两丛香百合也一并种下,通过反复种植这些芳香的花卉,使七十老翁又恢复了童心,焕发出生机勃勃的情趣。他在《赞百合》中写道:"芳兰移取编林中,余地何妨种玉簪。更乞两丛香百合,老翁七十尚童心。"

　　通过养花,重新焕发出昔日的童心童趣,对于容易产生衰老感的老年人,无疑是一剂恢复生机的灵丹妙药。这喜悦之情,对于身心健康十分有益。

　　老舍先生写了一篇《养花》,说他因为爱赏花,所以也爱养花,把养花当作生活中的一大乐趣。花开得大小好坏都不计较,只要开花,他就高兴。摸着了养花的门道,既长知识,也是乐趣。花儿分根了,就赠给朋友们一些,看着友人拿走自己的劳动果实,心里更是特别高兴。送牛奶的同志,进门就夸"好香!"他全家都感到骄傲。因暴雨邻居墙倒砸死了一百多棵菊秧,全家几天都没有笑容。他在文章的结尾深有感触地说:"有喜有忧,有笑有泪,有花有果,有香有色,既须劳动,又长见识,这就是养花的乐趣。"

在春天花会的日子里,如能献上自己精心培植的花卉,参加展出,与百花争艳,供人欣赏,由"独乐乐"变成"众乐乐",那喜乐之情,幸福之感,这笔墨怎能形容呢?

(马有度)

钓鱼之乐

钓鱼,在我国有悠久的历史,早在远古时代,即有钓鱼活动,考古文物中就发现过新石器时代的骨质鱼钩。在那时,钓鱼只是一种猎取食物的手段。后来,钓鱼才成为一项娱乐活动。

古今中外,喜欢钓鱼的名人很多。辅佐周文王打天下的姜子牙,曾垂钓于渭水之滨。东汉的严子陵不愿做官,便垂钓于富春江畔。三国的诸葛亮垂钓,为的是转移一下心情。美国总统罗斯福垂钓,为的是放松紧张的神经。钓鱼有益于身心健康,古人早已懂得。明代医药学家李时珍就指出,垂钓能解除"心脾燥热"。现代则将钓鱼正式列为健身活动,有时还作为一种体育项目,进行比赛。各地还纷纷成立钓鱼协会,交流钓鱼心得。

钓鱼之所以有益于身心健康,原因是多方面的。钓鱼就要走路,是一种体育锻炼;钓鱼在野外,又能呼吸新鲜空气;垂钓之处的水光山色,更能使人心旷神怡。阳春三月,到野外江河湖塘垂钓,欣赏大自然的春光美景,最富情趣。唐代诗人储光羲在诗中写道:"垂钓绿春湾,春深杏花乱,潭清疑水浅,荷动知鱼散。"

钓鱼之乐，岂止春天。一年四季，都能获得休闲之乐。远离城市的喧闹，抛开诸事的繁扰，把身心融入水光山色，轻松惬意，其乐融融。

这垂钓中的山水之乐，刘琪瑞先生深有体会："钓翁之意不在鱼，在乎山水之间也！"

在垂钓过程中的喜悦，只有钓翁才能体会。鱼标被吞饵的鱼儿牵动，心中暗喜；挥竿而起，鱼儿在空中摆跳，尤其令人高兴。夜晚垂钓，又是一番情趣。夜晚常有较大的鱼儿上钩，由于吞饵甚猛，这时握竿的手便有一种异样的感觉，挥竿将鱼拖上岸来，一把抓住，冷冰冰，滑溜溜，但你的心中却暖烘烘，周身有热流，犹如喝了一杯甘甜的美酒。

这垂钓的欢乐，使人杂念全无，愁情尽消。经常体验这种怡情之乐，自然有利于健康，延年益寿，正如陈君礼先生在《钓鱼乐》中所说：

> 钓鱼湖畔心悠然，　嫩柳丝丝挂我肩。
> 鸟语声声悦我耳，　春风微微拂我脸。
> 湖光水影收眼底，　愁情杂念抛天边。
> 鱼竿拉成弯弓形，　上钓鲫鱼活鲜鲜。
> 村人笑笑问我言：　为啥一钓就半天？
> 钓来锦绣不老春，　钓来幸福益寿年！

（马有度）

旅游之乐

旅游，无论春夏秋冬，都有乐趣。

阳春三月，桃红柳绿，生机勃勃，万物更新。在这春光明媚的大好时节,会同亲朋好友,踏青郊野,游览山川,或信步观赏,或扑蝶戏耍,或登山远眺,或品茶畅谈,或吟诗作画,都是春游乐事。

春天的郊野,空气清新,枝条吐绿,芳草茵翠,鲜花斗艳,百鸟争鸣。置身于如此优美的大自然怀抱,简直令人陶醉。所以自古以来,人们最喜踏青春游。唐代有些地方还以旧历二月二日为踏青节,人们吹拉弹唱,纷纷出游。李商隐就有"二月二日江上行,东风日暖闻吹笙"的诗句。清明春游,尤为人们喜爱,宋人吴惟言的《苏堤清明即事》,就生动地描述过这种情景:"梨花风起正清明,游子寻春半出城。"好一个"半出城",道出了当时清明春游风气之盛。

金秋九月,秋高气爽,凉风习习,此时出游,又别有一番情趣。古诗云:"秋山红叶正飘飘,迎面霜风鼓热潮。老马前驱宁恋栈,羊肠小道乐逍遥。"

夏天旅游,宜选名山海滨,既可观赏山光海景,又可避暑养生。冬日不宜远游,在近郊踏雪赏梅,看满天飞絮,也别有情趣。

说起旅游胜地,当然离不开名山,唐代诗仙李白就酷爱游历名山,他在诗中写道:"手持绿玉杖,朝别黄鹤楼,五岳寻仙不辞远,一生好入名山游。"当代的美术大师刘海粟,十分迷恋名山,他说:"我喜欢游历名山大川,千种风光尽收眼底。我已九上黄山,九上泰山,收获不小。"为何名山如此吸引古今游人呢?

名山出名,必有胜景。江西的庐山,层峦叠嶂,危崖绝壁,飞瀑流泉,以奇秀取胜,故有"匡庐奇秀甲天下"的美称。安徽的黄山,又以"三奇"闻名:石山的巍峨奇特,青松的苍劲奇姿,烟云的变幻神奇。福建的武夷山更有"人间仙境"的美誉,无峰不奇,无崖不秀,生长奇花异木,栖息珍禽异兽。

名山出名,还因山中古迹,佛家、道家的寺、庙、庵、观,文人墨客的诗文碑石,天然胜景与人文景观融为一体,意味深长,更加令人神往。

旅游登山,不计速度,只求逍遥。或沿石阶扶梯,或寻林荫小道,缓缓而行,观风景,览名胜,欣赏古迹,边游边谈,妙趣横生。倘见名士诗文碑石,吟哦于苍松翠柏、茂林修竹、涧谷清流之间,尤具神韵。南北朝的名医陶弘景,不恋世间名利,情寄名山大川,性好跋山涉水,兴之所至,还吟诗自乐:"山中何所有,岭上多白云。只可自怡悦,不堪持赠君。"

特别是登至山巅峰顶,举目眺望,领略千里风光,将山川美景尽收眼底,顿觉心胸开阔,畅快无比。登上高峰之巅,仿佛迈向天边,意境非凡:"一步登天动客心,风传鹤唳耳边闻,扶摇恍看重九霄,曾几自为天上人。"

清代袁枚是有名的长寿作家,被誉为"一代文星兼寿星"。他平生以游历名山为最大乐趣,高兴起来,还在山巅奔跑,领略"万山随我同奔腾"的情趣。直到老年,他仍然壮心不已,万里跋涉,登游名山。他在《老行》诗中写道:"老行万里全凭胆,吟向千峰屡掉头。总觉名山似名士,不蒙一见不甘休。"而登山的锻炼,游山的乐趣,又使他受益匪浅,至老不衰。正如友人为他八十大寿写的贺联所说:"八十精神胜少年,登山足健踏云烟。"妙哉,旅游之乐!

(马有度)

种菜之乐

在居室之外,在庭院之中,如果有一块自己的菜地,哪怕只是小小的一块,也会增加种种生活的情趣。

开辟菜地,首先要选择一块荒地,拣去石渣瓦砾,焚烧杂草垃圾,翻挖土地,打碎碾细……一连几天的汗水,终于换来一块舒展的园地,那份欣喜,那份满意,是只有经过艰辛劳动之后才能体验的乐趣。

有了园地,播下种子,菜苗破土而出,不由一阵欣喜。移苗分株,浇水施肥,打药除虫,搭架牵藤,一道道工序,一道道乐趣。

看着青菜、白菜、藤菜一天天长大,每天都有新的希望;看着丝瓜、苦瓜、南瓜开花、结果,收获的乐趣,也随着这些瓜越来越大。

一年四季,园中要么有菜,园中要么有瓜,想吃什么,篮子一提,就到园子里去。

春天,掐几把青菜素炒,抽几根蒜苗荤炒;夏天,摘几个黄瓜凉拌,摘几个番茄炒蛋;秋天,采几把娥眉豆炒肉,揪一个老南瓜炖汤;冬天,拔几个萝卜炖牛肉,摘一棵白菜包饺子。品尝自己栽种的瓜菜,特别香甜,最富情趣!

有位名叫肖同干的退休职工对种菜之乐有一段生动形象的描述:有一天,他在大门前漫步,突发奇想,住宅前面的空地,何不用来作为消磨时间、舒展筋骨、播种希望之地呢?于是先用竹子搭起了南瓜棚架,准备炎夏遮阳蔽日。后来又全身心地投入了那块菜地,拣石渣,去瓦砾,烧垃圾,除杂草,翻挖土地,把各种各样的菜籽播种下去。那一片荒坪,竟满地新绿,白菜、蒜苗、葱子都长出来了。去年夏天种的南瓜,藤蔓带着一片片硕大的叶子几乎爬满了门前上方的棚架,看着那一个个由小到大、由青到黄的南瓜,给人美感,享受快乐。他深有体会地强调说:"我在自家院内种了一年的蔬菜,营造出一个小小的绿色天地,可以观景,可以遮阳,可以呼吸新鲜空气,可以陶冶情操,很有乐趣。"

种菜之乐,又兼赏花之乐,谈天之乐。史宇敏先生深有体会:"我把这二分地,不仅整成了一个小菜园,而且变成了一个小花园。春天有香菜花、菠菜花,夏天有黄瓜花、辣椒花,秋天有丝瓜花、南瓜花,冬天有韭菜花。自己坐在园中欣赏,也与邻居熟人分享,朋友常到菜地和我闲聊,谈天说地,谈过去,讲将来,更多的话题还是讲通过种菜,吃饭香了,睡觉甜了,既促进了身心健康,又享受了乐趣。"

妙哉妙哉,种菜乐、赏花乐、谈天乐,三乐共享,其乐无穷!

(马有度)

烹调之乐

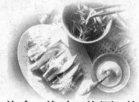

饮食与"美",自古就紧密相连,所以素有美食、美味、美酒、美餐等种种称呼。

烹调艺术的精美,是人类文明进化的体现。

近年来,中国菜肴更是闻名世界,风行全球。研究精美的中国烹调,就是一大乐趣。要想做出好菜,先要钻研菜谱。彩色的名菜图谱,精炼的文字说明,图文对照,兴味盎然。再向行家请教,在邻居亲友之间,又添许多有趣的话题。如果自己掌握了拿手好菜,传授他人,又是另一番情趣。

品尝美味佳肴,是美的享受,从事饮食烹调,更是美的创造,自始至终都有乐趣。

要做菜,先得买菜。进入市场,红红绿绿,黄黄白白,诸般鲜菜,映入眼帘,就是一种美的享受,此一乐也;想着如何配菜才能烹出美味佳肴,又是一番美的构想,此二乐也。

配菜、切菜、炒菜,烹调的每一个环节,都有各自的讲究。菜色的搭配,刀法的粗细,佐料的投入,火候的掌握,处处皆有学问。有心之人,在这看似重复的操作之中,常常产生新的体验,一次一次的新创造,一次一次的新成功,次次都有新乐趣。

把色鲜味美的菜肴端上餐桌,全家品尝,更是天伦之乐,倘有嘉宾好友共赏,尤具融融之乐。

（马有度）

家务之乐

常常看到这样的情形,有的人退休之后,虽然获得经常"休息"的难得机会,但却并未"养精蓄锐",反而体力更差,精力减退,闹起病来。这是因为,老年人在几十年的工作中,肉体和精神都保持相当的紧张度,如果退休后无所事事,无所用心,身心突然松弛下来,懒懒散散,疲疲沓沓,时间一长,精神就会郁闷烦躁,身体也会软弱乏力,全身机能减退,抗病能力下降,各种病痛也就随之而来。这就是古人所说的:"过逸之害!"

有鉴于此,退休之后切忌过多躺卧或成天闷坐,而应适当活动,做些力所能及的事情,保持劳逸结合的生活节奏。

最简便有效的活动,就是适当参加家务劳动。有人对647个家庭进行调查研究,结果表明:无论何种家务劳动,都可以明显延缓老人的衰老。

参加家务劳动,不仅可以活动筋骨,流通气血,而且通过劳动换来全家的舒适,也是老年人心理上的一种慰藉,还会体验到劳动的乐趣。

清代画家高桐轩,对做好家庭清洁卫生的"把帚之乐"就深有体会。他说:"把帚扫地,洗桌净几,躬身举手之劳则尘垢顿去,地净窗明,精神一快,乐趣即寓其中。"

现代书法家苏局仙,直到百岁高龄,仍然坚持家务劳动,他深有体会地说:"我本爱劳动,日常家务能做即做,做到力乏才停止,在气喘汗出时最为快乐。"

长寿老人戎冠秀,一生勤劳,80岁以后,虽然不再上山、下田,但干起家务活,仍然十分起劲,虽已高龄,但思维清晰,身体硬朗,有人向他请教老而不衰的秘诀,他回答说:"我高兴在心里,也高兴在手上。"

(马有度)

麻将之乐

打麻将是一项普遍的娱乐活动。如何正确引导,如何趋利避害呢? 关键就是三句话:反对赌博麻将;鼓励竞技麻将;倡导快乐麻将。快乐麻将之所以有益于身心健康,关键就在这个"乐"字。

第一,休闲之乐

退休之人要消磨时光,上班之人要忙中休闲,兴致勃勃地搓搓麻将,在轻松之中共度时光,共享快乐,心情舒畅。

快乐麻将,不在输赢,全在娱乐。五角钱一个筹码,意在记录成败,满足人们获胜喜悦的心情。在搓麻将之中开动脑筋,动手又动脑,就有益于身心,特别是终于做成新花样,清一色,一条龙,杠上花,喜上心头,喜形于色,大家共赏这既难得又好看的"大胡",也是一乐。

第二,交友之乐

单位的同事,公寓的邻居,通过麻将牵线,大家隔三差五聚在一起,一边搓麻将,一边摆家常,信息互相沟通,趣闻大家共享,加强了联系,加深了感情,多年同事成老友,新老邻居成好友,无论老少都成"麻友","麻友"不见,还互相挂念。天气好,双休日,"麻友"相约,到公园相聚,共赏水光山色,共叙家事国事,围上一桌,共享麻将之乐。大家都说,感谢快乐麻将给我们营造了交友之乐。

第三,天伦之乐

人到老年,最怕寂寞。儿女大多分居,平常忙于工作,双休日、节假日回家看看老父老母,带上小儿女,带点小礼物,弄点好吃的,弄点好玩的,家庭麻将也就应运而生,人们习称"家搭子"。老父老母齐上阵,儿媳女婿齐助阵,边搓麻将边摆谈,孙儿孙女嬉戏玩。此情此景,长辈开心,晚辈欢心,天伦之乐,融融亲情。

麻将乐,快乐麻将好快活,特写一首《快乐麻将歌》:

闲暇时间要消磨,

麻将桌上寻欢乐。

桌上切忌搞赌博,

大输大赢难共乐。

小小刺激打五角,

你赢我赢都快活。

筒条万子巧配合,

花样翻新笑呵呵。

亲友邻居聚一桌,

畅谈趣闻好快乐。

(马有度)

第六板块

寻医问药
Xunyi Wenyao

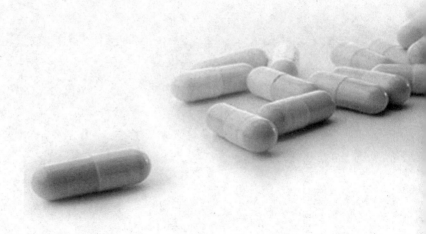

（一）医药向导

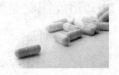

医病贵在早　体检不可少

　　车二嫂是出了名的女强人,一个加油站,一个运输公司,还有一个三星级宾馆,她都打理得有条不紊,兴旺发达。可天有不测风云,不久前,她住进一家大医院。亲戚朋友都很不解,车二嫂平时身体挺好的,怎么一下子就住院了呢? 检查结果出来了,晚期结肠癌,这一突如其来的打击犹如晴天霹雳砸向二嫂和家人。手术那天,记者张小华去探望,车二嫂拉着小华的手连声叹息,原来很早以前,她就发现大便带血,可身体没有其他不适,由于生意太忙也就没太在意,现在后悔晚矣!

　　像车二嫂这样,已经出现症状,却自认为是小毛病,无关紧要,不去医院检查治疗,以致酿成大病的事例,教训多多。

　　尤其值得注意的是,许多人本已患病,却无明显症状,没去医院检查,未能及时发现,以致失去了早期治疗的最佳时机,甚至酿成严重后果,更是后悔晚矣!

　　要知道,没有症状,不等于没有疾病,更不等于没有危险。

　　高血压病,可以没有任何症状,特别是"适应性高血压"患者,虽然血压很高,由于机体对高血压已经长期适应,所以仍然没有头昏头痛这些症状。这种病人最容易造成中风,后果严重。

　　隐性冠心病,虽然冠状动脉早已硬化,但并不出现心绞痛等症状,一旦过劳和情绪激动,就可能引起心肌梗塞,甚至造成猝死的悲剧。

　　糖尿病,许多患者也不出现吃得多、喝得多、尿得多以及体重减轻这"三多一少"的典型症状。不知道自己有病，也就没有及时治疗，直到引起心脏、肾脏以及眼底的严重并发症，到医院去检查，这才知道元凶就是糖尿病。

高脂血症，许多患者都没有症状，但过多的血脂沉积在动脉的血管壁上，引起动脉硬化，成为高血压、冠心病、脑梗塞、脑出血的病理基础，危害很大。

乙型肝炎，许多病人也没有明显症状，不去医院检查也就不知道自己有病。照样劳累，照样喝酒，直到得了肝硬化，甚至引起肝癌，再去检查才发现最早的元凶就是乙肝病毒。

由此可见，健康体检是何等重要！健康体检的目的，就是通过医生的望闻问切、望扪叩听，特别是借助精密仪器的检测，力争尽早发现潜在的疾病，尽早给予治疗。而治疗越早，效果越好。要想得到早期治疗，早期体检就是先导，我们千万要记住：医病贵在早，体检不可少！

（马有度）

寻医要知路　切莫入歧途

生病了，本来就痛苦，如果不走正确的寻医之路，不仅多花冤枉钱，而且会遭受新痛苦。所以，我们一定要到正规的医院请医生诊治，切莫病急乱投医，道听途说，误入歧途。现将寻医常见的几个误区概述如下：

误区一：治病心切　相信医托

老孙是个老实巴交的庄稼人，儿子患"羊角风"多年不愈，这是他的一块心病，趁这几年养猪赚了点钱，他决定带儿子到省城大医院去治一治。父子俩一下火车就直奔一所医科大学教学医院，在医院大门口，老孙遇见一个40来岁的妇女很热情地跟他打招呼，不一会便和老孙攀上了"乡亲"。中年妇女嘱咐老孙,现在"医媒子"很多,看病一定要找对路。老孙觉得这也对,初来乍到的,是得多留个心眼。在中年妇女的热情推荐下,父子俩来到一家私人诊所,医生折腾了半天,开了一周的药,花去老孙1 000多元。可一周过去了,儿子的病情不但不见好转,反而"羊角风"发作了几次。老孙觉得不对劲,去找那个妇女"老乡",却不见踪影,便带儿子再次来到那所教学医院。医生告诉老孙,他给"医托"骗了,老孙后悔不已。

"医托"一般会在一些大医院的附近拎着小包,抱着孩子,或拿着CT片,装着是来看病的,然后四处搭讪,有的甚至偷听你和亲人聊天和打电话的内容,然后装成你的熟人、老乡、亲戚,再告诉你哪家医院的医生是如何的好,哪个医生的技术有多高明……一般来讲,他们的首选目标是来自农村或操外地口音的人。

误区二:相信广告 对号入座

老胡60岁,1年前因为夜尿多,腰胀痛,到医院肾病科看过不少医生,吃过不少药,但都无效。一天,老李在电视上看到了一则补肾的广告,而且所述症状与自己基本相似,于是第二天便到药店买来补肾药服用,结果服药后症状反而加重。无奈之下,老李只好到医院找中医专家,专家告诉他,老李虽然是"肾虚",但肾虚分阴阳,老李患的是肾阴虚,而他自购的药是治肾阳虚的,所以,不但无效,反而症状加重。

现在药品广告铺天盖地,无孔不入,老年人退休后接触这样的机会多、频率高,时间长了,就会往自己身上"贴标签"。这样没有确诊就自己看广告买药,既花冤枉钱,又没治好病。所以,不能跟着广告走,应及时到正规医院就医,对症下药。

误区三:邮购药品 包治百病

刚30出头的喻先生商场之路可谓一帆风顺,然而烟酒过度、精神紧张、吃得多、动得少的生活方式却使他患上了糖尿病。一天,他在报纸上发现了一种"根治"糖尿病的药,于是按照报上地址邮购了半年的药物。半年过去了,喻先生的血糖并没得到有效控制,到医院一检查,由于血糖长期控制不好,现在已经引起并发症了。医生告诉他,到目前为止,糖尿病还不能根治,只能通过控制血糖,有效预防糖尿病并发症的发生。

现在不少不正规的医院或诊所,到处打着邮购药品的广告,说什么"根治、包治,治不好不收钱"等等,任意夸大疗效,很多缺乏医药知识的人,常常会花大把大把的钱,结果上当受骗,贻误了病情,甚至造成终身遗憾。中医诊病讲究望闻问切、辨证施治,西医也需要询问病史,做一些相关的检查才能明确诊断,对症下药。因此,邮购药品只能是隔山打虎。

如果有人宣称,能根治乙肝、癌症、糖尿病等,哪怕是他举出某某专家的证明,某某患者痊愈的事实,都是没有科学依据的;又如包治不孕不育症的承诺,其实都是水中月、镜中花。

误区四:自诊自治　贻误良机

老王虽说不是一个医生,但邻居乡亲有个三病两痛的总爱找他,因为他知晓的医学知识还真不少。这些年老王自己也有一个老毛病,就是总感到乏力,提不起劲,凭着自己的经验一直都在自己用药,可就没什么效果,顽固的他是绝对不进医院的。一天,老王在家中突然昏倒,吓得家人急把他送进医院,检查结果为糖尿病,已发生酮症酸中毒。

随着医学知识的普及,现在人们的医学知识有了很大的提高,很多人平时出现个头痛脑热总是不愿去医院,自己买点药吃吃就行。殊不知,很多早期症状往往是一些大病如肿瘤、心脑血管病的早期信号,如果不及时治疗,往往会延误最佳治疗时机而后患无穷。因此,医生可不能随意自己当。

误区五:不讲科学　相信迷信

王婆婆患高血压病好多年了,经常头昏、失眠,十分恼火,吃过不少中西药,效果都不好。听朋友说有位"陈八字"治病特灵,便去找他算命。陈说,"你的祖坟埋得不对,须迁坟,你的病才能好。"王婆婆信以为真,经过不少周折才将祖坟迁至另一地方,结果,病还是没好。王婆婆谈及此事总是懊悔不已!

看病要讲科学,不能相信迷信,尤其是算命先生信口胡说,毫无科学依据,轻则病情加重,重则危及生命。奉劝患者有病早就医,这才是唯一的治病之道。

(张小华)

问药有诀窍 "说明"作向导

医生治病,一是开药,一是开刀,所谓"医生两招,开药开刀"。开药排在第一,用药治病是医生的主要一招。病人接受治疗,吃药打针,必不可少。吃药排在第一,口服药物是病人争取康复的首要法宝。

许多病人吃药,病减轻了,病治好了。也有不少病人,药吃了不少,病没治好,惹来的麻烦却不少。

问题出在哪里呢? 种种问题,都要思考。

药物选对没选对? 剂量合适不合适? 疗程是否符合要求? 药物配伍合理不合理? 毒副作用是否事先知道? 药物过期没过期? 药物究竟是真还是假?

在正规医院治疗,有医生、护士、药师把关,差错失误较少,如果病人随便到药店购药治病,惹来麻烦的事例就比较多,甚至引起不良后果。

那么,应当怎么办?

进药店前,先向医师请教,医师就是你的指导。

进药店后,就要向"说明"请教,药品说明书就是你的向导。在购药前要先看"说明",在吃药前更要仔仔细细看"说明"。

"说明"看得不仔细,不能正确使用药物,不仅影响疗效,而且可能引起不良后果。

有位报社的总编,患有冠心病、心绞痛,医生建议他随身携带消心痛以备急用。他粗略地看了一下消心痛的使用说明书,说明书上规定的用法是:"每次 5~10 mg,舌下含服,必要时 5~10 分钟后可重复给药。"他以为 5~10 mg 就是 5~10 片,有一次他外出突发心绞痛,便就地坐下掏出一瓶消心痛,赶忙含服了 10 片,10 分钟后,心绞痛虽然缓解,但却出现头晕目眩、神疲乏力、冷汗淋漓,后来急送医院抢救才转危为安。

这就说明,在看"说明"时一定要看清楚,每片药物的含量是多少,每次服药的剂量是多少,再推算出每次应服多少片。这消心痛规定的每次剂量是 5~10 mg,而每片消心痛的含量是 5 mg,所以每次只能服 1~2 片,而这位总编却一次服了 10 片,比规定剂量高出了 5~10 倍,所以引起严重后果。

不仅要看清每次应服多少,还要看清每天应服几次,对首次用药的剂量有无特别规定。例如,抗菌药物乙酰螺旋霉素,每片含量是 0.1 克,成人每次服 0.2~0.3 克(2~3 片),每天要服 4 次,而第一天首次服药还应加倍,即要服 0.4~0.6 克(4~6 片)。如果不按说明书规定的每天服 4 次药,而只服一两次,每日总的剂量不够,自然难以达到抗菌的效果。

注意剂量对不对当然重要,而药物选得对不对更为重要。这是仔细看"说明"的首要环节。说明书的第一个项目就是药物的"成分";接着就是药物的"适应症";在中成药上是"功能与主治"。下面还有"不良反应"、"注意事项"。看清楚这些内容,再对照自己的病情,从而判断适不适合自己服用。

例如,治感冒的中成药"银柴颗粒",它的"成分"是:"忍冬藤、柴胡、芦根、枇杷叶、薄荷、辅料为蔗糖。""功能主治"是:"清热、解表、止咳。用于风热感冒,发热咳嗽。"如果你的病情与此吻合,当然就选对了。每次服 1 袋(12 克),每日服 3~4 次,连服几天就可痊愈。而有些感冒病人,服用"银柴颗粒"不但没效,反而病情加重,这是何故呢? 因为他们在购药时,没有仔细看说明书的"注意事项"。说明书上明确指出:"风寒感冒者不适用,其表现为恶寒重,发热轻,无汗,鼻塞,流清涕,口不渴,咳吐稀白痰。"对于这类风寒感冒的病人,应该选用"荆防颗粒",才有良好效果。

由此可见,自行购药,仔细阅读说明书是何等重要。有关药物的种种问题,说明书中都有说明,我们一定要好好借助这位正确用药的向导。

(马有度)

药物治病救命 药物致病害命

从古到今,人们越来越感受到,药物是把双刃剑,既能治病救命,也能致病害命。

世界卫生组织的一项调查表明,全球的死亡病人中,有 1/3 不是死于疾病本身,而是用药不当而丧命。

用药不当,不仅治不好病,反而造成药源性疾病:药源性肝病、药源性肾病、药源性耳聋……

我国的初步调查表明,用药不当的人数,少则占 12%,多则占 32%。所以,我们应高度警惕因药致病、因药丧命!

为了防止药物之弊,充分发挥药物之利,合理用药理应提到每个医院、每个家庭的议事日程。我们要尽快走出用药不合理的种种误区。

1.迷信广告用药的误区

寻医问药的广告,成了当今社会的热门,花样翻新,热闹非凡。

电视、广播、报刊齐上阵,传单广告很常见,还有种种听讲座、搞义诊的口头广告。

这其中,当然也有一些正确提供医药信息,诚心为病人咨询服务的好广告。然而,大量存在的是瞄准钱包,给人误导的广告。既有把食品、保健品、消毒剂当作药品来宣传的广告,也有随意夸大药品疗效的广告,更有假借"祖传秘方"、"最新成果"、"基因研究"、"纳米技术"、"国际金奖"来让人上当的广告。越是难以攻克的疾病,越是虚假广告的目标。诸如承诺乙肝很快转阴,吹嘘根治糖尿病,抗癌有奇效……这些广告,借助明星来宣传,甚至以假冒"专家"讲解和采取"病人"现身说法来误导,这种种花样,就是要让你相信,让你迷信。而你误信的结果,不仅花了冤枉钱,耽误了正规治疗的宝贵时间,甚至人财两空,后悔晚矣!

仅以乙肝为例,宁夏传染病医院肝病诊疗中心一项调查发现,在一段时间收治的乙肝患者中,竟有将近一半的病人都是因为轻信虚假广告而使病情加重的。

2.迷信新药贵药的误区

科技不断创新,新的药品当然有其新的特点,新的疗效。然而,如果迷信新药一定比老药好,那就未必是好事。

要知道,老药经过大量人群多年实际应用的考验,疗效究竟如何,毒副作用怎样,医生很清楚,病人有体验,它的安全性和有效性都摆在那里。而对于新药来说,在临床研究时,一般只经过几百个病例的试验,而通过审批上市销售的时间又不长,还需要长期观察,经过大量病人使用,从而对它的安全性和疗效作进一步的考验。

再者,新药都比老药贵。有一些新药,实质性的成分还是老药,无非是改变了剂型,美化了包装,换了个名称,价格就大幅度上升,病人多花很多钱,当然不划算。

举例来说,治感冒的老药 A.P.C、克感敏,疗效很好,价钱又少。又如抗菌的老药复方新诺明(SMZ)、乙酰螺旋霉素,对中、轻度的相关细菌感染,疗效较好,价格便宜,就宜选用。对中药而言,许多中成药,经过几百年、上千年的考验,大多物美价廉疗效好,使用也安全,当然可在医生指导下选用。

3.迷信偏方用药的误区

俗话说:"小小偏方,气死名医。"从古到今,在民间流传的一些偏方,确有特殊疗效,值得深入研究。然而,在使用这些偏方时,务必谨慎,应向富有临床经验的中医请教,仔细考虑是否适合你的病情,使用是否安全。如果仅仅听说某某偏方能治病便轻信使用,就可能带来严重后果。

重庆某校高二学生小红,平时热重,容易上火。她母亲听说鱼苦胆能清热泻火,便信以为真。有一天,小红的父亲破鱼,取出鱼苦胆,母亲连忙让小红吃下一个,几小时后,小红恶心呕吐,头晕目眩,排不出尿。忙送急救中心,检查发现急性肾功能衰竭,引起尿毒症,体内毒素已经无法经过尿液排出,只能依靠血液透析排毒。一个美丽活泼的花季少女,就这样因为误信偏方而造成悲剧。

4.迷信中药无毒的误区

中药以天然植物药为主,有些中药还可食用,相比西药来说,毒副作用小一些,发生中毒的概率也要少一些。中医又讲究辨证用药,因人而异,中病即止,而且许多中药都经过几百年、上千年的人体直接实验,疗效好,安全性高,这是中药的特色和优势,也是中药受到当今世界欢迎的原因。

然而,迷信中药无毒,却是一个值得重视的误区。

要知道,"是药三分毒",中药也不例外。在历代的中药书中,在现代的药典里,都明确标示有些中药有毒,如果使用不当,就会带来危害。例如,川乌和草乌有毒,用来泡酒外用可以散寒止痛。如果内服,稍有过量,就会中毒,甚至引起严重后果。

有些中成药含有毒性成分朱砂(硫化汞),如朱砂安神丸、参茸卫生丸、安宫丸,如果吃得太久,就会慢性汞中毒,甚至引起严重的肾功能损害。

近年发现,过量服用含有马兜铃酸的关木通、汉防已、青木香,都会损害肾功能,甚至引起肾功能衰竭。

即使是无毒的常用补药人参,如果长期过量服用,也会引起"人参滥用综合征",使人兴奋失眠,血压升高。大黄长于泻火通便,经常使用则反而引起继发性便秘,而且引起毒副反应,所以含有大黄的泻下剂、减肥剂都不能长期使用。

鱼腥草是人们喜欢吃的凉拌菜,也是常用的清热、解毒、消食药,含有鱼腥草的口服中成药,既有疗效也很安全,但鱼腥草注射剂,特别是静脉注射,却发现严重过敏,甚至引起死亡。

5.滥用抗菌素的误区

家中有人头痛脑热,咽痛咳嗽,许多人便凭"经验"赶忙使用抗菌素。有些医务人员,一遇发烧病人,就打吊针,静脉输入抗菌素。为了预防感染,增加保险系数,也常常使用抗菌素。

这些缺乏用药指征就随意使用抗菌素的习惯,都是造成抗菌素滥用的常见原因。

滥用抗菌素,容易引起不良反应。最常见的是过敏,轻则出现皮疹,重则引起过敏性休克,危害生命。抗菌素吸收后,都要经过肝脏代谢,用药所致的肝损害要占 24%～26%。抗菌素吸收后的代谢产物又须经过肾脏排泄,因药所致的肾功能衰竭也达 25% 之多。我国每年新增聋哑儿童 3 万左右,其中 50% 的患儿都与使用某些抗菌素损害听神经有关。

尤其值得注意的是,滥用抗菌素会使细菌的耐药性不断增强,以致老的抗菌素失去作用,新的抗菌素寿命越来越短,所以许多医药专家大声呼吁,长此以往,我们将陷入缺乏有效抗菌素的困境。

要知道,细菌出现耐药性是必然的,在某种抗菌素的强力打击下,绝大多数细菌很快就死亡,但总有一些抵抗力强的细菌,逃脱过去,生存下来。慢慢地,这些经过抵抗的细菌就有了抵抗这种抗菌素的能力,并形成"抵抗基因"传宗接代,从而形成"耐药性"。

安徽省细菌耐药性监测报告表明,临床常用的十几种抗菌素的耐药率竟超过 50%。换句话说,这些我们平常拿来治病救命的药物,就有一半以上的细菌并不怕它,而对有些病人来说,这样的药吃了也等于白吃。

有位姓顾的先生,是个"吃药迷",稍有不适就急着找药吃,服用各种抗菌素,更是家常便饭。后来他因外伤继发感染,到医院治疗,各种最高级的药物都用上了,病情还是越来越严重,终致死亡。医生无奈地告诉他的家人,由于他长期滥用药物,体内有大量的耐药菌群,现有的抗菌素对他都不起作用了!这个典型案例,很值得我们警惕,如果滥用抗菌素得不到有效控制,顾先生的悲剧就可能发生在许多人的身上。

以上种种用药的误区,值得我们深思,务必提高警惕,千万要记住:药物既能治病救命,药物也会致病害命。

(马有度)

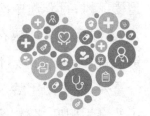

(二)治病顾问

防治感冒有学问

在人的一生中,最容易得的疾病就是感冒了。无论春夏秋冬,不管男女老少,只要人的正气不足,一遇风吹,一遭雨淋,就会受到邪气的伤害而发病,所以自古中医就称"伤风感冒"。冬春两季,最易受风受凉,伤风感冒也就更为多见。

感冒多见,也好防范。最有效的预防办法,就是加强人体的正气。一是合理膳食,保证营养,二是劳逸适度,保证睡眠。尤其要注意锻炼身体,增强体质,提高机体的耐寒能力。人的正气旺盛,抗病力强,感冒邪气也就难以侵犯,正如《黄帝内经》所说:"正气存内,邪不可干。"

古今中外的中西医药专家,都对使用药物加强人体正气作过研究。在西药方面,服用维生素 C 曾被认为可以预防感冒,后来的研究表明,维生素 C 只有助于减缓感冒的症状,对于预防感冒并无明显效果。而中药玉屏风散(黄芪、白术、防风)对于正气虚弱的人来说,确有预防感冒的良好效果。著名中医学家岳美中教授的临床经验是服用剂量要小,而服用的时间要长。对于身体虚弱、多汗怕风、容易感冒的人,可用黄芪 120 克、白术 60 克、防风 20 克碾成粉末,每日早晚用温开水送服 5 克,连续服用 1~4 周。市场上有玉屏风颗粒出售,可按说明书的要求服用。

加强人体正气,是预防感冒的第一道防线。不给感冒邪气以可乘之机,则是第二道防线。避免遭受雨淋,谁都知道警惕;避免冷风吹,人们却常常忽视。电风扇开得过大,冷空调开得过低,热水澡后遭受凉风,行车途中冷风袭人,都容易使人伤风感冒。气候突然变化,不注意及时加减衣被,更是常见的诱因。有些人只讲"风度"不讲"温度",这就给感冒大开方便之门。防寒保暖对于预防感冒十分重要,但不同年龄、不同体质的人,在加减衣被上则应区别对待。小儿多为阳旺之体,不宜穿得过多,盖得过厚,中医自古就强调:"若要小儿安,三分饥和寒。"而老年人多为阳虚之体,"三分饥"可以,"三分寒"则不可取。对于高龄体虚老人,尤其要注意及时保暖,在寒潮到来之前,就应抢先半拍,添衣加被,尽早防范寒邪伤人。要知道,看似小小的感冒,对于体虚之人有时会诱发病毒性心肌炎,特别是对于高龄体虚老人更容易并发肺炎,引起严重后果。

预防感冒,还要注意开窗通风,保持空气流通。冬春两季,感冒多发,尤其不宜紧闭门窗。因为感冒病毒是通过喷嚏和咳嗽的飞沫经空气传播,所以只要开窗通风,就能大大减少互相传染的机会。

一旦感冒,究竟应当怎样去治疗呢? 这得从引起感冒的病因谈起。伤风感冒,多为病毒所致,占 70% ~ 80%,由细菌引起的只占 20% ~ 30%。病毒在呼吸道繁殖的时间不长,只能危害 3 ~ 5 天,所以一般感冒几天即可痊愈。使人麻烦的是,引起感冒的病毒类型很多,人体对各种病毒又缺乏交叉免疫力,所以感染一种病毒痊愈后,又可感染另一种病毒而再次感冒。而且,时至今日,还没有对抗病毒防治感冒的特效西药,所以有些西医专家强调,与其说治疗感冒,不如说注意护理为好,尤其对于抗病力弱的小儿和老人,精心护理就更为重要,诸如卧床休息,防寒保暖,多喝开水,吃清淡饮食,等等。

当然,在精心护理的同时,对症治疗也不可少。选用克感敏,对于缓解感冒症状疗效好,成人每次 1 片,每日 3 次,也可选用康泰克、感诺等西药。有的人一见感冒发烧,就吊针输液,甚至大量使用抗菌素,其实这样做,多花了钱财又不能取效。因为抗菌素只能对抗细菌,对病毒引起的感冒当然无效。只有病毒又合并细菌感染的重度感冒,才应在医生指导下配合选用合适的抗菌素治疗。

中医药治疗感冒,有几千年的丰富经验,既有助于对抗病毒,又能对症治疗,特别是中医讲究辨证论治,讲究个体化治疗,对于不同季节、不同体质、不同类型的感冒病人采取各种不同的方药治疗,所以疗效也特别好。

然而,有些病人到药房购买治疗感冒的中成药却不能取得良好疗效,这又是什么原因呢? 问题就出在没有根据每个人的具体病情,选好适合对症的药物。

概而言之,中医治疗感冒,至少要区分三种不同的类型,分别选用三类不同的中成药。

第一,风寒感冒:病人怕冷明显,而发热较轻,鼻子塞,流清鼻涕,打喷嚏,头痛,身痛,口不渴,尿不黄,应该采用发散风寒的治法,宜用荆防合剂或荆防颗粒。如果病人咳嗽,吐稀白痰,又宜选用参苏丸治疗。

第二，风热感冒：病人发热明显，怕冷较轻，鼻子塞，流黄稠鼻涕，头痛，咽痛，口渴，尿黄，应该采用发散风热的治法，一般可用银翘解毒丸或银翘解毒颗粒。咳嗽明显，又宜选用银柴合剂或银柴颗粒治疗。

第三，暑湿感冒：夏天感受风寒和暑湿，除有感冒症状之外，又兼有恶心、腹胀、腹泻等胃肠症状，则应采用散寒化湿、调和肠胃的治法，宜用藿香正气液治疗。

以上所讲，是指普通感冒。还有一种感冒，与季节时令关系密切，常常在短时间内许多人同时发病，往往迅速蔓延流行，中医称为"时行感冒"，西医称为流行性感冒。流行性感冒起病急，症状重，病程也较长。病人表现为突然高热、头痛、四肢酸痛、全身乏力等。由于病情重，应及时到医院治疗。由于传染性强，还应隔离治疗，以防传染他人。

总而言之，切莫小看感冒，既要重在预防，又要加强护理，对症治疗。

（马有度）

治疗咳嗽要对症

人生一世，从不咳嗽的人，恐怕绝无仅有。咳嗽如此常见，而且既要咳出噪声，又要咳出浊痰，确实令人心烦。在公众场合咳嗽吐痰，还有失高雅，甚至令人生厌。

其实，说句公道话，咳嗽对于人体也有好处，是一种不可缺少的保护机能。

中医说"肺主气"，西医讲每天有一万升气体进出肺脏。肺是气体交换的器官，既要吐故，又要纳新，不停地呼出二氧化碳，不断地吸入新鲜氧气。而要保持吐故纳新正常进行,呼吸道就必须畅通无阻,就要靠"清道夫"随时清除"垃圾"。人的呼吸道上长有许多细细的纤毛,这些纤毛不分昼夜地来回摆动,就像扫帚一样不停地把侵入呼吸道的灰尘、细菌、病毒混合而成的痰液扫到喉头,最后通过咳嗽把这些"邪气"清扫出去。由此可见,咳嗽对于保护人体不受外邪危害,对于维护呼吸系统吐故纳新的顺利进行,可说是功莫大焉,理应受到称赞。

然而,咳嗽又是许多疾病常见的症状,中医还将咳嗽作为一种独立的疾病。持久的、剧烈的咳嗽,不仅影响休息和睡眠,而且消耗人的体力,严重时还能引起肺泡弹性组织的破坏,诱发肺气肿及各种合并症,所以对于咳嗽病症又不可等闲视之,既要重在预防,更要及时治疗。

中医把咳嗽分为**外感咳嗽**和**内伤咳嗽**两大类型。

外感咳嗽,最常见的就是感冒咳嗽。病毒性感冒继发细菌感染引起的急性支气管炎也很常见,一年四季均可发生,特别是气候多变的冬春季节,小儿、老人和体虚之人最易发病。发病时,先有发冷发热、鼻塞流涕、头痛、全身不适等感冒症状,接着出现咳嗽,最初是干咳,继而咳痰,初为少许黏液痰,几天后痰量增多,变为黏液脓性痰,通常病程为 1~2 周。

中医治疗感冒咳嗽和急性支气管炎,都要区分**风寒咳嗽**、**风热咳嗽**和**表寒里热咳嗽**三种基本类型。

风寒咳嗽,痰稀色白,容易咳出,并有风寒感冒的症状,应当采用发散风寒、祛痰止咳的治法,一般可选参苏丸治疗。

风热咳嗽,痰黄黏稠,不易咳出,并有风热感冒的症状,应当采用发散风热、祛痰止咳的治法,一般可选桑菊感冒片、银柴颗粒治疗。

临床上更为常见的是既不是单纯的风寒咳嗽,也不是单纯的风热咳嗽,而是一种表寒里热的咳嗽,病人既有发冷发热、鼻塞流涕等表寒症状,又有咳痰不畅、口渴、尿黄等里热症状,就应采用散表寒、清里热的治法,一般宜用麻芩止咳糖浆,也可用通宣理肺丸加银柴颗粒治疗。

由于急性支气管炎多为细菌感染,所以在采用中药治疗的同时,加用抗菌素常能取得更好的疗效。一般可选螺旋霉素,成人每次3片,每日4次。也可选用复方磺胺制剂SMZ,每次2片,每日二次。

不是由外感风寒或风热引起的咳嗽,中医称为内伤咳嗽,最常见于慢性支气管炎。慢性支气管炎常因急性支气管炎未能及时治疗转变而成,也常因支气管受细菌反复感染而致,长期吸烟或吸入污染的气体粉尘,也是引起本病的重要原因。本病以咳嗽、吐痰或伴有喘息为主要症状。凡是一年之中有3个月都咳嗽,而且连续两年以上都发病,又可排除心肺等其他疾病,就可诊断为慢性支气管炎。本病在冬春季节抵抗力降低时,受到寒冷、粉尘的刺激,受到细菌的感染,就会急性发作。治疗也要区分风寒、风热和表寒里热三种常见类型,也可选用前面所述的中西药物分别治疗。

慢性支气管炎病人既要有争取康复的信心,保持乐观开朗的心境,更要适当锻炼,增强体质,散步、快走、做体操、打太极拳这些运动,只要持之以恒都能收到良好的效果。在冬春季节,慢性支气管炎病人容易急性发作,所以要特别注意保养,防寒保暖,避免过劳,合理营养,保证睡眠。特别值得注意的就是一定要戒烟。大量临床实践证明,许多人在彻底戒烟之后,即使在冬春发病季节,咳喘也会明显减轻,痰量也能明显减少,甚至不再发病,确能收到立竿见影的效果。我的岳母从年轻时就吸烟,中年即患慢性支气管炎,到了六十岁以后,常常急性发作,每到寒冬就发病,咳喘难受,呼吸困难,常需住院治疗。她彻底戒烟以后,很少急性发作,不仅少受了许多痛苦,而且得享88岁高龄。

（马有度）

胃病防治重养生

婴儿降世,头一件事就是张口吸食母亲的乳汁。从此一天天长大,一天天发育,每天都离不开吃进胃中的饮食,所以中医强调指出:"脾胃为后天之本。"一旦患病,预后的好坏,也要看进食好不好,胃气败不败,所以中医又强调说:"有胃气则生,无胃气则亡。"由此可知,养生防病也好,患病康复也好,都要特别注意维护我们的胃。

胃受损伤,最常见的表现就是胃痛,早在《黄帝内经》就说:"民病胃脘当心而痛。"时至今日,老百姓也把胃痛称为"心口痛"。其实,心在胸腔,胃在腹腔,不能混称,为了明确区分,中医特别把真正的心绞痛称为"真心痛",把胃痛定名为"胃脘痛",列为中医内科的一个独立病症。

从西医学来说,胃痛只是一个症状,在胃炎、胃溃疡、胃神经官能症这些常见胃病中都可以出现。

饮食不当,最容易引起胃病。

吃得过多,就要伤胃。《黄帝内经》强调指出:"饮食自倍,肠胃乃伤。"特别是暴饮暴食,危害更大,"一餐吃伤,十天喝汤。"饱一顿,饿一顿,也要伤胃,"饥饱不匀,必得胃病。"

过食辛辣,嗜食麻辣厉害的火锅,常饮烈性酒,常喝浓茶、浓咖啡,都会造成胃黏膜的损伤,是引起胃炎、胃溃疡的重要诱因。

过冷过热的饮食,也会造成胃黏膜的损伤而诱发胃病。大量喝下冰冻冷饮而致胃痛,更是屡见不鲜。

烟草,也属辛辣燥热之品。经常吸烟刺激胃,就会影响胃黏膜的血液循环,引起胃幽门括约肌的功能紊乱,造成胆汁返流,从而诱发胃炎。吸烟又使胃酸的分泌几乎增加一倍,加之胆汁返流的影响,又会破坏胃粘膜的保护屏障,从而诱发胃溃疡和十二指肠溃疡。已患溃疡病的人,长期吸烟,既不利于愈合,又常常导致溃疡复发。

情绪不良,更是诱发胃病的重要原因。中医学早就强调频繁的七情刺激,特别是经常忧思恼怒,最易引起胃脘痛的发病。明代名医张景岳说得明白:"忧思不遂者,乃有此痛。"

现代的动物实验和人体观察,也一再证明不良情绪与胃病的发生密切相关。

有人用反复电击小鼠的方法做实验。把小鼠分成三组:A 组小鼠能通过听到"吱"的一声而预先知道将要受到电击;B 组小鼠则在预先不知的情况下突然受到电击;而 C 组小鼠虽然也能听到"吱"的一声,但实际上并不会受到电击。结果是这样的:没有受到电击的 C 组小鼠安然无恙,都没有发生胃肠溃疡,因为它们的情绪不紧张;突然遭受电击的 B 组小鼠情绪最为紧张,所以全都形成胃肠溃疡;而事先预知将要受到电击的 A 组小鼠,情绪没有 B 组那么紧张,虽然也形成胃肠溃疡,但程度远较 B 组要轻。

又有人用两只猴子来做电击实验。每隔 20 秒钟就给两只猴子通一次电。两只猴子的面前都有一根电杆。A 猴面前的电杆只要按压一下就能避免电击,所以 A 猴在 20 秒钟快要到来之前就赶忙去按压电杆,情绪一直处于紧张状态,后来就得了溃疡病。而 B 猴面前的电杆只是一种摆设,即使按它也不能避免电击,所以 B 猴也就不去管它,因为只要 A 猴一按电杆它也不会受到电击。所以 B 猴逍遥自在,当然也就不会得溃疡病。

用各种方法对人体进行测试,也发现气愤、恐惧、激动的情绪会使胃液的分泌量增加,酸度增高,并能削弱胃肠粘膜的抵抗力,成为促发胃和十二指肠溃疡的诱因。在第二次世界大战期间,英国伦敦居民患胃及十二指肠溃疡的病人空前增多,因为那时正是德国轰炸伦敦的时期,人们经常处于惊恐的情绪状态。

古往今来的大量事实证明,许多胃肠疾病都与情绪密切相关。

美国一家诊所对 500 名胃肠病人调查发现,因情绪不良而致病的竟占 74% 之多。

在消化科门诊中常常见到这样一些病人,他们诉说胃痛、嗳气、恶心、厌食,但胃痛不像溃疡病人那样有规律和周期性,服用抗酸药物也没有效果,且有许多胃肠道以外的症状如健忘、失眠、头昏、心悸、出汗等。而做胃镜和 X 射线钡餐检查,既不是溃疡病,也不是胃炎,这就是胃神经官能症。本病的发生与情绪因素的关系最为密切。许多胃病患者都有这样的体验,只要一生气,胃痛就发作,所以老百姓又把胃脘痛叫作"胃气痛"。

胃痛的发作,还与受寒有关,寒冬季节,胃痛多发,其他季节胃部受寒也常常诱发胃痛,《黄帝内经》早就指出:"寒气客于胃肠故痛而呕也。"现代观察也证明胃及十二指肠溃疡病在寒冷的冬春季节最易发病。

研究表明,感染幽门螺旋杆菌(Hp),是引起慢性胃炎、胃及十二指肠溃疡的重要原因。感染幽门螺旋杆菌的慢性胃炎占 90% 以上,胃溃疡也占 70%~85%,而十二指肠溃疡更是高达 95%~100%。

针对上述病因,加强预防,注意养生,就可以大大减少胃病的发生。一旦患病,一定要及时就医,尽快明确诊断,采取中、西医两法治疗。而要取得良好的治疗效果,还必须与养生保健密切配合。

生活规律,防寒保暖;

适量运动,保证睡眠;

处世乐观,心情舒坦;

定时定量,少吃多餐;

饮食细软,细嚼慢咽;

忌食辛辣,少吃肥甘;

戒烟忌酒,喝茶宜淡。

(马有度)

中医巧治便秘症

有位罗老汉,年过九旬,鹤发童颜,思维敏捷,步履灵便,最喜笑谈。人们向他请教长寿之道,他笑而答道:"益寿之功,贵在三通。"何谓"三通"呢? 就是心通、胃通、肠通。一是心情好,想得通;二是吃得好,胃气通;三是肠道空,大便通。

著名豫剧表演艺术家常香玉,古稀之年,仍然精神旺盛,底气充足,字正腔圆,唱得舒展。人们向她请教保健之道,她也是笑而答道:"保健诀窍,妙在四宝。"何谓"四宝"呢? 一是"早晨练功微出汗";二是"水煮青菜好通便";三是"切忌绕着银钱转";四是"笑口常开金不换"。

这"益寿三通",这"保健四宝",都特别提到肠道空、大便通。这看似平常的拉屎小事,怎么就成为有关健康长寿的大事呢?

其实,我国古书《抱扑子》早已强调指出:"若要长生,肠中常清;若要不死,肠中无屎。"

肠中不清,肠中结屎,废物难以排除,毒素吸收增多,就会损害健康,减人寿命。所以自古就把屎结便秘列为一种不可忽视的病症。

2 000多年前的《黄帝内经》就有"大便难"的记载。隋代的《诸病源候论》还特别专列一节"大便难"加以讨论。后代众多医书也纷纷以"秘结""大便秘""大便结燥""大便不通"等病名专门讨论,现代中医则称为"便秘症"。

许多人都有体会,大便通,人轻松。如果大便不通泰,人就不舒坦。年轻人便秘,脸上容易长痤疮,老年人便秘,腹部胀满很难受。大便秘结,常使痔疮出血,还会诱发结肠癌,严重高血压患者用力排便,还有促发脑溢血的危险。

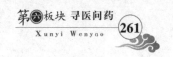

那么,究竟怎样防治便秘呢?

从日常生活的细节做起,最为重要。

第一,缺乏粗粮、蔬菜、水果这些纤维素含量高的食物,就会导致肠蠕动减慢,从而引起便秘。所以,多吃一些玉米、红薯、豆类等粗粮,多吃一些芹菜、韭菜、青菜等蔬菜,多吃一些梨子、香蕉、苹果等水果,对于防治便秘,很有好处。

第二,缺水也是导致大便干燥、排便不畅的常见原因。尤其是老年人,口渴的感觉功能下降,不感口渴就不喝水,最易肠中缺水而便秘。所以,一定要注意主动喝水,每天至少喝六杯白开水,清晨起来就喝一大杯,对于通便很有帮助。

第三,体弱的人,年老的人,腹肌乏力,肠道平滑肌收缩力下降,肠蠕动减慢,也是引起便秘的重要原因。所以,适当运动,散步、快走、做操、练拳,都能增加腹肌和肠道平滑肌的收缩能力,从而促进排便。久病卧床的病人和行动不便的老人,进行腹部按摩,从左上腹到左下腹轻轻推按,每日几次,也有助于促进排便。

还要特别强调一点,就是一定要养成定时大便的习惯,切忌一边看书、看报、抽烟,一边慢慢等待排便,长此以往,就会形成习惯性便秘。

通过以上办法,仍然出现便秘,那就必须用药治疗。中医治疗便秘,经过几千年的实践,积累了丰富的经验。

大便不通,当然可以用泻药来通。最常用的中药泻药有两种:一种是生大黄,每次6克泡水喝;另一种是番泻叶,每次用6克泡水喝,都有明显的通便作用。含有大黄的通便中成药,常用的有两种:一种是牛黄解毒片;一种是麻子仁丸。

需要注意的是,以上这些通便药,大多是泻火以通便,适合热结便秘,诸如发烧以后大便不通,或者喜吃辛辣、肠道热结而大便不通,都可以服用这些泻火通便药。但不能多用,更不能长期服用。麻子仁丸兼有润肠通便的作用,服用时间可以稍长一些。

尤其值得注意的是,许多便秘的人,并不是这种热结便秘的"实"证,而是气虚、血虚、阴津亏虚这些"虚"证,对于这类虚证便秘,就绝不能一泻通之,而应"以补为通",这也是中医巧治便秘的高明之处。

根据虚证便秘的不同类型,中医会分别采用补气通便、养血通便、生津通便、温阳通便等不同治法,所以,一定要请中医处方或在医师指导下选用相应的中成药治疗。

为了方便家庭自疗便秘,下面介绍几种简便的治法。

(1)用决明子15克泡水当茶喝,既有缓泻通便的作用,又有降脂、降压的功能,对于高血脂、高血压而兼便秘的病人最为适宜。

(2)用槐米20克、肉苁蓉30克、通大海3枚放入杯中,用沸水冲泡10分钟,当茶水饮用,本方药性平和,对于男女老少的便秘都很适用。

(马有度)

青春痘痘可复春

少男少女,满怀喜悦的心情进入中学,新的老师,新的同学,新的生活,既新鲜又快乐。然而,随着身体的发育长大,有的同学突然发现在几夜之间,亮丽的脸上出现了奇怪的变化,在口鼻旁,在额头上冒出一些红色的小痘痘,最初只有几个,也没有什么不舒服的感觉,但总不大好看,有时难免有点心烦。到了后来,痘痘越来越多,不仅长在脸上,而且在胸前、在背后也纷纷冒了出来。有些米粒大的小痘痘还变成了黄豆大的大痘痘,甚至出现粉白色的脓点,最后还留下一些疤痕,明显影响美观,男女青年就更加心烦。

这些讨厌的痘痘究竟从何而来呢?

早在 2 000 多年前的《黄帝内经》中，就有关于这种痘痘的记载。到了清代，则明确称为"粉刺"。《医宗金鉴·外科心法要诀》写得明白："肺风粉刺肺经热，面鼻疙瘩赤肿痛，破出粉刺或结屑。"中医称"粉刺"，西医叫"痤疮"。这种皮肤病最常见于处在青春期的男女青年，所以老百姓又称为"青春痘"，虽然对人没有多大妨害，但却影响美丽的容颜。

为什么青春痘与男女青年最为有缘呢？

原来，进入青春期的男女，随着新陈代谢的旺盛，体内的雄激素增多，促使皮脂腺肥大，分泌出的皮脂也更多。这皮脂又是很不安份的东西，如果不能及时顺利排出，就会瘀集在毛囊内，而寄居在毛囊内的痤疮棒状杆菌就会乘机繁殖。这过多瘀集的皮脂与乘机捣乱的痤疮杆菌勾结起来，形成皮肤感染，引起毛囊发炎，讨厌的痘痘也就一个个冒了出来。

同是青年男女，为什么有的人容易长痤疮，有的人又安然无恙呢？

就中医而言，认为与先天禀赋有关，与湿热内蕴的体质有关，就西医而言，这与遗传因素有关，与皮肤的类型有关。油性皮肤的人，随着青春期雄激素的增多，皮脂腺分泌皮脂特别旺盛，毛孔容易堵塞，成为痤疮杆菌繁殖的温床，容易形成感染，引起毛囊发炎，所以远比非油性皮肤的人更容易长痤疮。对于女青年来说，在月经期前后容易长痘痘，这是因为经期前后雄性激素的分泌会增多。

容易长痤疮的人，除了先天禀赋、遗传因素之外，还与后天饮食不当，消化不良，大便干燥，排毒不畅有关。

懂得了痤疮从何而来，我们就可以采取相应的预防措施。

第一，增加每天洗脸的次数，及时清除脸上的油脂。

第二，避免使用碱性过强的洗脸用品，以免破坏自然的皮肤环境，给细菌捣乱以可乘之机。

第三,多喝水,每天至少喝六杯,一定不要用饮料代替白开水。

第四,多吃富含维生素 C 和纤维素的蔬菜和水果,既有利于保护皮肤,又有助于保持大便通畅,及时排除毒素。

第五,避免油炸食品,少吃海鲜、巧克力、奶酪、甜点、咖啡、花生、瓜子以及其他辛辣食品。

第六,不能吃得过饱,以免消化不良,毒素排泄不畅,给痤疮的产生埋下祸根。

第七,生活规律,劳逸适度,睡眠充足,心情舒畅,都有利于预防痤疮。

即使患上痤疮,采取以上措施,也有助于减轻病情,促进康复。到正规的美容院去做适合的皮肤护理,也很有帮助。

当然,请富有经验的中西医师对症治疗也必不可少。

中医治疗痤疮,通常采用宣肺、清胃、泻热、解毒、凉血、活血等治法。常用的药物有枇杷叶、桑白皮、黄芩、黄连、银花、连翘、玄参、生地、丹皮、赤芍、白花蛇舌草等。在中成药方面,有防风通圣丸、银翘解毒丸等,均应在医生指导下使用。

总而言之,只要注意预防,就可减少痤疮的发生,即使患病,只要注意生活起居,合理饮食,正规治疗,也能尽早康复,重新获得青春亮丽的面容。所以说:青春痘痘可复春。

(马有度)

正确防治乙肝病

尿色黄,白眼珠黄,全身皮肤黄,而且黄色鲜明,中医称为“阳黄”。治疗这种病人,有一个非常有名的药方,叫茵陈蒿汤,由汉代医圣张仲景所创,虽然只有茵陈蒿、黄芩、大黄这三味中药,但清热利湿的作用很强,用于治疗“阳黄”,常能取得非常显著的效果。

中医所说的"阳黄",最常见于急性黄疸型肝炎,其中又以病毒性甲型肝炎(简称甲肝)最为多见。

绝大多数甲肝病人都有黄疸。

感染甲型肝炎病毒(HAV)而发病,大多出现黄疸,人们容易发现。而感染乙型肝炎病毒(HBV)发病的乙型肝炎(简称乙肝)病人,绝大多数都不出现黄疸,人们不易发现,所以更要引起警惕。

感染乙型肝炎病毒后,有的人发病成为急性乙肝患者,从潜伏期末到发病后 66~144 日,其血液都具有传染性,由于传染期短,所以并不是最主要的乙肝传染源。而慢性乙肝病人在活动期都有传染性,容易传染给密切接触的家人。慢性活动性肝炎患者和肝炎后肝硬化病人的子女,乙肝病毒(HBV)的感染率分别为 91.7% 和66.7%。

尤其值得重视的是,许多人感染乙肝病毒后并不发病,成为乙型肝炎病毒携带者。全世界有 2 亿多人,而我国就占 1.2 亿之多。这众多没有任何症状的乙型肝炎病毒携带者,就是传播乙肝最重要的传染源。

对于危害很大的乙肝,首要的任务就是积极预防。

第一,要管理好传染源。乙肝病人和乙肝病毒携带者,都不能献血。应避免从事饮食、食品加工、自来水管理和托儿所工作。

第二,要切断传播途径。重点是防止通过血液和体液(特别是唾液)传播。血液要严格检测,乙肝病毒(HBV)标志阳性者的血液,都不得出售和使用。凡是打针,都应做到一人一针一管。要加强自我保护意识,养成良好的卫生习惯,若家中有乙肝患者和乙肝病毒携带者,应实行分餐制,餐具要高温煮沸消毒。还应洁身自好,避免不洁性行为,更要远离毒品。慢性活动性乙肝和乙肝病毒标志为"大三阳"的妇女都不宜生育,以免母婴传播。

第三,要保护易感人群。注射乙肝疫苗,可以防止乙肝病毒感染,具有明显的保护作用。新生儿出生当天、出生后一个月、出生后6个月各肌肉注射乙肝疫苗 10~20 微克。保护易感儿童也可按 0,1,6 个月接种 3 次。保护易感成人的剂量则应加大为 20~40 微克。无论儿童或成人,在首次注射 1 年后,都应加强接种一次,剂量同前。

对于乙肝的治疗,当然是越早越好,所以要注意早期发现。肝脏的位置在腹腔的右上部,一旦发炎,常常出现右侧胁肋部位隐隐作痛,这就是通常所说的肝区痛。肝脏是消化系统的重要器官,所以乙肝患者的主要症状也表现为消化功能的失调,常见的症状有食欲下降,恶心欲吐,腹胀,大便不调。除此之外,还有一个突出的症状就是全身乏力。也有少数病人会出现皮肤、眼珠和小便发黄。这时,就应尽快到医院检查"两对半"和肝功能。

"两对半",其中一对是乙肝表面抗原(HBsAg)和乙肝表面抗体(抗-HBs),另一对是乙肝 e 抗原(HBeAg)和乙肝 e 抗体(抗-HBe),剩下的"一半"是乙肝核心抗体(抗-HBc)。

检查结果常见有两种情况:一种叫"大三阳":HBsAg 阳性、HBeAg 阳性、抗-HBc 阳性;另一种叫"小三阳":HBsAg 阳性、抗-HBe 阳性、抗-HBc 阳性。无论是"大三阳"还是"小三阳",再结合临床表现,肝功能转氨酶升高,尿胆素阳性就可明确诊断为乙肝,应接受规范治疗。

许多乙肝患者都有这样的经历:有的医生告诉他"大三阳"应该治疗,"小三阳"不需要治疗,尤其是那些乙肝病毒 DNA 阴性,肝功能正常者。而有的医生又告诉他"小三阳"应该治疗,"小三阳"的危害性更大,更容易转化为肝硬化、肝癌。因而,患者往往陷入困惑,到底应该听谁的呢?

要明确"小三阳"是否需要治疗,首先要明确"小三阳"的人是不是健康的人。应该说无论"大三阳"、"小三阳"都不是健康的人。"大三阳"或"小三阳"只能说明体内病毒量的多少,不能说明是否肝脏损伤。肝脏穿刺发现90%的乙肝患者有炎症活动,而且有纤维化的倾向,甚至部分患者已经出现了肝硬化,40岁以上且病程达10年以上的"小三阳"患者,大多存在不同程度的纤维化。所以,无论是"大三阳"或"小三阳",都应该治疗。

对乙肝的治疗,除注重休息,合理饮食,注意营养外,主要是药物治疗。目前治疗乙肝的药物虽然多,但还没有特效药。在西药方面,应根据患者的情况采取抗病毒,调整免疫,保护肝细胞,改善肝功能及抗纤维化治疗。在中药方面,则应针对不同病情,辨证施治。无论是看西医或看中医,都应该到正规医院进行规范治疗,避免患者没有适应症的随意用药,或盲目联合用药,或加大减少剂量和停药。更不要盲目轻信广告上吹嘘的"祖传秘方"和所谓的"乙肝专家"。千万不要把自己的肝脏当作那些成分不清、疗效不明药物的试验田,以免发生不良后果。

对于乙肝除规范治疗外,定期监测是关键。临床研究发现,诊断为肝癌的患者,许多都曾经患有乙肝或是乙肝病毒携带者,并且病史在10年以上。有研究资料显示,对744例乙肝表面抗原阳性携带者进行平均8年多定期监测中,有68例已转化为肝癌。说明定期监测有助于及时发现病情变化,针对病情早期治疗。

定期监测,主要是查肝功能、B超和甲胎蛋白检查,有条件的可进行肝组织活检。肝功能、B超、甲胎蛋白的检查最好是6~12个月一次,为早期发现肝硬化和肝癌设立"第一道防线"。

(田维君)

早防早治忧郁症

有一年中国科学院上海有机化学研究所一位在读博士跳楼身亡。

死者从小学到高中毕业,一直是三好学生、优秀学生干部,他的女朋友正在美国留学……这个让世人羡慕的"天之骄子",为什么会轻生呢?

他留下的遗书为我们解开了谜团:"厌世,精神抑郁!"

忧郁症,也叫抑郁症、苦闷症,是一种常见的精神障碍。世界卫生组织提供的资料表明,全世界20%的人患有忧郁症,老年、妇女的发病率高达30%。

忧郁症轻则造成工作能力下降,重则影响工作质量,特别严重者则有自杀倾向,约占25%。

忧郁症,属于中医郁证中的"情志之郁"。早在2 000多年前的《黄帝内经》中就有多处谈到忧郁症产生的病因和发病机理。

到了明代,著名医家徐春甫非常明确地提出引起忧郁症的病因就是"七情不舒",而且深刻地认识到忧郁症可以出现多种多样的临床症状,他在《古今医统·郁证门》中写得明白:"郁为七情不舒,遂成郁结,既郁之久,病变多端。"历代医家观察到,忧郁症病人既可以出现心理障碍方面的症状,如心情抑郁、情绪不宁、焦虑悲伤,也可以出现生理失调方面的症状,如头昏头痛、失眠多梦、胸胁满闷、神倦乏力、不思饮食等。

现代医家进而观察到,忧郁症病人的临床表现,主要有以下几个方面:

(1)兴趣缺乏——对什么事情都提不起兴趣,不愿与人交往,甚至对性爱也兴趣索然。

(2)情绪低落——看什么事物都是灰暗的,感情麻木,待人冷淡,总感到前途悲观,没有希望。

(3)心情苦闷——郁郁寡欢,忧心忡忡,常常为无关紧要的小事而担忧。甚至有犯罪感,觉得活着无价值,常有生不如死的念头。

(4)精神萎靡——无精打采,疲乏无力,反应迟钝,昏昏欲睡。

（5）躯体不适——常常感到全身不舒服，头昏头痛，失眠多梦，不思饮食……但到医院反复检查，又没有任何器质性病变。

"人非草木，孰能无情？"受内外因素的影响，短暂的苦闷压抑、情绪低落，这是人之常情，不是忧郁症。如果这些负情绪持续2周以上，而且有日益加重的趋势，就应该警惕是否患有忧郁症，就应及时向心理医师咨询。一旦确诊为忧郁症，则应尽早治疗。

治疗忧郁症，应采用药物治疗与心理治疗相结合的方法。特别是忧郁较重者，还应以药物治疗为主。使用抗抑郁药物，可在短期内改善病人的情绪。病人的情绪改善，又可为进一步实施心理治疗创造条件。

使用西药治疗，务必在精神科医生指导下合理用药。配合中药治疗，必须请中医师辨证施治。

在药物治疗的同时，又必须配合心理治疗。

心理治疗对于忧郁症的康复至关重要。这是因为忧郁症是心理障碍引起的疾病。明代《景岳全书·郁证》明确指出："情志之郁，则总由于心，此因郁而病也。"既然是"心病"，就必须使用"心药"，心理疏导，必不可少。所以清代《临证指南医案·郁》特别强调说："郁症全在病者能移情易性。"《类证治裁》也谆谆告诫，对于"以情病者"，务必帮助病人"怡情放怀"，否则单靠药物，很难取效。那么，可以采取哪些心理治疗的方法呢？

1.乐观思考法

"思想是自己的主宰，可以把地狱变成天堂，也可把天堂变成地狱"。要知道，在大多数情况下，我们抑郁不乐，并不是客观事物本身，而是我们对这一事物的主观想法。

我们应该改善看待事物的态度和思考问题的方式，逐步学会采取乐观的态度来看待事物、思考问题。

我们应该明智地认识到，在现实生活中，完全理想、完全合理、完全美好的东西是不存在的。所以，我们只能凡事多看光明的一面、美好的一面、合理的一面。只有这样,才能避免产生消极、悲观和抑郁沮丧等不良情绪。

例如,对于一年四季的变化,我们不要首先就想到春天风沙太大,夏天酷热难过,秋天落叶伤感,冬天严寒难熬。而应像北宋《神童诗》写的那样:"春游芳草地,夏赏绿荷池,秋饮黄花酒,冬吟白雪诗。"有了这样的阳光心态,又哪有忧郁可言呢?

2.光照宽心法

小说里有这样的描述:"阳光暖融融,驱散了人们心中的忧伤。"

美国哥伦比亚大学的心理学家研究证实:人们在阳光充足、气候凉爽的日子最快活,在天气阴暗、气压低沉的日子里最容易产生失望、忧郁的情绪。

专家们建议,患忧郁症的人,应在朝阳升起时就起床,不快的情绪会随着清晨阳光的升起而消失。

实践证明,在自然光线不足的情况下,用灯光照射治疗忧郁症,也有良好效果。

3.音乐治疗法

日本东京音乐疗法研究会,专门探讨了音乐疗法治病的规律。

对于情绪表现为萎靡、抑郁、冷漠、消沉、颓废的患者,宜选用高扬、热烈的 A 调或 D 调,可以振奋精神,克服倦怠,解除抑郁,化解苦闷,重新唤起对生活的热望。

我国宋代文学家欧阳修曾患忧郁症,屡经名医用药不效。无奈,便以欣赏音乐聊以自慰,日积月累,疾病竟不药而愈。

难怪唐代刘得仁有诗为证:"一曲唱初彻,几年愁暂开!"

4.体育活动法

心理活动研究表明,运动对改善人的精神状态,消除紧张、烦恼、焦虑、抑郁等不良情绪,都有良好的作用。

专家们认为,运动是忧虑、抑郁等消极情绪的最佳"解毒剂"。

在所有改善心境的自助手法中,以运动医治不良情绪最为有效。

适度的体育运动,一是可以给心理上各种消极情绪提供一个有效的发泄渠道;二是可以提高机体的新陈代谢,增加肾上腺素的分泌,从而使人情绪开朗、精神愉快。费尔普教授深有感触地说:"我强迫自己流许多汗,我发觉我的沮丧和忧郁,全随着汗水流光了"。

5.爱情除郁法

有一首歌词说:"只要你的眼睛看着我,我的心里就充满了欢乐!"

异性具有特殊的魅力,异性的接触可以激发人类的生命潜能。异性的抚爱,能增加人的精神力量,异性的关注、异性的安慰、异性的鼓励,是任何药物也取代不了的。

适度、和谐的两性生活,可减轻和消除情绪上的抑郁和沮丧,使人心情舒畅、精神振作。

和心爱的人在一起,天空永远是灿烂的。爱情使我们的生活充满阳光,爱情帮助我们消除忧郁!

(熊永厚)

平安度过更年期

每个人都得经历更年期,然而多数人并无特殊症状表现,不知不觉就度过了更年期。

要想平安度过更年期,得先从什么是更年期,什么是更年期综合征谈起。

人的一生要经历六个生理阶段,即新生儿期、儿童期、青春期、生育期、更年期和老年期。

更年期,指的是从成年到老年的过渡时期,对女性而言,也可以说是有生育功能到无生育功能的过渡时期,一般指月经停止前数月至 3 年左右内的一段时期(大约 45~55 岁)。女性一生中,卵巢中平均只能有 400 多个成熟卵子,每月排出一个,一月又一月的排卵,体内雌性激素含量也逐渐降低,当 400 多个成熟卵子快排完的时候,也就进入了更年期。雌性激素是女性风采的生命线,肌肉的弹性和润泽都因含有一定数量的雌性激素而得以保持。雌性激素对女性生育功能的作用就更不用说了,没有雌性激素就没有生育功能。男性则不然,只要男性睾丸存在,就能不断地产生雄性激素,而保持男性特征。男性雄激素随年龄的增长而减少,科学家研究发现,它降到最低时也并不是等于零。因为男性更年期睾丸功能的衰退,不像女性更年期卵巢功能衰退那样在某一年龄段突然发生,所以男性更年期综合征的发病年龄不像女性那样相对比较固定,差异较大,(大约在50~60岁)症状与女性相比,一般也要轻些。

女性更年期综合征:除妇女在自然绝经前后外,还因手术摘除卵巢或放射、照射等原因破坏卵巢后,丧失卵巢性腺功能,血液中雌性激素水平逐渐下降而引起的一组综合征。主要表现为月经周期紊乱,经量减少,经期缩短,甚至绝经。同时还出现精神、神经系统功能紊乱,面部潮红,出汗,手足心潮热,焦虑不安,忧郁,情绪低落等。有的还可出现心悸、血压偏高、骨质疏松、肌肉关节疼痛等。这就是女性更年期综合征。

男性更年期综合征:除男性到一定年龄后,睾丸性腺功能自然衰退外,还因睾丸本身疾病,或全身严重疾病引起睾丸功能障碍,血液中雄性激素水平逐渐下降而产生的一组综合征。主要表现为倦怠,体重减轻或食欲减退,性欲、性反应、性功能持续减退,注意力不集中,应变能力较差,全身衰弱,深感疲劳,容易激动,失眠多梦等。这就是男性更年期综合征。

中医对更年期、更年期综合征是怎样认识的?

中医认为,男女更年期及更年期综合征与肾的关系最为密切。中医脏象学说认为肾主藏精,是人生殖发育之源泉。《黄帝内经》

指出：女子七七（49岁），天癸竭，地道不通；男子七八（56岁），天癸竭，精少，肾脏衰。这里的天癸，是泛指男女之肾精，它具有类似性腺激素的功能和作用。

中医学强调人体是一个有机的整体，多数男女通过脏腑之间的调节，能顺利平安度过更年期。部分男女由于身体较弱，房事不节，产育，疾病，营养，劳逸，社会环境，精神等因素的影响，而不能自身调节，才出现上述一系脏腑功能紊乱的症状——更年期综合征。

如何平安度过更年期？

首先，要普及更年期保健知识。根据国家人口调查统计，全国45岁的妇女，有4 000万，50岁以上的妇女将近2亿，每年有500万妇女进入更年期，每年有800万妇女因为更年期而引起各种疾病。到2030年，全世界有12亿更年期妇女，其中1/4在中国。所以，宣传教育，普及更年期保健知识是十分重要的。

少数妇女进入更年期后，认为自己快老了快死了，情绪悲观，情感空虚，有失落感，有的还终止性生活。其实更年期离衰老死亡还远着呢！一般还有30~40年的时间。更年期仅仅是女性卵巢功能或男性睾丸功能开始衰退，而外貌、精神、思维能力和动作敏捷方面还不衰老，在事业上正处于成熟的时期。应该消除顾虑，调畅情志，振奋精神，热爱生活，努力工作。古今中外，一些有成就的男女就是在这个年龄段中取得成功的。更年期的男女应该认识到更年期是一个正常的生理阶段，对健康影响不大，应对自己的生理、心理、精神、神经方面的变化有科学全面的了解，通过自我保健平安度过更年期。夫妻之间相互体谅、关怀，子女、同事多同情、关照，给予安慰和鼓励，帮助更年期男女平安度过更年期。

其次，要做到起居有时，饮食有节，生活规律，劳逸结合。根据自己的具体情况。合理安排生活，使之顺其自然，不要过度纵欲，也不要盲目克制，自我禁欲，每月1~4次都可以，量力而行，怡然自得。正常的饮食结构包括适当比例的淀粉、蛋白质、脂肪的合理搭配,还有足量的蔬菜、水果,以保证人体新陈代谢,供应大脑和体力劳动所需能量。特别注意多食用牛奶、豆制品等含钙食品,摄取足够的维生素 D。切忌过食肥腻厚味辛辣食物。通过饮食调养后天脾胃,以弥补先天逐渐亏损的肾精,使脏腑功能协调,即可平安度过更年期。

最后,重视治疗。更年期男女,如果出现了更年期综合征的临床症状,就应及时到医院就诊,以求早日解除痛苦。中西医药对更年期综合征的治疗效果都是满意的,下面介绍更年期综合征的中医治疗。

女性更年期综合征,通过辨证一般要分以下三种证型,应请中医师诊治处方。

肾阴虚证　绝经前后烘热汗出,潮热面红,五心烦热,头晕耳鸣,记忆力下降;或阴部干涩,小便黄,大便燥结;或月经先期,量少,或周期紊乱,崩漏淋漓等。应采用滋阴清热的治法,选知柏地黄丸、左归丸。

肾阴阳两虚证　绝经前后,头昏目眩,耳鸣,腰痛,乏力,四肢欠温,时感畏寒,时觉烘热,自汗,盗汗。宜选温阳壮水、益养冲任的治法,用二仙汤(仙茅 10 克,淫羊藿 10 克,巴戟天 10 克,当归 10 克,知母 10 克,黄柏 5 克)送服左归丸。

肝郁证　绝经前后精神抑郁,闷闷不乐,胸闷叹息,胁腹胀痛,多愁易怒,烘热汗出,或无故悲伤,甚或哭笑无常,心烦狂躁,失眠多梦。宜用疏肝解郁治法,选甘麦大枣汤送服逍遥丸,或用甘麦大枣汤送服丹栀逍遥丸。

男性更年期综合征,通过辨证一般要分以下三种证型,应请中医师诊治处方。

肝肾阴虚证　病人烦躁易怒,忧郁紧张,头晕目眩,耳鸣失聪,健忘多梦,潮热盗汗,五心烦热,腰膝痿软。宜选滋养肝肾治法,用杞菊地黄丸,或麦味地黄丸配二至丸。

脾肾阳虚证 病人神疲乏力,情绪低沉,形寒肢冷,腰腹或小腹冷痛,性欲减退,阳痿早泄,纳呆食少,大便溏泻,小便清长,夜尿频多。宜选温补脾肾治法,用附子理中丸配四神丸,或用还少丹。

心肾不交证 病人心烦不寐,多梦易惊,怔忡不安,健忘,口咽干燥,头晕耳鸣,潮热汗出。宜选交通心肾治法,用天王补心丹配交泰丸。

要使男女平安度过更年期,除了要普及更年期保健知识,做到饮食有节,起居有时,生活规律,怡然自得外,还必须重视治疗。我们应该让传统医学与现代医学的优势能够互补,扬长避短,不断提高治疗效果,不断总结临床经验,为他(她)们找回青春。有了美丽的女人,才有绚丽的世界。有了健康的男人,才有幸福的家庭。

(郑邦本)

月经不调防与治

月经,一般一月一次,按期来潮。前人比喻为"如月之盈亏,潮之有信",就像月亮有圆有缺,海潮有涨有落,定期而来,所以又称月经为"月信"、"月水"、"月事"。

月经来潮,是青春期女性性器官成熟的标志。卵巢大约一月排卵一次,所以每月都有一次经血的外流,大致准时,正如《黄帝内经》所说"月事以时下"。月经期间,有的妇女感到小腹胀,腰发酸,情绪也容易波动,均属正常现象,不必介意。

月经不调,多种多样,最常见的有几种呢?

最常见的有三种:第一种是月经不规律,有的间隔太短,行经提前,有的久等不来,行经延后,还有的行经时间长,流血又很多。第二种是素来月经比较准,忽然过了 3 个月以上还不来,或者年满 18岁,月经仍未初潮,这就叫"闭经"。第三种是"痛经",经前就开始小腹和腰部胀痛,而且痛得厉害,有的经期也痛,直到行经结束。

月经不调,原因何在呢?

导致月经失常的原因,也是多种多样。拿闭经来说,有的是受寒引起,有的是因环境变化,水土不服,有的则因得了妇科结核病。痛经的产生,过食生冷,特别是经期未忌生冷就是常见原因,有的则是经血排除不畅,刺激子宫引起紧缩所致。经期延长,流血很多,由卵巢功能失常引起,称为功能性子宫出血。

中医特别注重七情致病,七情不调,月经也容易失调。《黄帝内经》早就指出:妇女如果有难言的隐曲,引起情绪上的忧思焦虑,就会造成月经紊乱以致闭经。这就是:"有不得隐曲,女子不月"的意思。宋代的妇科名医陈自明也强调说,妇女忧愁思虑过度,就会引起"血枯、血闭及血少、色淡、过期始行"。如果在月经期间,遭受"惊怒劳役","则气血错乱,经脉不行,多致劳瘵等疾。"

现代的观察也一再证明,精神情绪因素是引起月经紊乱、闭经和痛经的重要原因。有人对一批女学生进行调查,她们即将参加一场决定前途的重要考试,情绪相当紧张,结果在临近考试期间竟有一半的学生月经不正常,多数人周期延长,少数人缩短。特别是考试那一天,月经来潮的高达36人,而在平素的任何一天来月经的人数都不超过16人。

还有人发现,在忧郁不欢的情绪状态下,排出的月经量减少,也有人因忧愁而使月经拖得很长;因婚姻纠纷而长期忧郁愤恨者,常常造成闭经,夫妻生活不和谐或遭受精神创伤,都可能引起痛经。

为什么不良情绪会引起月经紊乱、闭经和痛经呢?

简单来说,是由于不良情绪作用于丘脑下部和垂体前叶,进而影响卵巢功能,造成排卵异常,月经周期也随之不调。如果卵巢排卵受到抑制,就会出现闭经。不良情绪还可引起子宫肌肉的紧张、收缩以至痉挛,因而经期出现下腹胀痛和腰部酸痛。

出现月经不调,就要用药治疗吗?

那倒不一定，比如有的少女月经初潮之后，不按周期而来，或者停闭一段时间，这是因为卵巢功能尚未健全的缘故，不必着急，等待一段时间，卵巢功能稳定了，月经自然周而复始，如期而至。又如，有些妇女痛经，常因经期受寒和进食冷饮所致，只要注意经期保暖，不进食冷饮，痛经也就不药而愈。更为常见的是因情绪失调，引起的月经不调，只要调整情绪，就能恢复正常。

对于月经不调，首重预防，讲究养生之道。心胸有量，动静有度，饮食有节，起居有常这养生四有，对预防月经失调都很重要。

我还要强调一下，一定要讲究经期卫生，经期不能同房，洗澡要淋浴，少吃辛辣刺激食物，保证足够睡眠，坚持逍遥散步，注意情绪欢畅。我还要特别强调两点：西医治疗，一定要先请妇科医生明确诊断，辨病论治；中医治疗，一定要请有经验的中医分清寒热虚实，辨证论治。

（马有度）

痛经可防又可治

痛苦一词，人人皆知，它是指身体或精神感到非常难受。在妇科疾病中，因疼痛引起的痛苦，最为多见的就是痛经。

妇女一生中，从青春月经初潮，到更年绝经，大约有 400 次月经周期。月经前后或行经期中，感到小腹轻微胀痛，腰部酸楚，这是行经时胞宫（子宫）气血充盈，胞膜破裂的生理现象，不属痛经范畴。倘若月经来临之际，或月经期间，出现周期性小腹疼痛，或痛引腰骶部，甚至剧痛昏厥，或兼呕吐、腹泻，这种独见于"半边天"的痛症，称之为"痛经病"。痛经，若不及时治愈，月复一月，年复一年，既痛苦难忍，又影响身心健康，所以，应及时治疗。

痛经虽痛苦难忍，却是可防可治的常见病、多发病，据 1980 年的抽样调查,我国适龄妇女痛经发病率为33.19%,其中原发性痛经占36.06%,严重影响工作者占13.59%。此病以月经初潮后二至三年的青年多见,中年痛经者,亦有发生,甚至还有更年期痛经者。

要预防痛经的发生,首先从产生痛经的原因说起。

西医学将痛经分为原发性(功能性)痛经与继发性(器质性)痛经。原发性痛经,主要是由子宫收缩造成子宫缺血缺氧而疼痛。继发性痛经,多由盆腔器质性疾病如子宫内膜异位症、盆腔炎或宫颈狭窄而引起疼痛。

中医学认为,痛经是经血不能畅通地从胞宫排出,因而"不通则痛"。是什么原因产生"不通"呢?过食生冷,或受寒冷、雨淋,或坐卧湿地,或行经时游泳而致寒凝血阻;经期、产期外感湿热病邪,或素体湿热炽盛而致湿热瘀阻;失血过多,或久病失养,或劳累过度,精血损伤,或为保持苗条身材,饥饿节食而致气血虚弱,无力运行经血。痛经的病因虽有寒、热、虚、实的不同,但所致胞络血脉"不通则痛"的结果则相同,所以气滞血瘀、寒湿凝滞、湿热瘀阻、气血虚弱均可导致"痛经"的发生。从《红楼梦》中林黛玉的身世,可以更进一步了解"痛经"的病因。她寄人篱下的悲哀,忧思好强的性格,失去恋人的痛苦,为了身材而节食,终日以泪洗面,加之体弱多病,痛经的病因,可谓俱全,这种人不痛经,那才怪呢?

痛经的预防　要从以下几方面做起,保持心情愉快,作息有规律,劳逸适度,避免雨淋及受冷,莫贪食生冷,注意经期卫生,保证营养,既要防肥胖,又不要过度节食,更应加强体育锻炼。

痛经的中医药治疗

采用辨证论治方法,常见有以下两种证型:

气滞血瘀痛经　经前或行经时小腹胀痛,压痛明显,月经量少,或经行不畅,经色黯红有血块,血块排出后则疼痛减轻,多兼头痛、乳房胀痛、胁肋痛。采用理气化瘀治法,用血府逐瘀胶囊,每次6粒,1日2次,连服10天。最好在月经前7天服用,连续三个月经周期。

寒湿凝滞痛经 经前或行经时小腹冷痛,痛及腰骶部,按之或得热则痛减,经血量少,色淡红,经行不畅,怕冷,手足不温,痛剧时出冷汗,或兼呕吐腹泻。采用温经散寒治法,用痛经丸,每次6克,1日2次,经前5天服,效果更好。为防止痛经复发,待月经干净后,每天服艾附暖宫丸12克,分早晚二次服,20天为一疗程,连续治疗三个疗程。

痛经的饮食疗法

马鞭草香附子炖猪蹄 将马鞭草30克,香附子15克,猪蹄脚1支洗净,加少许黄酒,同煮熟后加适量调味品。食猪蹄饮汤。适用于气滞血瘀痛经者。

吴茱萸粥 梗米50克煮粥,待梗米煮熟后,将吴茱萸2克(研末),生姜10克,葱白3个,同煮为粥。经前、经期,每日一次,连服5天。适用于寒湿凝滞痛经者。

郁金鸭 嫩鸭250克(洗净后切成小块),郁金10克,山楂20克,海带30克,加水待鸭煮熟后,稍加调味品,吃鸭饮汤。适用于湿热瘀阻痛经者。

黄芪当归延胡益母草煮鸡蛋 鸡蛋2个,黄芪30克,当归10克,延胡10克,益母草25克。加水同煮,待鸡蛋熟后,去蛋壳再煮5分钟。吃蛋饮汤。月经前,每日一次,连服7天。适用于气血虚弱痛经者。

综上所述,痛经虽然非常痛苦,但只要早预防,痛经是不会发生的;痛经患者,只要及时正确的治疗,定会早日康复。所以说:痛经可防又可治。

(郑丽 郑家本)

第七板块

警惕杀手

Jingti Shashou

（一）冠心病

警惕夺人性命的"头号杀手"
——冠心病的危害

早在2 000多年前，我国第一部医学经典《黄帝内经》就已有对冠心病心绞痛、心肌梗死临床特征的描述。那时不叫"心绞痛"，而叫"真心痛"。此病严重时死得很快，可以"朝发夕死"或"夕发朝死"。这种真心痛快速死亡，说的就是心肌梗死而使人丧命。

古人还认识到"真心痛"常常是因为心脉淤阻不通，从而引起胸闷胸痛，所以通常又以"胸痹"命名。这"真心痛"和"胸痹"的命名既形象又生动，既点明这种心脏病症以前胸疼痛为主症，又点明之所以心痛，乃因心胸血脉痹阻难通，不通则痛矣！

现代研究表明，心脏肌肉的血液供应，全靠总体形状好像帽子一样的冠状动脉来输送。如果冠状动脉血管增厚变硬，失去弹性，管腔变小，血流不畅，心肌就会缺血，产生心绞痛；一旦血管完全阻塞，心肌因严重缺血而坏死，就会引起心肌梗死，甚至使人丧命。统计资料表明，冠心病的发病率很高，而且在致人死亡的病因中高居首位，所以号称"头号杀手"。我们把死者硬化了的冠状动脉解剖开来，在血管内壁上可以看到大量的胆固醇沉积，形状就像米粥一样的斑块。冠状动脉粥样硬化性心脏病的命名即由此而来，通常简称为冠心病。这是一个总称，包括心绞痛、隐性冠心病和心肌梗死。

心绞痛 心绞痛表现为胸痛，但与一般的胸痛不同，病人的感觉是紧缩、压迫、烧灼，很少见到刀割样或针刺样疼痛。

疼痛的部位,多在胸骨后和胸骨偏左的地方,可以波及心前区。疼痛的范围,是一个区域,而不是一个点。病人很难用一个手指来精确定位,通常以手掌或拳头放在一个区域来描述疼痛的部位。疼痛可以放射到左侧的肩部、上臂、肘、腕及无名指和小指。

典型的心绞痛,持续时间很短,一般不到 3~5 分钟,消失后一切如常,不遗留任何不适。劳累诱发的心绞痛,只要休息下来,疼痛也就立即停止。

临床上最常见的心绞痛是稳定性心绞痛。病人的冠状动脉虽已狭窄,但在休息或从事一般日常活动时,尚可保证心肌的血液供应,所以不出现明显症状。一旦体力活动过多或情绪激动,心跳加快,心肌对血液的需求增加,而狭窄的冠状动脉无法满足,以致心肌明显缺血而引发心绞痛。这种心绞痛每次发作的情况相似,没有进行性恶化,所以称为稳定性心绞痛。

另有一些心绞痛病人,在休息和夜间睡眠时发作,称为自发性心绞痛。这种心绞痛远较稳定性心绞痛严重,容易进展为心肌梗死,所以称为不稳定性心绞痛。也有些原本为稳定性心绞痛的病人突然发作变频,稍一活动就诱发心绞痛,而且痛的时间延长,痛的程度加重,使用硝酸甘油的效果也越来越差,这种不稳定性心绞痛更容易进展为心肌梗死,后果严重。出现这种"先兆"情况,就要想到近期有发生心肌梗死的可能,应及时住院诊治,尽早防范。

隐性冠心病　有的人冠状动脉已经硬化,管腔狭窄,心肌已经缺血,但却没有症状出现。这种没有症状的冠心病,医学上称为隐性冠心病。老年人中的隐性冠心病明显高于中青年。因为老年人活动较少,心脏负荷较轻,有时还不足以诱发心肌缺血的症状,加之老年人对疼痛的感受性下降,所以没有明显的心绞痛症状。有些中青年冠心病人也没有明显的心绞痛,这是因为有较好的侧支循环,当某一支冠状动脉狭窄阻塞时,其他分支的血流可以通过两支之间的血管流入狭窄血管所支配的心肌,通过这种支援,改善了心肌供血,所以不出现症状。

没有症状,并不意味着冠状动脉病变轻微,也不表示预后比有症状的人要好。正因为没有症状,病人不知自己有病,往往超负荷工作,甚至情绪激动,更容易发生心肌梗死而猝死。所以,尽早发现没有症状的隐性冠心病,至关重要。

发现冠心病最简单又安全的办法就是到医院去做心电图检查。一般可先做平静状态下的心电图,如果心肌缺血,心电图上就会出现 ST 段压低和 T 波倒置。值得注意的是,这种平静心电图只能发现正处于发病期的冠心病,而对于隐性冠心病等早期心血管毛病则难以发现。所以,最好是做动态心电图检查。将一个磁带式心电图记录器佩带在身上,进行 24 小时的记录,这就更容易发现心肌缺血,而且把心电图的变化和当时的活动情况结合起来,有助于对心电图改变意义的判断。

心肌梗死　急性心肌梗死是由于冠状动脉阻塞不通造成的心肌坏死,这是冠心病后果最严重的类型。

冠状动脉硬化,内壁上的粥样斑块突然破裂,血小板在破裂处聚集形成血栓,血栓阻塞血管便造成血流中断,这是引起心肌梗死的主要原因。也有少部分病人是由于长期严重的冠状动脉痉挛,以致血流突然中断而心肌梗死。

发生心肌梗死后,最先出现的突出症状就是胸痛。与一般心绞痛发作有几点不同。第一,发作的时间大多在休息时,尤以早上最为多见,老年人在睡眠时也常发生。第二,疼痛的持续时间长,疼痛的程度重,而且用硝酸甘油不能缓解。第三,病人常有烦躁不安、出冷汗、恐惧感,有的病人则表现为背痛、上腹痛、恶心呕吐。

值得特别注意的是,至少有 1/5 的病人心肌梗死症状不典型。尤其是老年人,一般疼痛较轻,甚至无痛性心肌梗死也较常见。40%的 75 岁以上老年人可以无症状,75%的 85 岁以上老年人可以无胸痛。有些老年人在心肌梗死发作时,仅仅表现为呼吸困难、气急、虚弱、出汗、呕吐、呃逆、头晕或晕厥,很容易误诊。

出现心肌梗死后,坏死的心肌失去收缩力,心脏收缩每次射出的血液减少,使血压明显降低,如果坏死的心肌范围大,则会出现休克和左心衰竭。与此同时,心律失常,甚至出现心室颤动,心脏失去射血能力,血液循环因此停止而致人死亡。

冠心病的发病率很高,其后果又如此严重,所以我们要高度警惕这"头号杀手",尽早预防冠心病。一旦患病,则应尽早治疗,化险为夷。

(马有度)

防治冠心病 走好六步棋

人们看到冠心病大多在中老年发病,心肌梗死的危险也多在中老年发生,所以许多人直到中老年才开始对这"头号杀手"提高警惕。其实,这是一个很大的误区。因为这头号杀手在青年时期已经打下埋伏,甚至早在儿童时期即已种下祸根。

早在1953年,病理学家在解剖平均22岁阵亡士兵的心脏时就发现,许多人的冠状动脉已经出现粥样硬化。这说明冠状动脉粥样硬化并非中老年的专利,在青年时期即已存在。所以青年人也出现心肌梗死而猝死并不奇怪。为了预防冠心病,医学专家主张青年时期就要注意监测血脂水平。例如美国《胆固醇教育计划指南》就建议从20岁开始常规监测胆固醇水平。

随着研究的深入,进而发现,早在儿童时期,导致冠心病的祸根即已埋下。美国得克萨斯大学医学中心的亨利博士,在美国医学会杂志上撰文指出:"胆固醇和其他冠心病危险因素的作用,确实从儿童时期即已开始,现在应当考虑从几岁起就开始监测血清胆固醇水平。"

引起冠心病的危险因素,除高血脂以外,还与高血糖、高血压、高体重以及长期精神高度紧张密切相关。所以,要想预防冠心病、心绞痛和心肌梗死,必须注重"五降":降脂、降压、降糖、降重、降斗。

降脂　血脂异常,是引起冠心病最重要的危险因素。总胆固醇每增加1%,冠心病的发病率就增加2%。甘油三酯过高,则是50岁以上妇女易患冠心病的危险因素。所以,预防冠心病,先要预防高血脂,一旦血脂升高,则应采取降脂措施。更准确的说法是要防止血脂异常,因为低密度脂蛋白会促成动脉硬化,而高密度脂蛋白则能从动脉壁上清除胆固醇,所以,低密度脂蛋白升高,高密度脂蛋白减少,就容易发生动脉硬化。

降压　高血压也是引起冠心病很重要的危险因素。无论收缩压还是舒张压升高,都可促使冠状动脉粥样硬化的发生,加速硬化的进程。高血压病人,冠心病的发病率要比血压正常者高4倍。老年高血压病人中,将近一半是单纯性收缩期高血压,与没有收缩期高血压的老年人相比,因冠心病死亡的人数男性要高出2倍,女性要高出5倍。所以,预防冠心病,首先要预防高血压,一旦发现高血压,就要尽早降压,控制到正常水平。

降糖　血糖过高,患冠心病的可能性也随之增高。糖尿病患者冠心病的发病率要比非糖尿病人高出2倍。所以,预防高血糖,也有利于预防冠心病。一旦患糖尿病,尽早控制血糖,就能大大减少并发冠心病。

降重　体重超过标准体重30%,患冠心病的危险明显增加。肥胖者血脂沉积在血管壁上,促使冠状动脉硬化。肥胖者常有高血压,易患糖尿病,这些因素都会增加肥胖者患冠心病的危险性。

降斗　调查资料表明,A型性格的人,最受冠心病的青睐。而A型性格的特点就是好斗,争强好胜,进取心和竞争性特强,雄心勃勃,急于求成,过度潜心于事业的成就而不惜透支健康,精神长期高度紧张。所以,降低人的好斗性,降低因争强斗胜所致的高度精神紧张,也就大大降低患冠心病的可能性,大大减少因心肌梗死而猝死的危险性。

冠心病的发生,还与遗传因素有关。在家族史中,父母或兄弟姐妹55岁以前有冠心病发作者,容易患冠心病。

冠心病致死的危险性,还与吸烟密切相关。65岁以上的男女吸烟者与不吸烟的人相比,其死亡率要高出4~8倍。所以,为了预防冠心病,为了减少这头号杀手的致死率,我们在走好降脂、降压、降糖、降重、降斗这五步棋的同时,还必须走好第六步棋——戒烟。

(马有度)

治疗冠心病 奏好三步曲

冠心病,是一种长期的渐进性病症,它与遗传基因有关,往往在儿童时期就埋下祸根,大多在中老年发病,也可能在青年时期就爆发定时炸弹——因心肌梗死而猝死。

之所以发病,之所以爆发,一个重要原因就是不讲究养生之道,不按健康四大基石的要求,不遵循科学、文明、健康的生活方式。

一旦患病,就应尽早治疗。

第一步措施,就是从"健康四大基石"做起。要切实做到:合理膳食、适量运动、戒烟限酒、心理平衡。

在饮食方面,坚持吃七八分饱,切忌暴饮暴食,以免诱发冠心病发作。饮食宜清淡,低脂、低糖、低盐、高纤维素,主食和蛋白质适度。

在运动方面,散步、打太极拳等适当的运动,可以改善循环功能,减少心绞痛的发作,但要避免剧烈的运动和体力劳动。

在戒烟限酒方面,要下定决心,务必做到。吸烟和过量饮酒最易诱发心绞痛,应绝对戒烟,严禁酗酒。

在心理平衡方面,更要特别注意,要经常保持乐观而平静的心态。要尽量避免情绪紧张和焦虑,以免诱发心绞痛;更要切忌发怒,以免诱发心肌梗死。还要学会放松自己的情绪,做自己情绪的主人。A型性格的人,要逐渐改变自己的性格,不要急躁,不要急迫,不要急于求成,什么事情都要看得淡些,做得慢些,做一个从容不迫的人,做一个豁达随和的人。如果病前没有做到,借这治病的机会做到,也是一份宝贵而难得的收获。倘能如此,有时还可因病得福,得享天年。重庆有位名老中医熊寥笙,中年即患冠心病,他从中医养生吸取营养,他从佛学善心获得借鉴,注重修身养性,不仅事业有成,而且百岁之后仍然睡得好,吃得香,思维敏捷,吟诗歌,写文章。

第二步措施,就是药物治疗。有症状的冠心病要治疗,没有症状的冠心病,也不可忽视治疗。无论西药和中药,都应在医生的指导下选择使用。

在中药方面有复方丹参片、复方丹参滴丸、苏合香丸、冠心苏合丸,可以起到活血化瘀、化痰散瘀的作用。

在西药方面,常用的有硝酸甘油、消心痛等。肠溶阿司匹林可以减少不稳定性心绞痛,可以减少心肌梗死。

在家庭中,在冠心病人的身上,都应常备一些急用药品。一旦出现心绞痛,在中药方面,可以立即舌下含化10~15粒速效救心丸。在西药方面,立即舌下含化硝酸甘油一片,如果5分钟胸痛不缓解,应含用第二片,如果仍然不缓解,应怀疑急性心肌梗死,必须立即到医院急诊;在去医院的途中,可以每隔5~10分钟,含用第三片、第四片硝酸甘油。

第三步措施,就是心脏介入手术治疗。是否适合介入手术,选择什么手术方案,都应与心脏专科医生密切配合,妥善处理。

应当强调指出的是:急性心肌梗死的防治误区亟待纠正。

在南京举办的心脏血运重建国际研讨会上，专家们发出呼吁：广大患者应高度重视突如其来的急性冠心病救治，尽快纠正救治过程中的误区。

急性冠心病人存在"三大误区"：一是得了心绞痛等冠心病急症仍以为是小毛病，硬在家里扛着，对病情的严重性认识不足；二是急性心肌梗死发作自认为吃点药就能挺过去，不能做到在第一时间赶往医院；三是对新技术、新疗法了解太少，觉得介入手术有风险，在危急时刻仍不愿选择心脏介入手术，结果错失救治良机，导致病人生活质量低下，甚至危及生命。

临床医学研究证实，急性冠心病患者在发病 6 小时内的救治效果最佳。目前，发达国家约 90% 的急性冠心病患者在紧急救治时选择心脏介入等先进的手术治疗方法，使这一疾病的死亡率从 30% 下降到 5% 以内。而我国则有 70% 的急性冠心病患者仍然选择药物保守治疗，从而导致种种不良后果。

总而言之，治疗冠心病，必须奏好三步曲：养生保健、药物治疗、介入手术。

（马有度）

（二）高血压病

警惕"无声杀手"的偷袭
——高血压病的危害

高血压病人，自古有之，属于中医眩晕病、头痛病的范畴，因为当时没有血压计，无法测定血压高低，只是根据病人的突出症状头晕和头痛来诊断。这种头晕头痛，大多具有阴虚阳亢的特点。

头晕,是高血压病人最多见的症状,有的人是一过性的,有的人则经常头晕,病人自觉头部持续沉闷不适,甚至妨碍思考,影响工作。

头痛,也是高血压病人的常见症状。头痛部位要么在后脑,要么就在两侧太阳穴,大多为跳痛、胀痛,严重的也可能出现炸裂样剧痛。由于血压常在清晨最高,所以头痛也常在早晨睡醒时发生,洗脸和早餐后减轻。有些病人的头痛又常在运动后和身体疲惫时发生,因为这时的血压也明显升高。

烦躁、心悸、失眠,在高血压病人中也较常见,有的还伴有注意力不集中、记忆力减退以及肢体发麻的症状。

值得警惕的是,许多早期高血压病人,并不出现明显的症状,它常常是悄无声息地来到你的身上;当你发现时,高血压已经严重损害了你的重要脏器,甚至不声不响就夺去了你的性命,所以有人把高血压称为"无声的杀手"。

高血压患者症状的轻重,与高血压病情的程度并不一定成正比。有的病人,血压仅仅轻度升高,但症状却很明显;而有些病人,血压已经很高,却无明显症状。

正因为许多高血压病人症状轻微,甚至没有症状,就不到医院去检查,所以大约有一半的高血压患者还不知道病已缠身。目前,我国的高血压病人已达一亿以上,全国每三个家庭中就有一个高血压患者,而且还有增多的趋势,值得我们高度警惕。其实,防止这"无声杀手"的偷袭,办法也很简单,就是定期去检测自己的血压。

我们通常测定的是动脉血压。当心脏收缩时,血压升高达到最高值,称为收缩压。心脏舒张时,血压下降达到最低值,称为舒张压。血压随着年龄增长而增加。60岁以后,收缩压可能继续增加,而舒张压则趋于稳定或下降。

那么,血压多高才算高血压呢?

当前比较公认的标准是:

正常血压：收缩压小于 120 毫米汞柱（<120 mmHg）。

舒张压小于 80 毫米汞柱（<80 mmHg）。

高血压前期：收缩压在 120~139 mmHg。

舒张压在 80~89 mmHg。

Ⅰ期高血压：收缩压在 140~159 mmHg。

舒张压在 90~99 mmHg。

Ⅱ期高血压：收缩压大于或等于 160 mmHg。

舒张压大于或等于 100 mmHg。

常常有人询问：单纯收缩压升高或单纯舒张压升高算不算高血压呢？

答案是肯定的。单纯收缩压达到 140 mmHg，单纯舒张压达到 90 mmHg，都应诊断为高血压。大多数高血压病人都表现为收缩压和舒张压平行升高。单纯舒张压增高的病人，常见于比较年轻的人。60 岁以上的老年人则以单纯收缩压升高较为多见。收缩压越高，舒张压越低，脉压差就越大，并发心脑血管病的危险性也随之增大，所以更要注意控制高血压。

我国对高血压病不仅知晓率低，服药率也低，把血压降至正常的控制率更低。

之所以形成知晓率低、服药率低、控制率低这"三低"局面，是因为对防治高血压知识的普及还很不够，人们对高血压这"无声杀手"的危害性普遍缺乏认识。

要知道，高血压这个无声杀手，袭击的主要对象恰恰是人体最重要的三个脏器：心脏、大脑、肾脏。

高血压时，心脏排血所遇到的阻力增加，心脏工作的负荷加重。时间长了，就会出现左心室肥厚。高血压病人一旦出现左心室肥厚，急性心肌梗死而猝死的风险便显著增高。如不及时有效控制血压，心脏就会由肥厚转为扩张，最终发生心力衰竭。心力衰竭病人的 5 年存活率只有 60%。

同时,高血压是冠心病最重要的危险因素之一,它使发生冠心病的危险增加 5 倍。

高血压对脑的损害包括脑出血、脑血栓和脑供血不足。这些脑血管疾病是我国高血压病人致死、致残的主要原因。与高血压相关的还有一种危急情况,称为高血压脑病。临床表现有剧烈头痛、意识模糊、嗜睡,多伴有恶心、呕吐和视力障碍。

长期的血压升高导致负责供应肾脏血液的肾小动脉硬化,使得可正常工作的肾脏组织越来越少,最终导致肾脏萎缩和肾衰竭。衰竭的肾脏不能有效排出体内的代谢产物和有毒有害物质,便会出现尿毒症。综上所述,高血压对心、脑、肾三大重要脏器的危害可概括为大心、小肾、脑中风。

在高血压基础上并发的脑中风患者,其中 75% 的人不同程度地丧失劳动力,其中又有 40% 为重度致残。而且,我国每年还有 150 万人新发脑中风。

在高血压基础上并发的心脑血管病症,是我国致人死命的“头号杀手”,要占城市人口死亡因素的 40% 以上。

以上两组数据,足以引起我们的高度警惕。为了您和家人的健康,应尽早学习高血压病的防治知识,尽早防止这无声杀手的偷袭。

（马有度）

防治高血压　用好“十字经”

高血压病是一种渐进的慢性病,未病贵先防,已病贵早治。

怎样预防高血压病呢?

概而言之,就是要用好“十字经”:减肥、低盐、限酒、戒烟、放松。

减肥　人一肥胖,高血压病就容易找上门来,在高血压病人中,大约有一半人都是胖子。特别是那种腰围粗、肚子大的"向心性肥胖"，最受高血压病的青睐。有人调查，超重肥胖的人与体重正常的人相比，患高血压病的机会，要高出 2~6 倍。所以，预防高血压病，首先就要预防肥胖，一旦肥胖，则应尽早减肥，体重每减轻 1 千克，血压就下降 1 毫米汞柱。

低盐　吃盐超标，也是引起高血压病的重要因素。我国北方人与南方人相比，患高血压病的发病率明显要高。其中一个重要原因，就是北方人口味重，吃盐多，一般每日在 15 克以上，而南方人大多在 10 克以下。

我国与西方国家相比，也是口味重，吃盐多，所以高血压病的发病率也高。西方国家的居民，养成吃生菜和水煮菜的习惯，吃进的盐自然就少。而我国多以吃炒菜为主，口味又重，所以吃进的盐就多。

我国的东邻日本，20 世纪末期以来，高血压病的发病率逐年下降，一个重要原因就是得益于口味变淡的饮食习惯，原来平均每日吃盐 29 克，近年逐渐降至 10 克以下。

由此可见，低盐饮食对于预防高血压病至关重要，每日进盐最好控制在 6 克以内。

限酒　研究资料表明，每日饮酒 100 克以上，高血压病患病率就会升高。大量饮酒，在高血压病的基础上还会诱发脑中风。俄罗斯人喜欢喝白酒，酒量又大，所以俄罗斯高血压脑中风的发病率在世界上"名列前茅"；而西方人大多不饮白酒，只喝葡萄酒和啤酒，所以高血压脑中风明显要少。我国酒桌上也多用白酒，应酬上又讲究"感情深，一口闷"，甚至"一醉方休"，危害很大。中美血管病流行病学合作研究表明，男性经常饮酒者与不饮酒者比较，在 4 年内发生高血压病的危险要增高 40%。所以，要想预防高血压病，必须严格限酒，切不可酗酒。

戒烟 吸烟会导致交感神经兴奋而使血压升高。所以,戒烟有利于预防高血压病的发生,切忌大量吸烟。

放松 工作过于繁忙,精神长期高度紧张,高血压病也就随之而来。所以,注意劳逸结合,保证足够睡眠,通过文娱体育活动放松身心,对于预防高血压病的发生具有重要意义。

调查资料表明,高血压病的发生,还与遗传因素密切相关,许多高血压病患者都有高血压家族史。高血压病患者的子女,患高血压病的概率明显高于父母血压正常者。之所以同一个家庭出现多个高血压病人,一是因为他们有相同的生活方式,一是因为他们有相同的遗传基因。基因变不了,但生活方式完全可以改变。只要我们认真用好以上"十字经",即使是具有高血压病基因的人也可大大减少发病。

通过上述减肥瘦身、限制食盐、戒烟限酒、适量运动、放松身心,就可以防止处于高血压前期的人群向高血压Ⅰ期演变。即使已经进入高血压Ⅰ期、Ⅱ期的病人,只要在药物治疗的同时,继续念好"十字经",把药物疗法与非药物疗法配合起来,治疗效果也远比单纯的药物治疗为好,而且常可减少用药剂量,毒副作用也随之减少。

防治高血压病,要念好这"十字经"。凡与此相违的生活方式,都应禁忌。概而言之,也有"十禁忌",为便于记忆,特将《高血压病十忌歌》抄录于下:

一忌性子急,冲动发脾气;

二忌胸狭隘,心情受压抑;

三忌忙而乱,烦恼多难题;

四忌灾祸起,精神强刺激;

五忌嗜酒肉,体肥血管细;

六忌少睡眠,熬夜不休息;

七忌猛回头,抬举过用力;

八忌大便结，解便血压起；

九忌吸烟卷，受寒也应避；

十忌病吓倒，又怕太大意。

（马有度）

（三）糖尿病

警惕"甜蜜的杀手"糖尿病
——先天遗传　后天发病

太平洋有一个岛国，名叫瑙鲁共和国，那里的老百姓，日出而作，日落而息，粗茶淡饭，自得其乐，生活虽然简朴，但人际关系和谐，大家都很快乐，是有名的"快乐岛"。这个岛国，富含磷矿，开采以后，用以换取外汇，当地居民很快就富裕起来，在20世纪60年代初期，人均收入就达6 000美元。他们的生活方式也大大改变，喜吃罐头食品，许多家庭都有外国保姆，吃得多，动得少，就肥胖起来，而他们还"以肥为美，以胖为福"。几年之后，岛上的肥胖人群超过70%，一半以上的居民都患上了糖尿病，以糖尿病高发的"世界之最"，进入《吉尼斯世界纪录大全》，成为有名的"糖尿病岛"，病痛增加，令人烦恼，幸福的"快乐岛"，变成了烦人的"苦恼岛"。这个典型事例，给我们敲响了警钟，我们要高度警惕糖尿病这个"甜蜜的杀手"。

糖尿病，顾名思义，尿中含糖，尿是甜的，这一特点，我国古代医家早已发现，但当时并未取名糖尿病，而是称为"消渴病"。这是因为，糖尿病的典型症状是"三多一少"：多饮、多食、多尿而体重减少。因口渴而多饮,即使多饮仍难解渴;因体重明显减少,人体也就明显消瘦。这"渴能消水""渴而消瘦"的特点很突出,古人用"消渴"作为病名,形象贴切。现代针对其尿中含糖的临床特征,用"糖尿病"命名,也很形象贴切,可谓"异曲同工"。

名叫糖尿病,有人以为是吃糖过多引起,其实并非如此。它是由于胰腺中胰岛细胞功能失常,导致胰岛素分泌不足和胰岛素不敏感而发病。当然,因吃糖过多引起肥胖症,患糖尿病的机会也随之增加。调查资料表明,哪个地区食糖消费量增加,糖尿病发生的概率也会增高。

引起糖尿病的原因,既有先天的遗传因素,也有后天的发病因素。先天因素好比种子,后天因素好比土壤,种子只有种在适合的土壤中才能生根发芽,才会开花结果。

先天遗传,并不是遗传糖尿病本身,只是遗传下来糖尿病的易感性。具有糖尿病易感基因的人,是不是发病,还得看后天的发病因素是否具备,是否足以引发糖尿病。

那么,后天的发病因素有哪些呢?

第一个因素——新陈代谢。人体逐渐衰老,新陈代谢逐渐减慢,人体代谢葡萄糖的能力也随之下降。所以,随着年龄增大,患糖尿病的可能性也相应增大,老年人群发病率最高也就理所当然。

第二个因素——饮食。古代医家早已发现,进食"肥甘厚味"过多,容易引发消渴病。现代研究表明,饮食过于丰盛,特别是经常进食高脂肪、高热量、低纤维的食品,摄入超过支出,多余的热量就会变成脂肪储存起来,这就会降低胰岛素的敏感性,从而诱发糖尿病。

第三个因素——体力活动。随着年龄增大,体力活动也随之减少,而只有活动着的肌肉才能增加胰岛素的敏感性。老年人的体力活动远比年轻人少,所以老年人患糖尿病的可能性也远比年轻人大。

第四个因素——**肥胖**。肥胖,特别是腹部肥胖突出者,常常伴有胰岛素低抗,也叫胰岛素不敏感,就是说胰岛素的作用遇到了阻挡,不能正常发挥作用,不那么灵验了,从而引起糖尿病。调查资料表明,糖尿病的发病与肥胖的程度成正比。

第五个因素——**人体组成改变**。随着年龄增大,体力活动减少,纵然外观体型未见肥胖,体重也不超重,但体内脂肪及非脂肪成分已有潜在改变。正常人从 25 岁到 75 岁的 50 年间,脂肪成分可增多 16%(由 20% 逐渐增到 36%);而非脂肪成分则减少 11%(由 47% 逐渐减到 36%)。脂肪的增多,骨骼肌等非脂肪成分的减少,以及骨骼肌摄取葡萄糖能力的下降,都会使胰岛素不敏感而引起糖尿病。

第六个因素——**心理因素**。如果经常处于紧张、忧郁、焦虑等不良情绪,一些对抗胰岛素的激素分泌就会增多,使血糖升高,从而促使潜在的糖尿病易感者发病。

以上这些发病因素,包括年纪大、代谢慢、饮食多、活动少、脂肪多、肌肉少、情绪差等多种因素,逐渐构成适合的土壤,就会促使具有先天遗传基因的人发生糖尿病。

（马有度）

已患糖尿病　为何不知道

我国的糖尿病人有多少呢?国际糖尿病联盟公布的数字 2015 年已经超过 1.1 亿,在全世界居第一位。根据目前的发展趋势,预计 2040 年将达 1.51 亿。

那么,许多人实际已患糖尿病,而自己却浑然不知,这又是为什么呢?

人们到医院看病，总是因为有症状。1型糖尿病人，在刚得病时，就会出现多饮、多食、多尿、体重减少的典型症状，此时就到医院去检查，这就会早期发现。但95%以上的糖尿病人都属于2型糖尿病。而2型糖尿病人则不同，在早期往往没有"三多一少"的典型症状。这是因为血糖要达到270毫克/分升（15毫摩/升）时，患者才会出现疲乏、口渴、饮水多、尿量多、易饥饿、食量多而体重反而迅速减少等症状。而大多数2型糖尿病人的早期，全天中血糖水平多在140毫克/分升（7.8毫摩/升）到270毫克/分升（15毫摩/升）之间，所以不出现"三多一少"的症状，不会主动去医院检查看病。

有的病人，也不是完全没有症状，但未引起重视，又因缺乏糖尿病知识，出现症状也不能认识。例如，出现易饥多食的症状，还认为食欲好、吃得多是身体好的标志。

糖尿病未被及时发现，丧失了早期治疗的宝贵时机。随着病情的发展，长期高血糖对胰岛中分泌胰岛素的细胞具有毒性作用，不仅使其分泌功能减弱，而且引起器质性损害，形成难以逆转的终身性糖尿病。

长期高血糖，还会引起心、脑、肾、视网膜、下肢血管的病变，这些并发症的后果远比糖尿病本身更严重。糖尿病引起的视网膜病变可使患者双眼失明。糖尿病高血压远比一般高血压危害更大。与一般非糖尿病人相比，糖尿病人发生高血压的比率要高出1.5~2倍。糖尿病高血压对心、脑、肾的损害远远大于单纯原发性高血压和单纯糖尿病患者。因此，世界卫生组织规定：凡是有糖尿病的高血压患者都定为高危和极高危人群，一旦出现，必须立即服用降压药物治疗，使血压控制在理想水平。

糖尿病是一种缓慢渐进的慢性病，所以人们把它看成"轻症"；但天长日久，糖尿病引起的并发症，后果严重，所以又把它看成"重症"。因此，对于糖尿病，既不可以"谈虎色变"，也不可以"掉以轻心",关键在于未病先防,已病早治。只要注意节食多动、早防肥胖、情绪乐观,即使是有先天遗传基因的人,也可以不发生糖尿病。即使发病,只要早期发现,及时治疗,由于病情轻,血糖不是很高,完全可以逆转,有的人还可痊愈,甚至可以得享高寿。《中国老年保健全书》就介绍了三位虽患糖尿病,但都活过百岁的老寿星。这三位老知识分子,一位是老校长,一位是老教授,一位是老专家,都很重视糖尿病的防治知识,都能早期发现糖尿病,而且以坚强的毅力与糖尿病作长期斗争。例如那位老专家,1949年就患糖尿病,几十年间他坚持良好的生活习惯,勤用脑,多活动,不抽烟,不喝酒,他严格地进行饮食治疗,从不贪恋美食,终于取得满意的疗效。

事实证明,对于糖尿病,无论防与治,都要强调一个字——早。早预防,早治疗,得了糖尿病,一定要尽早就知道。其实办法很简单,早点到医院,检测血糖就知道。

(马有度)

治疗糖尿病　驾好五匹马

糖尿病的治疗目标,就是要通过综合治疗,协同作战,以防止其恶化,并力争逆转或好转。这是一场漫长的战斗,不仅要有足够的决心和耐心,而且要讲究斗争的艺术。

美国糖尿病防治工作的开拓者周思林博士用生动的比喻来说明治疗糖尿病的斗争艺术。他在《糖尿病手册》中写道:"我常把糖尿病患者比成是对糖尿病作战的、古代战车上的战士,他所驾驭的马车是由三匹马拖引的,那就是:①饮食疗法;②体育疗法;③胰岛素疗法。单是驾驭好一匹马就需要技巧;要驾驭好两匹马就需要智慧;而要驾驭好三匹马协同作战,那他必须是一位杰出的驯马师。"

后来又有学者提出,除了驾驭这三匹马之外,还得增加一匹马,这就是定期监测。继而又发现,糖尿病患者的精神状态对糖尿病的恶化与好转至关重要,于是还要增加一匹精神疗法的马,而且要放在辕马的位置上。

第一匹马——精神疗法

精神紧张,情绪急剧变化,交感神经兴奋性增高,就会促使肝脏中的糖原释放进入血液,升高血糖,以满足大脑等脏器对能量的需要。由于糖尿病人体内的胰岛素分泌不足,一旦血糖升高,胰岛素也就更缺乏,以致血糖更高。血糖过高,人的情绪也会高亢烦躁。如果经常精神紧张,情绪不良,就会形成恶性循环,以致血糖长期居高不下,并发症增多,患者的精神负担也随之更加沉重。所以,一定要尽量避免紧张、焦虑、烦躁等不良情绪,尽量保持积极的心态,乐观的情绪。只有驾驭好精神疗法这匹辕马,才能带动其他四匹马跑得更好。良好的精神状态,很自然地就会随时提醒自己科学地控制饮食,就会督促自己坚持不懈地进行适当的体育运动,就会主动与医生配合合理用药,而且会自觉地不断学习防治糖尿病的知识,并与病友交流,互相鼓励,共同步入防治糖尿病的良性循环。

第二匹马——饮食疗法

饮食疗法,是治疗糖尿病的基础疗法。

首先,要节制饮食,吃个七分饱,控制进食摄入的总热量。有的糖尿病人以为控制饮食就是控制主食,少吃粮食,不吃甜食,而对副食品不加限制,炒菜放油多,饭后又进食花生、瓜子等零食。这样一来,主食虽控制,但摄入的总热量仍大大超标,血糖自然就居高不下。所以,节制饮食,包括节制主食、副食、零食等构成的总热量。

其次,要调整饮食结构。限制主食,大家都明白,但对限制油脂,却常常忽视。要知道,油脂的产热量最高,1克油脂产热9千卡,而1克碳水化合物或1克蛋白质都只产热4千卡。吃油过多,不仅增加总热量,而且会增高血脂,多余的脂肪还会转化为葡萄糖而不利于病情控制。所以糖尿病患者要少吃煎炸食品,最好不吃油炸食品。烹调应多用水煮、清蒸、凉拌等少放油的做法。

　　限制零食中的甜食，糖尿病人容易记住，但对于限制富含油脂的零食，却常常忽视。要知道，吃进两个核桃仁，或者30粒花生米，都相当于吃进了一匙油；吃进20克瓜子也等于吃进一匙油。少吃糖，糖尿病人很容易记牢；少吃盐，许多糖尿病人还不知道。吃盐过多，可加快淀粉的消化，促进葡萄糖的吸收，引起血糖浓度增高。研究资料表明，限制食盐的摄入量是降低餐后血糖水平的重要辅助疗法。所以，每日食盐摄入应控制在6克以内，如伴有高血压、冠心病、肾功能损害，还应进一步限盐。

　　糖尿病人要限糖、限盐、限油，但对富含纤维素的食品，不仅不限还应增大摄入。专家建议糖尿病人吃大量的绿色蔬菜，不仅是为了充塞饥肠，而且是为了提供丰富的纤维素。

　　通过进食绿色蔬菜、五谷杂粮而获得的纤维素，能够缩短食物通过消化道的时间，增加粪便容积，减慢葡萄糖吸收，这对控制糖尿病很有帮助。

第三匹马——体育疗法

　　控制饮食可以降血糖，适当运动也可以降血糖。一方面，运动可以防止肌肉萎缩，并促进肌糖原的消耗和肌肉对葡萄糖的摄取；另一方面又消耗脂肪，减少胰岛素低抗即增加胰岛素的敏感性，从而有利于控制血糖。不仅如此，体育运动还可增强人体免疫功能，改善人体情绪。

　　体育疗法，贵在适度，一是要选择适宜的运动项目，二是要控制运动强度，以运动时有轻度心跳加快、微微出汗，而且运动后自觉舒适为度。乒乓球、羽毛球、门球、自行车、游泳、快走、慢跑等项目，都可根据自己的身体状况和兴趣爱好去选择，并应做到运动量适度。

　　下面介绍三种最简便易行的运动：

　　（1）**步行**。步行的速度应因人而异。一般可控制在每分钟110步左右。身体状况好的轻度肥胖者，可加快到每分钟120步以上。

年老体弱则应减少到每分钟 90 步以下。心功能不全者,也可以不求速度,只作逍遥散步。无论何种步行,每天坚持最好,每次不少于半小时。

(2)**走跑交替**。为了适当增加运动强度,身体情况允许的病人可以采用步行和慢跑交替的办法。最初可先步行 30 秒钟,再慢跑 20 秒钟,交替进行半个小时。随着体力的增强,逐渐缩短步行时间,延长慢跑时间。

(3)**室内运动**。①蹲下起立:开始时每次做 15 次左右,以后逐渐增加。②仰卧起坐:开始时每次做 5 次左右,以后逐渐增加。③床上运动:分别运动上下肢,做抬起放下、左右分开等动作。

第四匹马——药物疗法

何时采用药物疗法,怎样使用药物疗法,一定要在医生指导下进行。

饮食治疗是糖尿病治疗的基础,对于初发 2 型糖尿病患者,如无急性的危害严重的并发症,首先应控制饮食 1 个月左右,如控制饮食后,血糖仍不下降或下降不满意,再考虑选用降糖药物。一些患者不控制饮食而想服些特效药物,或想服些降糖药以抵消多进食,这是非常错误的,甚至是危险的。因为不论是否还有一定的胰岛功能,对于初发 2 型糖尿病患者,高血糖都是胰岛细胞分泌胰岛素功能不足的反应。限制饮食的目的就是减轻胰岛细胞的负担,使这些细胞得到很好的休息,以利其功能的恢复,这就好像患急性肠胃炎的患者需要休息和节食一样。不控制饮食而滥用口服降糖药,恰如一匹有病的马又遭到所载的重量增加(多进食)和鞭打(服用降糖药),其结果是病马非但不能拉车,反而使病情更严重,甚至完全累垮(胰岛细胞功能衰竭)。临床实践也充分证实,不把好饮食这一关,口服降糖药治疗通常是失败的。

口服降糖药,使用中常常存在以下问题:用药指征掌握不严,单用饮食治疗就可控制的糖尿病患者服用了降糖药物;该用胰岛素治疗的仍在用口服降糖药;一些患者急于求得良药而忽视糖尿病基本治疗,即饮食和运动疗法。尤其需要强调指出:单纯的糖尿病,只要正规治疗,花钱不多,病情也容易控制。切莫病急乱投医,切莫跟着广告跑。迷信广告买"灵丹妙药",有时买的并非准字号的治疗药,而是食字号、健字号的食品和保健品,根本没有治疗作用。不遵从医务人员提出的科学的治疗方法,今天求治于甲诊所,明天又到乙诊所采取"新疗法",后天再改服偏方。结果是医生不了解患者,患者不熟悉医生,抽了多次血,花了不少钱,而糖尿病依然未能得到良好控制,直至发展到出现严重的糖尿病并发症,丧失了挽救视力、挽救生活工作能力、甚至挽救生命的机会。千万要记住许多这样的教训:相信虚假广告,迷信江湖游医,既花冤枉钱,又丧失治病良机,最后落得人财两空,悔之晚矣!

第五匹马——定期监测

为了正确治疗糖尿病,必须准确了解自己病情的变化,所以自我定期监测就必不可少。最好是每周一天对餐前和餐后 2 小时血糖进行监测,至少每月要监测一次餐前餐后血糖的动态,以便在专科医生的指导下合理用药并配合其他治疗措施,将病情和血糖控制在满意的目标内,减少并发症,延缓并发症的发展。

为了驾好治疗糖尿病的五匹马,使其互相配合,协同作战,马车的主人还必须通过听讲座、读书刊,不断学习治疗糖尿病的科学知识,所以认真开展糖尿病教育特别重要。

唐代著名医药学家孙思邈,早就强调指出:"须使有病者知之为要。"有病者应"家家自学,人人自晓。"糖尿病人要好好学习糖尿病防治知识,要争取在医务工作者的指导和协助下,自己做自己的医生、护士、化验员和营养师。糖尿病患者的亲属和身边的人员,也应学习糖尿病防治知识,这才有利于病人的治疗和护理。

总而言之,只有通过糖尿病教育,才能驾好与糖尿病协同作战的五匹马。

最后送君八句话,"四个不得"和"四个一点":

> 嘴馋不得
>
> 腿懒不得
>
> 心烦不得
>
> 马虎不得
>
> 少吃一点
>
> 多动一点
>
> 开心一点
>
> 多学一点

(马有度)

(四)肥胖症

肥胖本身就是慢性病

胖人多病,由于肥胖而容易得的病,主要有 5 种:高脂血症、高血压病、冠心病、脑溢血和糖尿病。此外,脂肪肝、胆石症、痛风、骨关节炎、男性性功能障碍等,也与肥胖有关。

美国医学专家曾对 100 多人进行了 14 年的调查,结果表明,胖人所患的多种病症,无论是发病率和死亡率都明显高于体重正常的人。

遗憾的是,许多人还没有认识到,肥胖本身就是一种常见的慢性病,医学上称为"肥胖症"。人们见到的是多余的脂肪沉着在皮下,身体臃肿,大腹便便,行动不便,怕热多汗。其实更大的危害却是多余的脂肪滞留在血液中,造成血液黏稠,在血管壁上沉积,逐渐形成小斑块,这就是人们常说的动脉粥样硬化。这些斑块增多增大,逐渐堵塞血管,使血流变慢,严重时血流中断。这种情况发生在心脏就会引起冠心病;发生在脑,就会出现脑卒中;如果堵塞眼底血管,将导致视力下降,甚至失明;如果发生在肾脏,就会引起肾动脉硬化,甚至肾功能衰竭;发生在下肢,会出现坏死、溃烂。由此可知,肥胖症、高血脂的危害是很大的。

肥胖以腹型肥胖危害更大,所以要观察肚子大不大,最好是把腰围测量一下。提醒人们的预警腰围是多少呢? 美国的标准是:男士≥102 cm,女士≥88 cm;我国的标准是男士≥90 cm,女士≥80 cm。

怎样诊断肥胖症呢?

通常以体重超标的程度来判断。体重要超过多少才算是肥胖呢? 有一个最简单的判断方法。标准体重(千克)= 身高(厘米)–105。如果你的身高是 170 厘米,那么你的标准体重为 170–105 = 65千克。如果你的实际体重为 70 千克,已超重。如果体重为 80 千克,医生就会诊断为轻度肥胖症,因为实际体重与标准体重相比已经超过 20%。如果超过标准 40%,则为中度肥胖,一旦超过 100%,则属重度肥胖。

引起肥胖症的原因是什么呢?

从内因来看,是遗传因素和内分泌改变。这种原因引起的肥胖从小就已开始。从外因来看,则是饮食过多,活动过少。这种原因引起的肥胖大多从中年开始,近年在青少年和儿童中也明显增多。

现在人们上班时在电脑面前坐得多,下班后在电视机前坐得多,出外办事又坐车多,即使上楼也要靠电梯,公务繁忙又无暇顾及体育运动,体力活动如此之少,而饮食、零食则又吃得多,油多、糖多、盐多,结果,就是肥胖的人多。

怎样治疗肥胖症呢?

肥胖症的治疗,主要有三种:一是节食加运动;二是药物治疗;三是手术治疗。

当然,首选的疗法是节食加运动。节食的目的是控制总热量,使进食的热量低于消耗量。在饮食的结构上,一是要限制脂肪,不吃动物油,植物油也要少吃,含脂高的肥肉要尽量少吃,动物内脏和海鲜也应限制。二是要限制糖类,不仅米面等主食要限制,对糕点零食及啤酒也应避免。三是要增加富含粗纤维的食物,多吃一些绿色蔬菜。四是适当增加酸奶等蛋白质食物。

与节食紧密配合的就是增加运动量,要多动少坐,也不宜多睡。每天坚持快走锻炼一小时,或慢跑半小时,最好能出一身汗。

要认识到肥胖症是一种慢性病,减肥治疗也是一个长期过程,急于求成不可能。每月能减重 1~2 千克,在 1~2 年内减重 5%~15%就较为理想。

如果单用节食+运动的办法效果不好,可以再加上药物治疗。减肥药物主要从两个方面发挥作用。一方面是通过抑制食欲和增加食物从肠道排泄而达到减少食物摄入的目的。另一方面则是增加能量的消耗和影响营养物质的分布和代谢。药物毕竟有副作用,不宜长期使用。

对上述措施仍然无效的重度肥胖症,又明显影响患者生活的,可考虑吸脂、切除脂肪等手术治疗。这是治标不治本的办法,并不能减少内脏脂肪,也不是均衡减少全身脂肪,所以手术治疗要严格选择适应症。

采用以上三种治疗方法,对于减肥虽有一定效果,但对于减少与肥胖相关疾病的发病率和死亡率效果都不很明显,所以预防肥胖症的发生远比治疗肥胖症更为重要。

由此可见,对于肥胖,要有一个明确的认识,它是一种危害很大的慢性病,既然是病,贵在早防,这就要从娃娃抓起,青年发胖、中年发胖都应及早预防。

(马有度)

减少收入　增加支出
——防胖减肥的妙诀

肥胖的人,有什么不好呢?

胖人体重,行动不便,特别怕热,动则多汗,有苦难言。肥胖更大的危害,一是多病,二是短命。

第一,胖人多病,司空见惯。肥胖的人,脂质代谢紊乱,最易血脂高、血压高、动脉硬化;冠状动脉硬化可致冠心病,脑动脉硬化容易脑梗塞、脑溢血。胖人又易患肝胆病,因脂肪肝而肝硬化,由胆囊炎而胆石症。特别是糖尿病,胖人患病的机会要比常人高出4倍以上。

第二,胖人短命,屡见不鲜。俗话说得好:"腰带越长,寿命越短。"自古就有"千金难买老来瘦"的说法,说明瘦者寿长,胖者短命,从古到今无不如此。究其原因,肥胖引发的高血压、冠心病、脑中风、糖尿病都是人类致命的杀手。

胖人有这诸多的不好,那么应当怎么办呢?

无非是两条:一是未胖先防胖,二是已胖快减肥。防胖也好,减肥也罢,单靠什么减肥食品、减肥妙药是无济于事的。即使是真正的优质产品,也只是起点辅助作用而已。倘若遇上假冒伪劣或是无限夸大功效的产品,要么花冤枉钱,要么腹泻伤身,要么引起厌食症,更是悔之晚矣!

科学地防肥、减肥,通俗地说就是八个字:"减少收入,增加支出。"

"减少收入",就是古人所说的"饮食有节"。早在春秋战国时期,《管子》就把饮食没有节制列为损人寿命的一大危害。明代的敖英还列举饮食过多的五大危害:一是使大便增多,二是使小便增多，三是影响睡眠，四是使身体肥胖沉重，五是引起消化不良。饮食过多，多余的热量便会转化成脂肪，天长日久，脂肪大量堆积，就会导致身体肥胖。如果又是肥胖体质的人，则肥胖就会更加严重。这种由饮食过量引起的肥胖，称为过食性肥胖，也叫滋养性肥胖。而这种饮食不节引起的肥胖，除了饮食的数量过多之外，还与饮食的结构不当有关。偏嗜油腻食品的人，喜欢吃糖和甜食的人，尤其容易导致肥胖，所以古代医家一再告诫，不仅要节制食量，而且切忌偏嗜肥甘甜腻之品。由此可知，"减少收入"是防胖减肥的第一妙诀。

"增加支出"，是防胖减肥的又一妙诀。增加支出，就是通过体力劳动和体育运动以增加肌体的消耗，避免体内的热量过剩而转化成脂肪堆积发胖，又可使胖人体内的脂肪转化成热量以供体力劳动和体育运动的需要，从而达到减肥的效果。

增加支出，要经常体现在日常生活之中。在家多动筋骨多劳身，切忌久坐久卧不动身；出门多走路少乘车，进楼多登楼梯少电梯。尤其重要的是，坚持运动，持之以恒，所以《健康长寿七字歌》开头第一句就是"经常运动防肥胖"。

（马有度）

（五）癌　症

癌症从何来　养生早防癌

癌症，自古有之。最初不叫癌，称为瘤。早在殷墟甲骨文上就有"瘤"的记载，至今癌症仍称恶性肿瘤。

在中医学里，癌与岩相通。因为癌症肿块十分坚硬，就像岩石，而且肿块的上面突起而下面根深，又像岩穴。宋代《仁斋直指附遗方论》有一段非常形象的描述:"癌者上高下深,岩穴之状,颗颗累垂,毒根深藏,穿孔透里。男则多发于腹,女则多发于乳。"说明早在宋代,腹腔肿瘤和乳腺癌已很常见。

为什么人会患癌呢? 中医学概而言之是"内虚外侵"。人体正气先虚,外邪乘虚入侵,日久天长,就形成状如岩石的坚硬包块。早在2 000多年前的医学经典《黄帝内经》中就指出,癌瘤是正虚邪入,"凝结""聚居"所致。

现代医学的研究也表明,包括生活方式在内的后天环境因素和先天的遗传因素,是癌症发生的两个方面。癌症的遗传因素只是遗传癌症的易感性,并不会直接遗传癌症,只有在先天遗传易感性与后天致癌因素双重作用下才会患癌。而种种外界致病因素虽然可以诱发正常细胞演变为癌细胞,但人体并不一定患癌,只有人体免疫功能受到损害时才会形成癌症。人体正气充足,免疫监视功能就像持抢的哨兵一样,可以及时发现识别癌细胞,加以抑制,进行杀灭。而一旦人体正气不足,免疫功能低下,癌细胞就会乘机大量增生,泛滥成灾。

要想预防癌症,无非就是两手:一手是防范避邪,尽量减少致癌因素的侵犯。另一手就是注意保养正气,不给癌邪以可乘之机。防范避邪也好,保养正气也好,都应从日常生活的细节做起。

在第12届国际癌症大会上,一位美国专家强调"80%的癌症来自我们呼吸的空气、喝的水和吃的食物。"在第17届国际癌症大会上,一位英国专家大声疾呼:"生活方式比任何外界的致癌因素都更重要。"

癌从口入 由于饮食不当而吃出来的癌症最为常见,欧洲10个国家围绕50万人的生活方式进行调查,得出的初步结论是1/3癌症的起因与饮食有关。也有专家估计,多达40%的癌症是由饮食不当引起的。

腌制食品,如像腌肉、咸鱼、咸菜、酸菜,自古就是许多人爱吃的传统食品。而这些食品都含有致癌物质——亚硝胺，过多食用腌制食品就会增加患食管癌、胃癌、鼻咽癌的机会。腌制食品很咸，而吃盐过多也会增加诱发胃癌的风险。

传统的油条、油饼等油炸食品，现代流行的炸鸡及种种烧烤食品，都含有致癌物质——苯并芘，过多食用油炸烧烤食品就会增加患癌的机会。

最容易使人忽视的是比较隐蔽的霉变食品。在温湿地带所产的玉米和花生，有时还未采收即已霉变，而霉变的玉米和花生所含的黄曲霉毒素，是一种很强的引起肝癌的致癌物质，所以我国以玉米为主粮的农村地区患肝癌的人更多。我国福建的肝癌患者也较多见，可能与喜食花生浆等花生制品有关。

走进超市，五颜六色的各种食品和饮料，琳琅满目。这些饮食由于含有各种色素、调味品、防腐剂等添加成分，也会使人增加患癌的机会。

上述种种传统的和现代的食物和饮料，当然不是不能吃，而是不能多吃，而应当多吃的是新鲜的黄绿色蔬菜和水果，应当多喝的还是白开水和绿茶水，因为这些饮食有助于降低多种癌症的发病率。

癌从鼻入　经鼻吸入污染的空气，也是引起癌症的重要诱因，世界各地肺癌发病的增多，就与空气污染息息相关。近年发现住进新近装修的新居，由于装修材料中的甲醛等致癌物质污染室内空气，也是白血病等癌症增多的重要原因。某儿童医院血液病研究所10年内收治的1 800多名白血病患儿中，有46.7%的家庭在发病前的半年内进行过装修。癌从鼻入的最大污染源就是吸烟。肺癌、舌癌、喉癌、食管癌、胃癌、肝癌、膀胱癌、宫颈癌都与吸烟有关。烟草燃烧后可以释放出多环芳烃、苯并芘、亚硝胺等致癌物质。吸烟不仅危害自己，也会危害他人，所以在公共场所吸烟都是害己又害人的不道德行为，因此许多国家都规定严禁在公共场所吸烟。

癌从心入 中医学强调"心主神明",十分重视"七情致病",心情不好、情绪不良是诱发癌症的又一重要原因。古往今来的大量事实证明:"心情不好,癌症来找。"现代都市人癌症发病率的增高,特别是癌症的年轻化趋势,就与心理压力过重、情绪不良密切相关。现代都市人的生活节奏越来越快,心理负担越来越重,担心的事情越来越多。升学、就业、晋级、加薪等激烈竞争,导致精神紧张;恋爱受挫、婚姻失败、交通事故、司法纠纷种种不良刺激使人情绪压抑,心境难平,焦虑烦躁,抑郁寡欢,甚至悲观失望。这样一来,也就给癌症的侵入大开方便之门。

由此可见,预防癌症贵在早,既要避邪,也要扶正,防癌之道,也就是养生之道,务必从生活细节做起。特向大家献上一首《养生防癌诀窍歌》:

心地善良胸怀广,情绪乐观多欢畅。

亲朋好友聊家常,文娱活动要适当。

经常运动防肥胖,逍遥散步是良方。

起居有常睡得香,戒烟限酒绿茶良。

谷肉果菜讲营养,多醋少盐少脂肪。

腌熏烤炸少品尝,霉物切莫进胃肠。

（马有度）

癌症有信号　警惕贵在早

癌症之来,逐渐演变,要经过相当长的时间,而且有一个从量变到质变的过程,总会出现一些蛛丝马迹,只要我们留心,就可以尽早发现。

许多癌症,都会出现一些症状,就好像给人发出了信号,提出了警告,告诫人们要及时就医,明确诊断,尽早治疗。

早在 1972 年,世界卫生组织就提出癌症的八大警告信号。1985 年,我国肿瘤办公室又提出我国常见肿瘤的十大警告信号。

有些癌症,位置表浅,要么看得见,要么摸得着,只要注意观察,就能及时发现。

长在体表上的黑褐色素痣,如果出现明显的变化,迅速增大,颜色加深,溃破出血,渗液流出,都是预告癌变的信号。

长在口腔中的黏膜白斑,轻微隆起,略为发硬。如果隆起变得明显,又出现硬结、溃疡,或者长出颗粒状的肉芽,就要高度警惕是否癌变。

早期的乳腺癌,肉眼看不见,用手可能摸得着。许多乳腺癌患者,就是在睡觉、洗澡时用手扪乳而发现的。如果观察到乳头渗液、渗血,更应高度警惕乳腺癌的可能。

长在内部脏腑的癌症,虽然看不见、摸不着,但总有症状表现出来。正如中医所说:"有诸内,必形诸外。"

消化系统的恶性肿瘤,以胃癌最为常见。病人常常上腹饱胀,进食减少,吃东西无味,过去溃疡病有规律的疼痛变得没有规律,而且疼痛持续的时间长,通过进食和用药也不缓解,人的体重明显下降,这时就应想到是否患了胃癌。

结肠的下段是直肠,如果发生癌变,病人就会出现明显的下坠感,大便变细,排便不畅,大便带血但不疼痛,也可能出现像痢疾一样的脓血便,这时就应想到是否得了直肠癌,应赶快到医院看外科,医生带上指套,伸进肛门触摸就可初步判断是否得了直肠癌。如果癌变发生在结肠的上段和中段,病人常感右上腹痛和中上腹痛,由于肿瘤引起肠道变窄,大便也就变细,还可能出现顽固的大便秘结。

患有慢性肝炎和肝硬化的病人,如果出现右侧胸肋部持续的胀痛、锐痛,牵涉到右肩痛,腹部发胀,进食减少,消瘦乏力,甚至出现眼睛和全身皮肤发黄,就要想到是否患了肝癌。

　　泌尿系统的恶性肿瘤,以膀胱癌最为常见,突出的表现就是血尿,也有少数病人会在尿中排出烂肉样的组织,但并不出现排尿疼痛,只有在合并细菌感染的时候才出现尿频、尿急、尿痛等症状。所以,只要出现不痛的全血尿,就要想到有患膀胱癌的可能。

　　空气污染,吸烟泛滥,肺癌也就更为常见,呼吸道的症状是最为突出的表现。较长时间的咳嗽无痰,或者仅有少量的白色泡沫黏液痰,痰中带血或咯血,也常出现胸痛、胸闷和气短。原有肺气肿、慢性支气管炎的病人,如果由平时的轻咳变为剧烈的干咳,而且咳出血丝痰,更应高度警惕是否得了肺癌。

　　以上所述常见癌症的表现,有的看得见,有的摸得着,有的感受得到,都应该引起重视,提高警惕,尽早到医院去检查,如果排除了恶性肿瘤,也就可以放心,如果确诊为癌症,尽早治疗,效果更好。总之一句话:"癌症有信号,警惕贵在早。"

(马有度)

患癌色不变　笑对度人生

　　癌症,是危害健康的严重疾病,也是威胁生命的一大杀手,理应提高警惕,注重预防,力争早期发现,早期治疗。然而,有的人一说起癌症,就心情紧张,一旦患癌,更是"谈癌色变",恐惧慌乱。

　　其实,癌症哪有这么可怕呢? 既可以预防,也可以治愈,还可以带癌生存,活得有滋有味。1981 年,世界卫生组织就提出 1/3 的癌症是可以预防的,1/3 的癌症如能早期诊断是可以治愈的,1/3 的癌症是可以减轻痛苦、延长生命的。

　　随着医学的进步,癌症的治愈率正在不断提高,有些先进国家的平均治愈率已达 50% 左右,我国上海也已达到 40% 左右。疗效的提高,归功于两点。其一,得益于早发现、早治疗。许多乙肝病人都知道有发展为肝癌的可能，于是定期 B 超和检测甲胎蛋白，即使极少数人发生癌变，也能在小肝癌阶段就被发现。5%~10%的慢性萎缩性胃炎病人有演变为胃癌的危险，于是每年都做胃镜检查，也能早期发现癌变，癌症在早期即被发现，疗效当然大大提高。其二，得益于合理的综合治疗。手术、放疗、化疗、生物治疗、中医药治疗是当前治癌的五大法宝，只要合理选用，互相配合，疗效也就随之提高。

对于早期发现的癌症，理应集中优势兵力打一场"歼灭战"，及时选用手术、放疗和化疗，这是治疗癌症的"三板斧"。但是对于晚期癌症和已有癌症转移的患者，这"三板斧"砍下去，往往效果不好，甚至适得其反。一位晚期肺癌病人，勉强手术切肺之后，只活了三个月，如果不做手术采取姑息治疗，完全可以存活更长时间，而且不会活得那么痛苦难受。勉强的手术、过强的放疗化疗，其治疗强度超过了患者的实际需要，都属于"过度治疗"，这对于晚期癌症患者无疑是雪上加霜，不仅增加了医疗费用，而且伤害人体正气，增加患者痛苦，甚至造成人财两空，"人没有了，钱也没有了"。

比较明智的选择是采取扶正祛邪的办法，一方面重在保养，一方面对症治疗，做到"带癌生存"，让癌症患者与癌"和平共处"。这是一种务实的态度，也是晚期癌症提高生存质量的出路。要知道，对于晚期癌症来说，由于正气虚，体质弱，对手术、放疗、化疗这些攻击性疗法的承受力很差，而老年患者的癌瘤生长速度又比较慢，在这种情况下，与其杀癌不成，反伤正气，何不采取扶正祛邪的"拉锯战"，与癌"和平共处""带癌生存"呢？

抗癌战略一旦确定，抗癌战术必须紧跟。关键就是千方百计地扶助人体的正气，尽力调动自身蕴藏的抗癌潜力。

那么，究竟要采取哪些办法呢？

用西洋参泡水喝，用虫草炖鸭吃，服用一些贞芪扶正胶囊之类的补益中药，都有好处。然而，更为重要的是从日常生活的细节做起。

起居有常,生活规律,动静结合,适量运动,睡个好觉,特别重要。合理饮食,也很重要,既要保证营养充分,又要注意以清淡为主,新鲜的蔬菜水果必不可少,菜品的花样要尽量翻新,尤其要注意适合患者的口味,除了少吃辛辣不喝酒之外,忌口不宜过多,也不必拘于一日三餐,最好能少吃多餐。总之一句话,尽量让癌症病人吃得营养,吃得新鲜,吃得有味,吃得高兴。

扶助人体正气,调动抗病潜力,最为重要的就是信心足,心情好。中医学认为,心为"君主之官",心情的好坏对于疾病的恶化与康复,举足轻重,至关重要,正如《黄帝内经》所说:"精神内伤,身必败亡。"美国著名心理学家加德纳医生经过一系列的研究后告诉世人,精神是生命的支柱,怕就怕在精神上被摧垮。对于癌症患者来说,更是如此,一旦精神垮了,谁也救不了你。他认为,在美国死于癌症的病人中,75%都是被吓死的,其余的才是真正病死的。所以,要想"带癌生存",要想癌症康复,首先就要有信心,信心就是力量。

癌症病人重新飞上蓝天之类的成功典型,屡见报端,在我们身边抗癌成功的事例,同样屡见不鲜。在澳大利亚、加拿大、美国开展"默想治疗"帮助癌症康复收效良好,就是信心激发巨大抗癌潜力的生动体现。这种默想治疗由心理医生设计,让患者默默想象,暗示患者体内的防御军团奋起杀敌,白细胞正在围歼癌细胞,癌细胞正在萎缩,正在死亡。经过默想治疗,激发了抗癌潜力,奇迹果然出现,现实中的癌肿包块逐渐缩小,甚至完全消退。

抗癌要有信心,抗癌还要有个好心情。得了癌症,焦虑担心,这很自然。问题在于焦虑担心有什么用呢?许多癌症患者应面对现实,既来之,则安之,生老病死,在所难免,既然患癌,顶多不过一死,如果人不怕死,又有啥可怕的呢?何况怕也没用,不如活一天就算一天,活一天就高兴一天。这样一想,便豁然开朗,愁眉得舒展,笑口也常开,心情一好,睡得安稳,吃得香甜。这样一来,人体的抗癌潜能也就充分调动起来,癌细胞也就很难在体内横冲直撞,一位抗癌明星说得好："癌症像弹簧，你强它就弱，你弱它就强。"自从德国医生报告首例癌症患者未经治疗而自行痊愈以来，迄今见诸医学文献报告的癌症自愈者已超过1 000例，这些幸运儿有一个共同特点，就是信心很足，心情特好。美国癌症协会对176例癌症自然消退的病人进行了长期的观察，发现其中大多数人性格开朗，喜欢运动。初步研究表明，人体免疫力的增强，是癌症自然消退的主要原因。

不幸患癌，一定要冷静对待，积极治疗，合理营养，适量运动，特别要调整好心态，信心要足，心情要好，尽量做到"谈癌色不变，笑对度人生"，不幸也就可能转化为幸运。癌症朋友，祝您好运！

（马有度）

癌症康复话饮食

癌症是一种慢性的消耗性疾病，会耗掉人体的营养，时间一长，病人就会营养不良，晚期的癌症病人更为突出，越来越消瘦，中医称为"失荣"，西医称为"恶病质"。所以，无论早期或者晚期的癌症病人，都要想办法得到全面的营养供给。对早期的病人有助于康复，对于晚期的病人，有助于延长生命，改善生存的质量。

无论什么癌症病人，只要保证他的合理营养，就能扶助正气，对抗邪气，促进康复。早在2 000多年前，《黄帝内经》就有一句名言："谷肉果菜，食养尽之。"这是说，治疗病症不仅要靠药物，还要配合饮食调养。对于癌症病人来说，做好饮食调养，尤其重要。

我的建议就是做好"四个要"：

第一，要合理搭配；

第二，要少量多餐；

第三，要容易消化；

第四，要变换花样。

我们先说合理搭配。还是《黄帝内经》说得好，就是四个字：谷、肉、果、菜。这个谷字，就是米呀、面呀这些谷物粮食，提供碳水化合物保证热量。这个肉字，就是鸡鸭鱼肉，保证蛋白质和脂肪的需要。这个果和菜，就是水果和蔬菜，是保证维生素、纤维素的需要。这谷肉果菜之中，都含有矿物质，再多喝些水，这样搭配起来，癌症病人必须的七大营养素，就能够全面保证，哪一样也不会缺乏了。

牛奶和鸡蛋，可以包含在"肉"字之中，鸡鸭鱼肉牛奶蛋，都属于荤食，豆浆这些豆制品，可以包含在"谷"字里边。米面果菜和豆制品都属于素食。这饮食的合理搭配呀，关键就在于荤素搭配！

癌症病人，消化功能减退，所以要吃容易消化的食物，最好采取少量多餐的吃法。癌症病人，往往食欲不佳，所以还要特别讲究。

烹调技巧，变换花样，投其所好。烹调讲究色香味，颜色要好看，气味要芬香，味道要鲜美。就拿颜色要好看来说，首先得看光泽，绿要绿得翠，红要红得艳，所以绿色蔬菜不能久炒久煮，红色的番茄不能过早下锅。颜色要好看，搭配还要巧妙，炒肉丝放上青海椒，蒸鸡蛋撒点绿葱花，烧青豆配上西红柿，煮青菜配上白豆腐。这样的菜品，色香味俱佳，可以改善食欲，打开胃口，保证营养。我还要特别强调一点，病人平素喜欢吃的菜品，可以多吃几次，这就叫投其所好。当然，也不能老吃那几样，一定要想方设法，变换饭菜的花样，尽量让病人吃得香，才能保证营养。

张悟本写了本书叫《把吃出来的病吃回去》，里边说生吃苦瓜、萝卜、长条茄子，大量喝绿豆汤，就治好了癌症。这种说法太荒谬！

首先，我们中医治病，"以药治为主，以食疗为辅。"吹嘘食疗就能取代药疗，实在荒谬。这个冒充的"养生专家"，开出的所谓"万能食疗方"，说什么每天喝几斤绿豆水，不仅能治近视眼、高血压、糖尿病，还能治好癌症，这简直是胡说八道。我这里要特别强调一点，饮食疗法，只是配合癌症治疗的一种辅助治疗。吹嘘萝卜、茄子、绿豆就能治好癌症,误导病人,耽误治疗,危害不小。

中医治癌,讲究药疗、心疗、食疗、体疗"四疗"配合。对于食疗,要根据不同的病情,采用适合的食疗,对于促进癌症的康复,确实很重要。适当吃一些有一定抗癌作用的食物,比如苡仁、红薯、莴笋、竹笋、平菇、猴头菇都可以。如果把这些食物巧妙配合,做成可口的饭菜,丰富癌症病人食谱。我介绍几种,供大家参考。

①苡仁、红薯煮粥,看起来白里透红,吃起来,香甜可口,又容易消化,既可当点心吃,也可作为一次正餐。

②竹笋平菇烧鸡:取平菇60克,竹笋600克,乌骨鸡200克,先用植物油炒一下,再用文火烧熟,就成为一道营养丰富、有助抗癌而且鲜美可口的菜肴。

③凉拌芦笋:把新鲜的芦笋煮熟后,再凉拌着吃,清香可口,又可增加一种有助抗癌的小菜。

④红白四味羹:用白色的苡仁和银耳,再配上红色的红枣、红枸杞熬熟成羹,颜色好看,味道香甜,既富营养,又有助于抗癌。

这些简单的食疗方,癌症病人可以根据自己的病情来选择使用。

(马有度)

第八板块

医药趣话
Yiyao Quhua

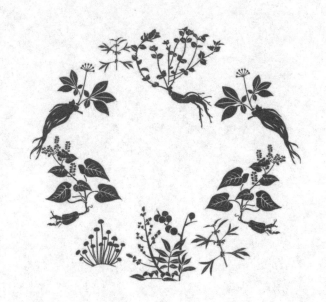

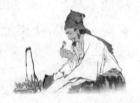

（一）医中趣话

杏林春暖的故事

三国时期，江西有位名医叫董奉，长期隐居在风景秀丽的庐山。他不仅医术精湛，而且品行高尚，为人治病，不取任何报酬。但有个简单的要求：凡重病好了的，要在他的园子里栽种五株杏树；轻病好了的，只栽种一株。就这样，年复一年，患者栽种的杏树竟达 10 万余株，嫩绿竞秀，郁郁葱葱，红杏累累，结满枝头。董奉便在茂密的杏林丛中建起一座装粮食的仓库，并广贴告示说，有买杏者，不需付钱，只要拿来谷子，倒入仓中，即可摘杏子回去。一时间，董奉以杏换得的谷子，堆积满仓。他每年用这些谷子救济老弱病残者以及平民百姓，受济者一年达两万余人。那些得到董奉救济的人，对此非常感激，便送他一块"杏林春暖"的匾，以示谢意。这一医林美事，被后人称为"杏林佳话"，广为传颂。也有人赞之为"誉满杏林"。后来，人们即以"杏林"一词来代表祖国医学的荣誉和治病救人的美德。

据传说，董奉房前屋后那漫山遍野、茂密苍郁的杏林，经常有活蹦乱跳的野生动物出没，甚至连老虎也时常光顾，嬉戏取乐。一次，只见一只老虎张着大嘴来到董奉药店门前，过往众人见状纷纷惊慌躲避，董奉也吓出了一身冷汗，急忙紧闭店门。但久而视之，老虎并无伤人之意，只是大张其口不肯离去。董奉隔着门缝仔细观察，发现老虎喉咙中卡着一块骨头，于是冒着生命危险，从虎口中取出了骨头。老虎为报答董奉的救命之恩，便忠实地为他看护杏林。一天，一个投机取巧的年轻人来到林中，只往粮仓里倒了很少的谷子，却摘了满满一篓杏子。这时守护杏林的老虎,见他以少取多,便吼着追了上去,吓得那年轻人像掉了魂似的拼命逃命,结果跌倒在地,杏子也撒了一地。回到家里一看,只见背篓中摘的杏子和他倒入粮仓里的谷子一样多,方才恍然大悟,悔恨自己不该贪占便宜,多拿杏子。这就是"虎守杏林"的典故。

（宁蔚夏）

百姓心中的名医"药王"

陕西耀县东边的"药王山",郁郁葱葱,人流如潮。一年四季游客不断,千百年来一直如此。难道这里风景独美,还是有名胜古迹?论风景,陕西境内它不及华清池,更不如华山;论古迹,它不如大雁塔,更不如兵马俑。那为何这里人流如潮呢?原来在那密林深处的药王庙里有位骑在虎上的药王,人们是专程来朝拜药王的,而不是来游山玩水的。

药王的真名叫孙思邈,是唐代著名的医药学家。他不仅医术高明,而且学识渊博。可是他不愿做官,而甘愿上山采药,走村串户为老百姓诊病疗疾。早在隋文帝时,皇帝下旨,召他为"国子博士",他称病不去赴任。唐太宗李世明也慕他才学,特派使者前来请他去京城长安相见。鉴于李世明是一代英明君主,他不便推辞,只好随使者前往,但唐太宗要封他官爵留在皇宫时,他却拒绝接受。后来唐高宗又派人来接他进京,赐以宝马和鄱阳公主的豪宅,还封他为"谏议大夫"。他却不为高官厚禄所动,愿以山林为家,鸟兽为伍,百姓为友。所以不但老百姓爱戴他,尊称为"药王",就是鸟兽对他也服服帖帖。

孙思邈年逾70,仍背着药囊,翻山越岭为农民看病。一天他路过一个山冈,见路边卧着一只白额大虎,他不禁倒退了几步,吓出一身冷汗。可是那虎并不张牙舞爪向他扑来，而是眼泪汪汪地看着他，又向他摇尾点头，好像是在乞求他。于是他大着胆子走近老虎，老虎纹丝不动，闭着双眼，等待他的到来。原来老虎生病了，拦路而卧是求他看病的。孙思邈像对待病人一样，扳开虎口看舌苔，发现一块骨头卡住了虎牙，舌苔很厚，说明老虎肠胃有病。于是他用力从虎牙中拔掉了那块骨头，又从药囊中取出药粉倒入虎口。原本准备自己喝的葫芦水，也灌进虎嘴里。一会儿老虎就恢复了常态，不停地向孙思邈跪拜。他立即挥手止住，对老虎说："如果三天后，你的病还没好，仍在这里等我，再给你药吃。"

三天后，孙思邈备好药囊，正准备去给老虎看病，听到门外有来回走动声，打开门看，正是那只白额大虎。孙大夫非常高兴，立即取出药粉喂老虎。可是老虎紧闭着口，趴卧在他的脚下，不停地抬起脊梁。孙思邈好半天才明白，是老虎让他骑上的意思。便对老虎说："看来你的病好了，你回山林去吧。我写了《大医精诚》告诫自己，不能索取病家财物，我怎么能骑你呢？"可是一连几天，这老虎都趴在孙思邈门前，不吃不喝，无可奈何，他只好骑上。从此，骑着老虎上山采药，下村治病。这就是药王山孙思邈骑虎塑像的由来。

孙思邈在医术上精益求精，积累了丰富的临床经验，而且有许多发明创造，促进了祖国医学的发展。70岁时他写下了《备急千金要方》，百岁时又写出了《千金翼方》。在针灸方面他首先提出了"以痛为俞"的"阿是穴"取穴法；他最先发明了葱管导尿的导尿术；发明了用羊靥（富含碘的羊甲状腺）治疗地方性甲状腺肿；发明了用动物肝（富含维生素 A）治疗夜盲症；发明了用谷糠（富含维生素 B_1）治疗因维生素 B_1 缺乏的脚气病。他尤其重视妇幼保健，对妇儿科疾病有一整套的防治方药。

特别值得一提的是，孙思邈开创了我国老年医学的先河。他首先提出的《养老大例》和《养老食疗》，创造了我国粗具规模的老年医学体系，比西方罗杰·培根《老年人的治疗》早600余年。

千百年来,孙思邈深入人心。所以,许多老百姓在神龛上供奉那骑虎的药王。

(刘正才)

拜师成名的"天医星"

学中医的人,都知道著名医家叶天士,而且还将他的《温热论》作为必修的经典著作。高明的临床医生案头还常置一部《叶天士临证指南医案》,以便随时参考。

叶天士声名如此显赫,成为一代宗师,难道他是生而知之的"天才"?非也,叶天士也是个普通的人。他6岁开始上学,白天在学堂攻读四书五经,晚上父亲教他学习医书。可在14岁时父亲突然去世,但他已经打下了深厚的文化基础和中医学基础,精通诸子百家、《内经》《难经》《伤寒论》,而且可以独立诊病处方。亲朋要他坐上父亲生前的位置开业行医,他却认为自己虽然书本滚瓜烂熟,但缺乏实践经验,便拜父亲的徒弟朱先生为师。跟师学满三年,17岁时才挂牌行医。行医期间只要听说哪里有名医,不管路途遥远都要去拜名医为师,四五年间,先后拜了17位老师。即使不是名医,只要有一技之长,他也不耻下问,甘当小学生。

一天他母亲病了,卧床不起,高烧不退,汗出不止,烦躁口渴,不断叫着要水喝。他急得像热锅上的蚂蚁,围着药房团团转。他想用有石膏的"白虎汤",但母亲年事已高,身体虚弱,如何经受得起这寒凉重剂?考虑再三,总是下不了决心。他忽然想起,隔壁住着一个乡间医生。此人虽默默无闻,找他看病的人很少,但却善用猛药,颇有胆识,于是叶天士登门请教。乡医见大名医上门,急忙让座看茶。叶天士说明来意后,乡医笑着说:"因为是你母亲你才下不了手,其实《内经》说有病则病受,何伤身之有?"叶天士听了,十分感激，当即拜谢。回家就立刻给母亲服用白虎汤，果然一剂药就使母亲烧退神清了。从此大名医拜乡土医为师便被人们传为佳话。

叶天士30岁时就名噪大江南北，声震朝野内外。乾隆年间道教教主张天师奉旨进京，途经苏州，饮食不洁，患了上吐下泻之病。皇帝速派御医前来诊治，见其奄奄一息，御医不敢下药，认为已病入膏肓，无法挽救。叶天士仅用两剂药就将张天师从死亡线上拉了回来。张天师感激涕零，惊赞叶天士是"天医星"下凡。从此，叶天士的苏州诊所不但门庭若市，车水马龙，前来拜他为师者也络绎不绝。可他并不以"天医星"自居，虽已为人师，仍不忘拜他人为师。

一天，一位进京赶考的书生，请叶天士看病。叶天士察颜观舌诊脉之后说："你现在患的是伤风感冒，两剂药便可治愈，但你还患有当年司马相如得过的'消渴'病，我却无治这病的良方，还是回家好好调养吧。"叶天士想，这病不出半年就会津枯液竭而死，所以劝书生不要赴京赶考。书生想到，我十年寒窗在此一举，怎能轻易放弃。于是依然乘船赴京，途经镇江金山寺，得知有一老和尚医术高超，便上寺求治。老和尚也说他患了消渴病，可去大安镇买几筐金梨，天天当饭吃，一路吃到北京。书生坐的船沿大运河走了两个多月才进京，也就吃了两个多月的金梨。一年以后，书生回到苏州再来看望叶天士，叶天士大吃一惊，这位书生居然还活着，而且病全好了。问起缘由才知是老和尚之故。于是他立即关门停诊，扮成书生模样，改名换姓，前去金山寺拜老和尚为师。他劈柴做饭，洒扫庭除，干一般徒弟的杂活。对老和尚端茶送水，毕恭毕敬，给老师一丝不苟地抄处方。一天老和尚出门去了，来了位虫积腹痛的病人，病情很急，等不到老师回来，他便自己给病人开处方。老和尚回来从处方上看出了他就是大名鼎鼎的叶天士，非常感动，遂将自己平生所学，毫无保留地传授给了这位不平凡的弟子。

正由于叶天士虚心好学,集众家之长,建立起温病学的卫气营血辨证施治体系,而成为万人景仰的一代宗师。

(刘正才)

吃姜不老的和尚

苏东坡不但是北宋的大文豪,对养生医药也很有研究。他与当时颇有科技知识的沈括合著了《苏沈良方》一书,开篇就与他的弟弟苏辙大谈养生之道。后人还将他有关养生的遗文汇集成了《东坡养生集》。这本书记载了苏东坡拜访净慈寺和尚聪药王的故事。

苏东坡在杭州为官时,非常赞赏西湖之美,曾做诗云:"水光潋滟晴方好,山色空濛雨亦奇。欲把西湖比西子,淡妆浓抹总相宜。"这西湖之秀丽有如国色天香的西施,但由于湖面辽阔,游人很难投入她的怀抱。苏东坡便率领民众修起了一条横跨西湖的苏堤,与白居易的白堤交相辉映,成为西湖一道亮丽的风景线。

一天,苏东坡独自一人便服游览西湖,他漫步在苏堤上,见百姓扶老携幼,来来往往,熙熙攘攘,心里十分高兴:总算给老百姓办了一件实事。只听百姓们交口称赞:"苏大人为官钱塘(即杭州),造福西湖,利在千秋。只可惜像他这样的好官太少了!"他感到惭愧,觉得人生短暂,能做的事太少了。猛然想起不远处的净慈寺有位寿高体健的和尚值得拜访。放眼望去,那净慈寺掩映在"接天莲叶无穷碧,映日荷花别样红"的湖光山色之中。不知谁走漏了消息,净慈寺的和尚早已列队在山门外恭候苏大人的到来。苏东坡挥手致意道:"各位不必拘礼,我今天是因私事前来拜访老方丈的,请各位自便吧。"于是方丈将苏东坡迎进禅堂,小和尚端来西湖龙井茶。苏东坡一边喝茶,一边问方丈:"听说你这里有位寿高身健的高僧,可得一见否?"方丈命小和尚叫来。只见那位高僧步履矫健,胸挺腰直,面色红润,目光炯炯,看上去不过四十来岁。方丈介绍说:"这就是人称'聪药王'的本寺制药僧,前来拜见苏大人。"苏东坡忙起身让座,双手合十虔诚地问道:"久闻高僧身健寿高,今得一见,果然名不虚传。请问贵庚几何,何以如此不老?"聪药王顿首言道:"贫僧今年八十有五,四十岁时身体肥胖,臃肿不堪,步履艰难。后得一方做成乳饼,连吃四十余载,所以不老。"苏东坡问此方可得闻乎,乳饼如何制作? 聪药王道:"苏大人造福民众,贫僧要将此方献给大人。此方只一味生姜,把姜捣烂,绞取姜汁,盛入瓷盆中,静置澄清,除去上层黄清液,取下层白而浓者,阴干,刮取其粉,名为'姜乳'。一斤老姜约可得一两多姜乳,用此姜乳与 3 倍面粉拌和,做成饼蒸熟即成。每日空腹吃一二饼。我连吃 1 年就轻身体健了。后来遁入山门,我也日吃不断。看来姜乳饼将伴我终生。"

苏东坡拜谢了聪药王回到府上,心想姜乳饼制作较繁,加之他自幼生长在四川眉山,吃惯米饭,不喜面食。于是他在公务之余又遍访民间,终于搜集到以生姜为主药的"驻颜不老方"。他很欣赏此方,曾做诗道:"一斤生姜半斤枣,二两白盐三两草,丁香沉香各半两,四两茴香一处捣。煎也好,泡也好,修合此药胜如宝。每日清晨饮一杯,一生容颜都不老。"此方煎水喝或泡开水当茶喝,制作简单,服用方便,容易长期坚持。更重要的是本方配伍全面,大枣滋补脾胃,生姜除湿健胃,诸香药行气活血,又有盐的解毒,甘草的调和,久服无副作用。特别适宜于肥胖胆固醇高的人常吃。

现代研究,生姜含姜辣素、姜酮、姜酚以及维生素 C 等成分。有祛风寒、健胃、化湿、祛痰、化油腻、降血脂、减肥等多种功效。姜还有类似阿司匹林溶血栓、抗血凝的作用,而无阿司匹林伤胃的副作用。

(刘正才)

医苑笑林拾遗

——如此郎中　某县城,一个刚开张的铺面前响起了劈劈啪啪的爆竹声,引得过往行人侧目相看。只见门前立一招牌,上书"专治铁(跌)打损伤"。一位略通岐黄之术的过路人见状,不禁心头一怔,忙上前讨教:"请问这儿能不能治铜打损伤?""治呀! 怎么不能治? 不光是铜打的,这儿什么打的损伤都可以治。"坐堂先生起身笑脸相迎。过路人瞪眼回应:"不对哟,这儿不是写着'专治铁打损伤'吗?"

——如此药工　某中药材公司一位药事人员,草拟了一份中药材生产发展计划,内容有扩大种植面积、提高单位面积产量的,有变野生动物、植物为家养、家种的,有保护野生资源禁止乱砍滥伐和乱捕滥杀的,等等。审阅人一览发现,文中"动物类"栏目下,名为紫河车的中药,被列入"野生变家养",并叙述"一年试养、两年繁殖、三年收获"的计划,不禁愕然。原来紫河车乃妇人分娩时的胎盘,岂有野生、家种之分,又如何野生变家养? 怎能试养、繁殖、收获?闻者皆捧腹大笑。审阅人遂批曰:"野生家养紫河车,无知荒唐出笑话。"

——如此官吏　"文革"期间,国外一医药代表团到上海参观访问,一位靠造反起家的负责人前去接待。代表团团长说:"贵国李时珍在中医学上的贡献真是了不起……"这位负责人马上起身问翻译:"李时珍同志来了没有?"翻译听后愣了一下,忙向他连连摆手,示意李时珍是位古人,早已去世,叫他不要再提了。可是这位负责人反而会意地说:"噢! 没来,快用小车去接!"翻译急得直搔头皮,忽然灵机一动,打岔说:"啊,他在理发,一时来不了。"然而,这位不学无术的负责人却十分威严地说:"不行,叫他马上来。"翻译实在无可奈何,只好凑到这位负责人身边,悄声说:"李时珍是明朝人……"没等翻译说完,这位负责人就急不可待地说:"明朝不行,一定今朝来!"

(宁蔚夏)

(二)药中趣话

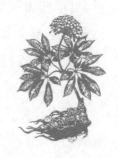

一两黄芩救人一命

俗话说:"良药苦口利于病。"这话不假,确是经验之谈。苦参治湿疹,黄连治痢疾,栀子退黄疸,胆草泻肝火,大黄通大便,都是苦药治病的例子。

黄芩,也属苦味药,但苦而不甚,而且产量高,价低廉,用途相当广泛,疗效尤其佳良。就是这味黄芩,还救过一位伟大医药学家的性命。

李时珍年轻的时候,得了咳嗽病,很长时间都没有治好。到了夏天,病情进一步恶化,发展到每天吐痰一碗,而且发烧不退,皮肤好像火燎一样,口渴得厉害,烦躁不安,吃不下饭,睡不好觉。先后吃过发表退烧的药,润肺清心的药,清热化痰的药,不仅没有效果,病情反而越来越沉重,人们都认为他活不成了。

李时珍的父亲李言闻也是一位有名的医生,看见儿子这种状况,焦急万分。后来,他突然想起金元时期的名医李东垣的经验:治疗咳嗽身如火燎、烦渴多饮、白天病重的肺热病人,单用一味黄芩煎服有效。于是赶忙取来黄芩一两,加水两盅,煎成一盅,让李时珍一次喝下。第二天,果然身热退去,咳嗽痰多等症状也明显减轻。经过一段时间的治疗调养,李时珍康复如常。于是"一两黄芩救人一命"便传扬开去。后来,李时珍在《本草纲目》中深有感慨地说:"把药用到最紧要的地方,就像鼓碰到鼓槌一样,马上见效。医生治病的奥妙,就是这样啊!"

直到现代,中医仍然把黄芩作为治疗肺热的关键药物。肺热咳嗽,可单用黄芩煎服;上呼吸道感染、急性支气管炎、急性扁桃体炎,只要医生辨证属于肺热,使用黄芩均有良效。

黄芩不仅擅长清肺热,也能清泻胃肠和肝胆的火热。用黄芩15克,煎水分两次服,可以治疗胃肠湿热型的急性细菌性痢疾。

高血压病人,中医辨证大多属于肝阳上亢,可单用黄芩30克煎水服用,清肝泻火。

为什么黄芩能够治疗这些疾病呢?原来黄芩具有解热、抑菌、镇静、降血压等多种药理作用。黄芩所含黄芩苷是它的主要有效成分。黄芩苷还有解毒、利胆作用,用来治疗传染性肝炎和胆道感染也有效果。

在古代,一两黄芩救人一命;在当代,善用黄芩屡治大病。

（马有度）

山药毒婆母 反而得孝名

从前,中原某地农村住着一户远近闻名的人家。这是一个三口之家,年长者是一位50多岁的母亲,由于丈夫早逝,她含辛茹苦把儿子养大成人并于年前为儿子办成了婚姻大事。看到小俩口和和美美,老母亲总算松了口气。谁知多年辛劳,积劳成疾,竟然病倒在床,而且一病不起。新媳妇才进门几天,就要侍候生病的婆母,心里不痛快,脸色更难看,还在新郎面前使性动气。新郎劝媳妇说:母亲得的是伤风感冒,几天就会好的。她老是个勤快人,病好以后就不用你洗衣做饭了,家务事她会全包了。可是三个月过去了,老母枯瘦如柴,下不了床,连说话也没有力气。常言道"久病无孝子",儿子也感到母亲是个拖累,媳妇更不耐烦,常常跑回娘家。儿子怕漂亮的媳妇飞了就安慰说:"看老母那样子,是快入土的人了,以后这个家就是我俩的天下。你耐心等几天吧。"这一等,半个月过去了,老母仍不断气。媳妇急了就去镇上找郎中,要一种药使婆母痛痛快快地死去,以免她活受罪。这位老中医一听十分惊讶。暗想人命关天,媳妇毒死婆母是要杀头的。一看这位媳妇满脸杀气,劝说是无益的。思考再三,便从药房提出一袋药放在媳妇面前说:"你将这袋药拿回家去,每次用一两,另加半两米煮成粥,一天吃三次。这一袋吃完,你婆母就升天了。"这女人一提药袋有十来斤重,着急地说:"你这一袋药要一个多月才能吃完,太慢了吧!"医生故作神秘地低声说道:"这事能急吗? 只有让她慢慢死去,大家才不会怀疑,你我才平安无事。"

媳妇心上的一块石头落下了,放心地按医生说的每天三次给婆母吃药粉粥。连吃半个月,婆母居然可以下床了;连吃一个月婆母面色红润,行动有力,还能做家务事了。逢人就夸奖她的媳妇,邻居们也夸奖她是百里挑一有孝心的好媳妇。夸得她不好意思,夸得她回心转意。从此,一家三口日子过得和和美美。

原来医生给的并非毒药,而是山药。山药打成了粉,神仙也分不清。她婆母积劳成疾,损伤脾肾,脾虚饮食难进,全身疲乏无力,肾虚骨软筋弱,所以长期卧床不起。山药健脾补肾,所以婆母吃了便一天天好起来。

山药是食、药两用之品,既可作饭菜,又可作药用。

山药是中医健脾补肾的佳品,现代研究山药含淀粉酶、维生素B_1,所以能健脾助消化。小儿、老人脾胃虚弱,消化不良,慢性腹泻,常以山药为主药治疗,多可收到满意疗效。

山药含蛋白质、氨基酸、糖类,所以能补肾补气。对于脾肾气虚的饮多、尿多之"消渴",单用做成糊糊吃,有一定疗效。今人用以治疗糖尿病,特别是中老年人的2型糖尿病,用山药50克与猪胰1具煮食,或用山药30克与枸杞子15克水煎服,都能取得较好效果。

山药还有增强免疫功能和抗疲劳的作用,所以现在用于治疗"疲劳综合征"。由于社会竞争激烈,工作压力大,患"疲劳综合征"的人也多,日本有"过劳死"者。用山药50克、党参30克、黄芪40克与鸡同炖,吃鸡肉、山药、喝汤,连吃10余剂,多可获效。

山药还有抗衰延年的作用。早在《神农本草经》中就将山药列为上品,强调"久服耳聪目明,轻身不饥,延年"。

山药还能使肥胖者减肥,消瘦者长肉,特别是身体消瘦、想丰满者,常以山药为主食或做成菜肴吃,可使枯瘦如柴者像杨贵妃那样丰腴动人。

(刘正才)

功力非凡的山药

在2016年巴西里约奥运会上。作为中华传统文化瑰宝之一的中医火罐在赛场内大大火了一把。许多不同肤色的运动员身上,打上了火罐这一"中国烙印"。这一护身法宝,驱使他们横扫千军,摘金夺银。其实,除了火罐还有一个带有中医原素的秘密神器恐怕鲜为人知,它就是辅佐牙买加选手在里约短跑赛场大放异彩的山药。

自从牙买加选手从美国选手中夺走"短跑王国"盛誉,并一直保持领先之后,人们便对这个加勒比海岛国投去了神奇的目光。究竟是什么成就了他们的奇迹,使他们成为难以逾越的超人?当然,黑色人种的天赋以及刻苦的训练,是最为基本的要素。除此还有什么呢?细究起来,那就是牙买加运动员神秘而又独特的饮食,其中首屈一指的即是餐餐不少的山药。尽管国人对它熟之又熟,但对它的底细却未必熟知。

山药原名薯蓣,唐朝唐代宗名李豫,因避讳改为薯药。到宋朝宋英宗赵曙讳薯,又更名为山药,即山中之药的意思。我国是山药的故乡,食用山药已有三千多年的历史,早在《山海经》中,即有薯蓣的文字记载。作为一种古老蔬菜,山药历来被视为价廉物美的补虚佳品,并作为历代皇室之贡品,备受人们称赞。宋人朱熹曰:"欲赋玉延无好语,羞论蜂蜜与羊羹。"陆游《服山药甜羹》诗云:"老住湖边一把茅爹。时沽村酒具山药。从此八珍俱避舍,天苏陀昧属甜羹。"

现代医学研究发现,山药不但含有丰富的淀粉、蛋白质、无机盐和多种维生素、烟酸、抗坏血酸、胡萝卜素等营养物质,还含有多种纤维素,以及胆碱、皂甙、糖蛋白、自由氨基酸、多酚氧化酶等有效成分。

山药中的黏液蛋白,可降低血中胆固醇,阻止血脂在血管壁沉积,保持血管弹性,防止动脉硬化。所含的多巴胺,又能扩张血管,改善血液循环。因此,山药对心血管系统具有良好的保健作用。

山药还含有大量的消化酶,能促进蛋白质和淀粉的分解,帮助消化,提高人体新陈代谢,减少皮下脂肪的沉积,避免肥胖,被称为"零脂肪主食"。

另据研究,山药还有调节代谢和内分泌、促进生长和骨质形成、增强免疫机能、清除自由基、抗疲劳、防癌、降血糖等多种保健功能,常食可健身强体,延缓衰老,是不可多得的呵护健康的"全能选手"。

山药亦谷亦蔬亦药,既能充粮又为佳蔬,还是滋补要药。山药入药始载于《神农本草经》,被列为上品。河南怀庆府(今博爱、沁阳、武陟、温县等地)所产质量最佳,习称怀山药。山药性平味甘,入脾、肺、肾三经,具有补脾胃,益肺肾的功效,食之能益气力,强筋骨,长肌肉,润皮毛,充五脏。

中医认为,肾为先天之本,脾为后天之本。肾主骨,主生长发育;脾主运化,主四肢肌肉。显然,这些都是一个优秀运动员必不可少的。其实,山药也是西非尼日利亚等许多国家的主食之一。众所周知,营养不如其他国家和地区的非洲选手几乎垄断了田径的中长跑项目,再加上牙买加的短跑,因此世界田径赛场上,每每上演"全场飞奔一片黑"的壮观场面。这不仅是山药的奥秘所在,也再次揭示了古老岐黄医学的前瞻性。可以认为,中医不仅是科学,也是科幻。

山药为薯类食物,尽管我国古代一直代粮,但随着人们生活的改变,现代却渐渐淡出餐桌,十分可惜。从黑人选手创造的奥运奇迹中不难看出,药食兼优的山药的确功力非凡,没有理由不让它重返餐桌。要想实现全面小康,全民健康务须先行,祈望国人能借助功力非凡的山药,打造强健身躯,向小康社会飞奔!

(宁蔚夏　王爱琴)

苡仁明珠冤案

东汉初年,有个叫马援的人,由于他长期驰骋沙场,战功赫赫,皇帝就封他为"伏波将军"。这位将军从小就有个嗜好,爱吃苡仁煮的饭。他认为他之所以身手敏捷而又力大无穷,就是因为常吃苡仁的缘故。

他62岁时,南方叛乱,皇帝召集群臣选大将率军平叛,他首先站出来争着出征。皇帝嫌他老了,他即要求皇帝面试武功。金殿之下他挥动百来斤重的大刀,就像唱戏的武生舞动木制刀枪,转动如飞,只见刀光不见人影。随即听他大叫一声:"谁要前来与末将比试?"众将官面面相觑,无人敢前去与之交锋。皇帝见他威风不减当年,便下诏命他率军南征。

　　马援率军昼夜兼程，餐风饮露，冒雨猛进，不久就到了南疆。他见这里丛林密布，气候炎热，山岚瘴气弥漫，很不利于北方来的军士。为了防止军士在这样的环境中生病，凭他多年征战的经验，命令各营煮食苡仁来预防。他知道山岚瘴气（包括今称的恶性疟疾）是湿热、暑湿为患，苡仁味甘性偏寒，既能健脾除湿，又能清热涤暑利湿。健脾就能扶正，扶正即可祛邪。但马援毕竟不是医生，他了解苡仁的药性，是因为他爱吃苡仁，经常询问医生得知的。军营里有位来自南方的军医向马元帅建议说："苡仁固然很好，若再加上青蒿煮粥，解除山岚瘴气之力更强，还能消暑止渴；就是染上了瘴气，也有很好的治疗效果。"马援采纳了军医的意见，传令各营照办！于是马援全军将士每天必吃几碗苡仁青蒿粥，作战期间无一兵一卒染上瘴气，连中暑的也很少。在战场上将士们奋勇杀敌，横枪跃马，威风凛凛，所向披靡，很快平息了南疆的叛乱。

　　马援见南疆的苡仁颗粒硕大，圆白如珠，比洛阳一带出产的好，就买了几车苡仁，准备运回京城做种子。马援率军放船漓江，见两岸山清水秀，便取一袋苡仁洒在岸边的山脚下，不少苡仁滚进了山洞中。当地人便将那座山称为"伏波山"，山里的洞称为"还珠洞"。那苡仁形似明珠，则取名为"苡珠子"。

　　马援得胜班师回朝，率军凯旋回洛阳时，达官显贵夹道欢迎，见车上装满了光闪闪、亮晶晶、圆滚滚的东西，都以为是珍珠。一个个窃窃私语，说马援发了战争横财。因为战功卓著，皇帝封马援为"新息侯"。从此，为忌妒他的人诬告他种下了祸根。

　　有一位叫梁松的人，纠集几个王公大臣，向皇帝告御状，说马援私吞战利品，价值连城的数车珍珠竟敢一粒也不上交国库。皇帝闻奏勃然大怒，立即革去马援"新息侯"的爵位。这就是历史上有名的"苡仁明珠冤案"。清代著名文史学家朱彝尊曾在诗中写道："梧桐夜语词凄绝，苡仁明珠谤偶然。"其实并非偶然，是封建时代官场腐败的必然。

　　汉代我国第一部药物学专著《神农本草经》将苡仁列为上品，说"久服轻身益气"。轻身，即减肥，包括美容。益气，就是增强生命活力，增加力气。《后汉书》载马援皮肤白皙，头发黑亮，眉目貌美如画，是当时有名的美男子。认为马援之美与他从小爱吃苡仁有关。日本人就喜欢用苡仁来减肥美容。日本学者认为，苡仁能促进人体新陈代谢，帮助脂肪燃烧，将多余的脂肪化掉。苡仁对皮肤还有美白作用，所以日本妇女常将苡仁30克煮汤代茶饮用，或将苡仁打成粉末，开水冲调成羹常吃。苡仁对影响皮肤健美的青年扁平疣也有很好的疗效。

　　现代研究，苡仁含苡仁酯，有抗癌作用。浙江研制成苡仁酯乳剂，用于治疗肺癌，有辅助治疗效果。苡仁酯既能杀灭癌细胞，又能提高人体免疫功能，兼能镇痛且无任何副作用。

（刘正才）

唐玄宗宠杨贵妃是"五子"惹祸

　　白居易的《长恨歌》唱出了风流皇帝唐玄宗对杨贵妃的宠爱："杨家有女初长成，养在深闺人未识。""回眸一笑百媚生，六宫粉黛无颜色……后宫佳丽三千人，三千宠爱在一身。"

　　唐玄宗李隆基是使大唐中兴的皇帝，他前半生有为人称道的政绩。可在后半生沉溺酒色，不理朝政，酿成安使大乱，导致国破家亡。竟有人不从统治者自身找原因，却说成是"守仙五子丸"惹的祸。这祸国殃民的原因虽然很荒唐，但说明守仙五子丸有神效。

　　据《玄解录》记载，东汉安帝时有位名叫九霄君的道长秘传"守仙五子丸"方给弟子刘泓，刘泓将此方刻于深山的石碑上以便永久保存。唐开元年间八仙之一的张果老上山发掘出这个方子，并作"守仙五子歌"云：

返老成少是还丹，不得守仙亦大难。

愁见鬓斑今却黑，一日但服三十丸。

松竹本自无焰故，金液因从火制乾。

五子可定千秋旨，百岁如同一万年。

　　意思是光靠练"还丹"气功，如果不服"守仙五子丸"是达不到返老还童的。两鬓斑白使人发愁，要使白发变黑，一天只需服三十粒五子丸。五子丸能滋补肾精，养肾水以制心火，全身阴阳平衡协调，健康无病，就可快快乐乐活到百岁。

　　张果老倒骑毛驴进宫，将"守仙五子丸"方和那首歌诀献给皇帝唐玄宗。由于张果老是名人，唐玄宗深信不疑，立即命御药房照方制作，御医官亲自监制。

　　御药师照方称余甘子、覆盆子、菟丝子、五味子、车前子各五两，分别研成细粉末；取鲜枸杞茎叶、鲜旱莲草、杏仁、生地、鹿角胶等做辅药，做成药丸即成。

　　不到半天，守仙五子丸就做成了。御医奉上唐玄宗，每晚睡前用白酒送服 30 丸。要求忌食猪肉、萝卜。

　　唐玄宗连吃月余，精力旺盛，性欲亢奋，阳强易举，因而与杨贵妃"芙蓉帐暖度春宵，春宵苦短日高起，从此君王不早朝"。但此事完全可以用意志控制，唐玄宗失去理智，任其放纵，才酿成"此恨绵绵无绝期"的悲剧。怎能怪"守仙五子丸"呢？

　　现代研究，五子是植物的种仁，能激起性欲，引发性冲动，而被称为"性欲的激发剂"。本方五子还富含植物油，油中含丰富的维生素 E，能增强男子性能力，促进雄性激素分泌，使阴茎容易勃起，被称为性能力促进剂。五子及其辅助的枸杞叶、旱莲草、鹿角胶还富含微量元素锌，对维持性器官和精子的产生及活力有重要作用。

正常男子精液中的锌含量必须保持在 15～30 毫克/100 毫升,若缺锌,达不到这个标准,就会使睾丸萎缩,精子少、存活率低而出现阳痿、不育等症。

本方是古代滋肾阴,养肾精,壮阳强性的名方。明代兵部尚书兼医家的张时彻将此方收入《摄生众妙方》一书中,用枸杞子易余甘子,未加其他辅药,因制法简便而为后世医家常用。

现在有医生将五子丸改成药膳,做成"猪肝五子汤",在原五子的基础上加入壮阳、滋阴补肾的肉苁蓉、熟地、桑椹子、女贞子,与猪肝、鸡蛋清煮成汤,加上盐、姜、胡椒、黄酒等调料,成为味道鲜美的佳肴。据称每日佐餐食用,对阳痿不振、隐睾症、不育症都有较好的疗效。

(刘正才)

沙苑茶与丰腴羹

陕西潼关外,有一个村落名叫沙苑村,以出产沙苑蒺藜闻名遐迩。春天枝头如羽毛的叶片迎风招展;夏天枝头一串串黄花如簇引来了无数的小蝴蝶,令人赏心悦目;秋天挂满荚果,那红黑色或棕绿色头形似肾的种子,似村民们喜庆丰收。

这个种子就叫沙苑子,因出在潼关的沙苑村一带的最好,所以又叫"潼蒺藜"。沙苑子有补肾精,使人肌肤丰腴的功效。据说唐玄宗李隆基的女儿永乐公主,自幼体弱多病,身体枯瘦如柴,有如当今称的"骨感美人"。可是唐代人以胖为美,所以唐玄宗迷恋杨贵妃体态丰腴,雍容华贵。永乐公主这干柴棍似的身姿,宫里人莫不为之发愁。安史之乱时,唐玄宗举家逃出关外。一天来到沙苑村,看见村里的女子一个个体态丰满,皮肤白皙,便向陪同的村长问道:

"这些女子为何都长得如此丰腴?"村长说村里遍长沙苑,村民们有饮沙苑茶的习惯,除此之外,并无特别之处。于是唐玄宗命村民献上沙苑茶。唐玄宗饮后觉香气浓郁而味略甜,立即叫永乐公主常饮此茶。公主也亲眼见到村女丰腴,自觉相形见绌。为了改变自己纤弱的体态,决心饮沙苑子茶,而且坚持天天饮用,一饮就是三年。从此永乐公主体态逐渐丰满,肌肤润泽如玉,成了楚楚动人的大美人。

公主变美了,沙苑村的女子却变丑了。因为自那以后,沙苑村出产的沙苑子要全部作为贡品上交朝廷,一粒也不准留用。沙苑村的妇女无沙苑茶饮用,再也丰满不起来了。

沙苑子,性味甘温无毒,为中医滋补肾精的要药。富含蛋白质、植物雌激素、维生素 E 和维生素 A 类物质。蛋白质能使肌肉丰满,维生素 E 和维生素 A 能使皮肤洁白而且滑腻。植物雌激素能使妇女保持女性特征,乳房坚挺,更具女人味。

我们特为求丰满的女士奉献一方,名曰"丰腴羹"。用沙苑子15 克、怀山药 30 克、葛根粉 15 克,共研成粉末,加入白糖或红砂糖,用开水调成羹状,早晚空腹吃,连吃 3 个月以上。

一位正在热恋中的青年女子,身材虽然苗条,但无胸部凸起而讨不了男友欢心,这位女子十分着急,欲去隆胸丰乳,因价格昂贵而却步。后经朋友介绍,食用"丰腴羹"3 个月,胸部逐渐隆起,再继续吃 3 个月,乳房高耸而体态轻盈。

"丰腴羹"中的怀山药和葛根粉都富含雌激素,怀山药又能健脾长肌肉,可以辅助沙苑子发挥腴肌丰乳的作用,使疗效得以增强,比单饮沙苑子茶见效快。

(刘正才)

地之精灵——党参

秦始皇统一中国后,把全国分为 36 个郡,现在山西省长治市及平顺县一带就是那时的上党郡。

相传在隋文帝时,上党郡的一户人家,每夜都听到宅后有人呼叫,但又始终不见其人。后来在离家一里多的地方,发现一棵植物的枝叶不同寻常。于是向下挖掘,深达五尺,得见根部,形如人体,似有四肢。自从挖出之后,那户人家就再也没有听到呼叫声了。此事传扬开去,人们认为这是得"地之精灵"的"神草"。

这个古老传说,当然不足为信,但却反映了上党郡盛产类似人参的药材党参这一事实。直到今天,这一地区仍然是党参的集中产区。驱车前往,就能看到在那一块块阳坡地上,党参棵挨棵,片连片,枝繁叶茂,郁郁葱葱。

上党郡后来又改称潞州,所以这里所产的党参又称潞党参。在全国各地所产党参中,除山西五台山一带野生的野台党之外,仍以潞党参的品质最优。

过去为了鉴别潞党参的真伪,让两人同时走路,行前一人口含潞党参,一人不含,然后急走三五里,倘若不含者大口喘气,而含参者却气息自如,这便是真正的潞党参了。因为其他各地所产党参都达不到这样的效果。

从这里也可看出,党参的主要功能是补气。最宜用于平素倦怠乏力、精神不振、语音低沉、自觉气短、稍一活动就喘促的肺气虚弱者。侧重于脾胃气虚的人,四肢无力,食欲不振,大便稀溏,也宜使用党参。常用党参与白术、茯苓、炙甘草配伍,这就是补气健脾的著名方剂四君子汤。肺气与脾气都虚的,又宜用党参与黄芪、白术、茯苓、陈皮、当归、升麻、柴胡、炙甘草、生姜、大枣配伍,这就是有名的

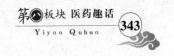
补中益气汤。

党参补气又兼能养血,这是它的一大特点。所以气血两虚,气短心悸,疲倦乏力,面色苍白,头昏眼花,胃口不好,大便稀软,容易感冒的人,也宜服用党参。药理实验证明,党参能使红细胞增多、血红蛋白增加,所以贫血病人食用党参很有益处。因化疗和放射疗法引起的白细胞下降,服用党参也有促使白细胞回升的效果。

近年还发现,党参与黄芪、白术配合可使慢性肾炎病人的尿蛋白减少。

党参既能补气,又能养血,还可生津,而且药性平和,所以是最常使用的调补良药。《本草从新》说得好:"补中益气,和脾胃,除烦渴,中气微弱,用以调补,甚为平安。"

妙哉党参,不愧为"地之精灵"!

（马有度）

中国当归甲天下

"中国当归甲天下,岷县当归甲中华。"我国甘肃岷县所产当归,产量大,质量好,畅销国内,驰名海外。

久负盛名的当归,为何取名为当归呢?

当归,当归,"应当归来"的意思,正如唐诗所云:"胡麻好种无人种,正是归时又不归。"三国时期蜀国大将姜维的母亲思念儿子,便给姜维寄去当归以示盼子速归的急切心情。民间有一则谜语:"五月底,六月初,佳人买纸糊窗户,丈夫出门三年整,寄来书信一字无。"谜底是四种中药:半夏、防风、当归、白芷。其中"丈夫出门三年整"一句,打的就是当归,丈夫出门已三年,应当赶快归来。明代医药学家李时珍还从当归具有调经种子的药效出发,说明当归命名的由来,他在《本草纲目》中写道:"古人娶妻为嗣续也,当归调血,为女人要药,有思夫之意,故有'当归'之名。"

当归入药,由来已久,早在《神农本草经》中就将它列为可补可攻的中品药,既可扶正补养,又可攻邪治病。

当归的首要功效,就是补血。血虚引起的头昏、眼花、心慌、疲倦、面少血色、脉细无力,最宜使用当归。著名的当归补血汤,就由当归和黄芪组成。如果再加入党参、红枣,补养气血的功效更强。

当归又是妇科要药,因为当归不仅能补血,而且能活血,最宜用于妇女月经不调。由当归与熟地黄、白芍、川芎配伍而成的四物汤,就是妇科调经的基本方。经行腹痛,可加香附、延胡索;经闭不通,可加桃仁、红花。

当归也宜用于疼痛病症。因为当归有温通经脉、活血止痛的功效。无论虚寒腹痛,或风湿关节疼痛,或跌打损伤瘀血阻滞疼痛,都可使用当归。

当归还宜用于血虚肠燥引起的大便秘结,因为当归有养血润肠的功效。常与肉苁蓉、郁李仁、火麻仁等润肠药配伍同用。

许多补养气血的药膳名方,当归也是重要成分,诸如当归生姜羊肉汤、十全大补汤、药蒸旱鸡等。

由此可见,中国当归,确实是补血珍品,妇科要药。所以说:中国当归甲天下。

(马有度)

桑叶趣谈

继20世纪90年代初国内的绞股蓝热之后,90年代中期我国又掀起了一股桑叶潮。一时间,"蚕吃了长得胖,人吃了有营养"的有关桑叶的顺口溜不胫而走,在大江南北广为传诵。人们不禁要问,这股浪潮究竟是怎样掀起来的呢?

1988 年,我是西部地区一位从事中医临床工作的年轻人,因家庭原因,放弃了到北京中医学院攻读硕士研究生的机会,但心存不甘,并未因此而放弃对事业的追求,从此开始了日本汉方医学翻译和中医药科普写作。随后短短几年时间,不但在报刊上从多种角度将日本汉方医学介绍给读者,而且还发表了大量中医药科普作品,在华夏大地产生了一定的影响。正所谓"有心栽花花不开,无心插柳柳成荫",科研向科普之路的改道,我对事业充满了信心,并且一发不可收拾。

1994 年,我在翻阅日本《自然医学》杂志时,无意中发现了一篇有关桑叶研究新进展的文章,一口气读完之后,觉得颇有新意,决定尽快将这一信息报道出去。于是,很快查阅了我国从古至今有关桑叶功用的一些资料,将中日两国的研究进行综合,以中西医结合的方式,分别从药物、植物、食物的角度,拟就了 3 篇中医药科普文章。时隔不久,题为《桑叶有抑癌作用》《初冬话霜桑》《桑叶将进入人类食品殿堂》的文章,先后被《中医药信息报》《成都晚报》《中国食品报》刊出。没想到,这三篇小小的"豆腐干"短文,如石击水,在掀起一个个小小的浪花之后,终于变成了一股波涛翻滚的巨浪。只见,从南到北,由东向西,上述文章竞相被转载、摘抄、引用、改写,纷纷见诸报端,可谓蜂拥而至,不一而足。尤其是作者从日本文章中整理出的"人体所需的三大营养物质在冬桑叶中含量最高"的报道,几乎成了许多报刊的经典用语。

哪想,一波未平,一波又起。这三篇文章传出的信息,很快漂洋过海,反馈到了日本。嗅觉敏锐的日本人,因"人体所需的三大营养物质在冬桑叶中含量最高",于是在第二年冬天大量收购中国的冬桑叶,我国桑叶对日出口也因此在这年创下了记录。这样,三篇不足挂齿的"豆腐干"短文,不仅在海内外产生了巨大反响,而且还给国家带来了颇为丰厚的物质回报——外汇。

这段桑叶趣谈,真是娓娓动听,韵味无穷。

(宁蔚夏)

罂粟的堕落

南宋诗人刘克庄《罂粟》诗云："初疑邻女施朱染，又似宫嫔剪采成。白白红红千万朵，不如雪外一枝横。"如此艳丽诱人的花朵，很难让人把它与毒品联系在一起。事实上，罂粟这种植物，在历史上很长一段时间都被作为一种普通的药物使用。它成为给全世界带来深重灾难的毒品，还只是近一二百年的事。关于罂粟，我国早在唐宋的本草书中就有记载。唐《开宝本草》就称罂粟子、御米。有关"御米"一词的来历，还有这样一则传说：

一次，李世民不幸遇难，为一位老农所救。老农炒熟一把罂粟子递与秦王，说："此物可治伤止痛。"李世民吃完后，顿觉余香满口，通肠荡腑，疼痛立止，随后便醉蒙蒙地入睡了。

一觉醒来，李世民发现手臂上的伤竟痊愈了，忙翻身下床，拜谢道："老人家神方妙药，待我事成，定以涌泉相报！"老农笑道："以前的帝王大都置民生死不顾，倘若秦王能体恤百姓，此乃对老朽的最好报答矣。"

李世民登基后，时时不忘老农的救命之恩，便赴深山谢恩。然只见草屋紧锁，老农却不知去向，门上留有诗一首："黎民罂粟子，罂粟米黎民。愿君永不忘，江山牢又稳。"李世民看罢，深知老人用意，转过身来，只见屋舍四周遍生罂粟，姹紫嫣红，便谕诏罂粟为"御米"。

罂粟是一味中药，在宋代《图经本草》、明代《本草纲目》等药物专著中都收载了此药。罂粟子可治反胃、腹痛、泻痢、脱肛等；罂粟壳有敛肺镇咳、涩肠、止痛的功效，主要用于久咳、久泻、久痢，其镇痛效果也十分明显。

那么，罂粟是如何演化为毒品的呢？

众所周知，鸦片是从罂粟原植物中提取来的。罂粟是一种草本植物,夏季开花,花色有红白两种,红色花朵娇艳而美丽。花谢后,用刀在罂粟果实上划开一条切口,会渗出一种乳白色的液体,不久乳液凝固变成棕黑色,此时再用刀刮下,就成为举世闻名的"美丽杀手"——鸦片。

鸦片原产于地中海地区,随后传入欧洲大陆,其后又传播到印度和中国。古希腊的医生最早发现罂粟汁是治疗痛症的良药。古希腊医学家希波克拉底、小亚细亚人盖伦都认为鸦片是一种非常好的止痛镇静药物,并在临床中广为使用。16世纪,瑞士医生帕拉塞尔苏斯把鸦片溶入酒精制成鸦片酊,鸦片逐渐成为医治头痛的常用药,颇受人们青睐。

鸦片在它漫长的历史生涯中,作为常用而有效的镇静止痛药,一直发挥着积极的医疗作用。1815年,德国药剂师赛杜勒从鸦片中分离出一种白色结晶粉——吗啡,由于吗啡的止痛效果更为显著,于是很快就作为医用麻醉品广泛使用。尽管后来人们已发现鸦片、吗啡对人体有成瘾性等副作用,但当时由于缺乏有约束力的法规,加之一些商人在丰厚利润的诱惑下,大肆贩卖鸦片类"药品",故而造成极为广泛的不良后果。

1874年,英国人莱特又在吗啡中提炼出海洛因,毒性更大。

20世纪60年代以来,国际上众多的大小贩毒集团,受丰厚金钱利润驱使,在泰缅边境的"金三角"地带,大肆生产、制造海洛因。贩毒分子利用先进的通讯和交通工具,通过各种渠道将毒品销往世界,造成了全球性空前的"毒品灾难"。

历史上,罂粟曾作为药用起到了积极的医疗作用。海洛因的产生完全是一种人为的产物,或者说是一时的科学性错误和人们对金钱的贪欲,铸成了今天全球最难以遏制的可怕灾难,教训实在是太深刻了。在我们疾呼彻底铲除罂粟毒品之时,又不能不使人感到深深的遗憾:是罂粟的罪恶? 科学的错误? 还是人性的堕落?

(蒲昭和)

苏俄飞天与刺五加

20 世纪 70 年代末,前苏联在丘拉坦地区成功地发射了"礼炮六号"人造飞船。在这次惊险而又艰辛的航天旅程中,航天站飞行指令长利亚霍夫和飞行工程师柳明,奇迹般地创造了连续在太空飞行和工作 175 天的世界最高记录。一时间,人们议论纷纷,对航天史上这一不可思议的壮举大惑不解。后来,消息灵通人士透露,"礼炮六号"工作人员除了享有 70 余种特殊食物外,每天早晨还要加服 4 毫升"棕红流浸膏"。据称,这种流浸膏能增强人体对各种信号的接受与识别能力,有使人的思维保持清晰以及预防疲劳的作用。于是,许多人开始通过各种渠道搜寻这种神奇无比的"棕红流浸膏"的秘密,但都无功而返。

无独有偶的是,之后不久,在莫斯科举行的第 23 届奥运会上,前苏联运动员面对各国体育健儿的激烈抗争,出人意料地创造了一个又一个的惊人赛绩,将他们的对手纷纷甩在了身后,一一斩落于马下。频传的捷报,一炮冲天的佳绩,引起了体育界的极大震惊。有关人士怀疑这些运动员可能是服用了兴奋剂。然而,经再三查证,他们确未服用过任何兴奋剂,由此予以否定。这样,人们又联想起那神秘的"棕红流浸膏"来。尽管该流浸膏的处方被前苏联列为严格保密范畴,但没有不透风的墙,几经周折,其"机密"最终还是被泄露了出来。原来,这种"棕红流浸膏"竟是用中药刺五加制成的。

苏俄"飞天"之谜大白于天下,刺五加功不可没。这不禁使人想起了"嫦娥奔月"的故事:嫦娥吃了西王母的"神药",竟飘飘然飞上了月宫,在那里过上了神仙般的日子。今天,这一神话式的科学幻想,已经成为了现实。

说到刺五加,其实它早在我国古代就久享盛名,并有诸如饮服五加酒而得寿三百年的传说。刺五加益气、健脾、补肾、养脑、安神、增智、坚筋骨、强意志的功效不仅在古医籍中广有记载,如今经现代药理分析表明,刺五加含有多种皂苷类化合物,除对心血管系统有良好的改善作用外,其药用价值与人参相似,但比人参具有更多的"适应原"作用。这种"适应原"能调节人体各器官的功能,增强其防御机能,提高机体对外界各种不良刺激的非特异性抵抗力,耐劳、耐寒、耐受高山缺氧、耐受射线辐射、耐受化学刺激,从而促使人体更好地适应各种不利环境。药效实验显示,刺五加有很强的抗疲劳作用,服用后耐力可提高50%。难怪古代将其奉为药中珍品,盛赞"宁得五加一把,不用金玉满车"。

（宁蔚夏）

畅通乳道如井泉

相传西晋文学家左思的妻子产后乳汁不下,婴儿饿得哇哇叫,左思正欲外出寻求催乳良方,忽然听到山外传来歌声:"穿山甲,王不留,妇人服后乳长流……"左思急忙来到山上,原来歌唱者是位民间医生,他告诉左思,这两味中药是他家的祖传秘方,凡产妇无乳,服之非常灵验。左思带上医生所配的药粉,赶回家中,用甜酒给妻子冲服,果然很快见效,乳汁源源不断。左思感慨万分,便吟诗咏药,使灵验的药方广为流传。他在诗中写道:"产后乳少听我言,山甲留行不用煎。研细为末甜酒服,畅通乳道如井泉。"

明代医药学家李时珍在《本草纲目》中也引用了"穿山甲,王不留,妇人服后乳长流"这首歌谣。他说,由此可见,王不留行的特性就是"行而不住也"。还有人强调说,之所以叫王不留行,就是因为此药使产妇乳汁长流,即使是帝王也不能使其停留,仍然源源不断,通行无阻。

产后乳汁不下,常有三种情况。一种是乳汁不通,多属血瘀气滞,最宜使用活血通瘀的王不留行,与穿山甲配合,通乳之力更强。另一种是乳汁缺乏,是由产妇气血亏虚引起,这时单用王不留行则不行,必须以补气血的黄芪、当归为主,使乳汁增多,乳自通畅。第三种情况是乳房感染,热毒聚于乳房,甚至形成乳痈,这时单用王不留行也不行,必须与清热解毒的金银花、连翘、蒲公英、紫花地丁、野菊花配伍,消散痈肿,乳汁方能通畅。

产后乳汁不下虽有三种情况,但最为常见的还是乳汁不通,如能即时使用王不留行,就能"畅通乳道如井泉"。

（马有度）

明目通便决明子

决明,是豆科植物。除野生之外,自古民间即喜种植,因为它的用途广泛。《广群芳谱》就指出它的四种用途:一是"有决明处,蛇不敢入";二是可代"茶食";三是"苗叶可作酒曲";四是"作枕治头风,明目胜黑豆"。

决明最重要的作用,还是其成熟种子的医药用途。早在《神农本草经》就将决明子列为上品,认为"久服益精",有助明目。古代有一八旬老翁,身体轻健,耳聪目明,就得益于常饮决明茶,他特写诗一首,十分赞赏决明子的好处:"并非生来好眼力,只缘常年饮决明。"

直到现代,对于肝火上冲的眼睛急性炎症,眼红、肿痛、怕光、流泪,仍然经常使用决明子,对于青光眼和白内障也有一定辅助治疗作用。可单用10~30克煎水服用,如与桑叶、菊花、夏枯草配合应用,清肝明目的效果更好。

决明子有缓和的泻下作用,对于热结便秘和肠燥便秘,都能取效。尤其适用于习惯性便秘和老年津亏肠燥引起的大便困难。

决明子还有降低血压和降低血中胆固醇的作用,最宜用于高血压和高血脂病人。喝决明茶3个月左右,能调节低密度脂蛋白的代谢,降低血清胆固醇水平。动物实验证明决明子还具有降压作用。所以对于高脂血症和高血压病人兼有便秘的,最宜饮用决明茶。

决明子在全国各地都有栽培,来源充足,价格低廉,是一种物美价廉、使用方便的治病良药。每年秋季,采收种子,除去杂质,晒干备用。可以生用,也可以炒用,但宜用小火炒到微黄为度。

决明子的应用,最简便有效的方法,就是浸泡,与泡茶相似。取20克决明子放入玻璃杯中,用鲜开水冲泡,水色由淡黄而逐渐加深,香气溢出,饮之爽口,香留齿颊。饮剩的储于杯中,次日稠液如胶,仍可再加开水饮用,直到无色时为止。

著名中医彭静山,长期饮用决明茶,深有体会,他说:"20世纪60年代患顽固性便秘,百药罔效。以决明子代茶饮,七日而愈。从此经常饮用,迄今二十余年。其香味与茶不同,以之待客,人人喜之。多饮有益无害,尤能清利头目。余虽年过七旬,自饮决明子以来,血压正常,大便通畅,头清眼亮,在光线充足时可以不戴花镜而读报,效果颇为显著。"

(马有度)

驱蛔专药使君子

宋人诗云:"竹篱茅舍趁溪斜,白白红红墙外花。浪得佳名使君子,初无君子到君家。"

这诗的前两句,描绘了使君子生于溪畔篱旁,花色红白纷呈。后两句则说此花本不应得这个美名,因为从无使君官员到茅舍农家。

而据传说,使君子的美名,正是因为郡官使君到乡民家中才得来的。

北宋年间,四川松潘一带,古称潘州,有位州郡长官叫郭使君,精通医药。有一年秋天,他采药返回途中,在乡民家中歇息,几个面黄肌瘦的儿童,见他的药篓中有果实,便悄悄取出一些,吃得津津有味。郭使君将余下的带回家中,他见此果尚未干透,生怕发霉,便放在锅中炒干,顿时香飘诱人,他的孙儿饱吃一顿。次日清晨,孙儿大便时排出几条蛔虫,还连连打嗝。郭使君又到乡民家中询问,那几个偷食此果的孩子也从大便中排出蛔虫,也连连打嗝。从此以后,凡遇到得虫积病的儿童,他用此果医治,都很灵验。后人为了不忘郭使君的功绩,便把这种果实称为"使君子"。

北宋初期的《开宝本草》,就把使君子作为治疗小儿疳积的杀虫药正式收载。清代的李调元在《南越笔记》中写道:对于小儿疳积的患者,可将炒熟的使君子作为干果食用,随着虫积的排除,疳疾也就随之而愈,正如俗话所说:"欲得小儿喜,多食使君子。"

直到今天,使君子仍然是常用的杀虫消积药。由于使君子略带甜味,并有香气,所以特别适合小儿。病情较轻的,单用使君子炒香后嚼食即可。小儿每岁每天1粒到一粒半,总量不超过20粒。过量服用,常引起呃逆、呕吐、眩晕等反应。一般在停药后即可缓解,反应重的,则需对症用药。食用过量或与热茶同服,最易引起呃逆,可以采用以下防治方法:一是多饮开水,二是多喝米汤,三是嚼食甘草,四是用柿蒂、丁香泡水喝。

(马有度)

有苦难言的歇后语

"良药苦口数黄连,绿花争艳正月间,清热解毒除沉疴,苦尽甜来结良缘。"这是有关黄连的一首诗句,它来自一个十分动听的传说。

相传在大巴山下,有位姓陶的郎中,其女阿妹突然得了一种怪病,上吐下泻,浑身燥热,很快便不省人事。恰巧陶郎中几日出诊未归,急得阿妹的母亲不知如何是好。此时,一位与阿妹朝夕相处的青年帮工,猛然想起那年正月从山顶采回并移栽在药园里的一株开绿花的小草,苦得直麻舌头,曾在无意之中品嚼其叶时,治好了自己的喉咙痛。于是,他便跑到药园里,连根带叶挖了一株,煎汤给阿妹喝,阿妹的病也神奇般地好了。陶郎中回来后,问明缘由,判断阿妹患的是胃肠积热,非清热解毒之品不能奏效。后来,经过实践验证,这开绿花的小草,确为清热解毒、泻火止痛的良药。由于此药是青年帮工黄连发现的,所以陶郎中便给它起名叫"黄连",并把女儿阿妹许配给这位名叫黄连的青年帮工。

尽管上述传说尚无从考证,但黄连那苦得不能再苦的味道却是人所共知的,以至人们大凡形容苦,都会以黄连为例。也许是太苦的缘故,使得不少人一说到黄连,甚至连话都要停顿一下,将息片刻,于是便引发了诸多关于黄连的歇后语。

人们耳熟能详的:哑巴吃黄连——有苦难言;老太婆吃黄连——苦口婆心;黄连树下弹琵琶——苦中作乐;苦胆煮黄连——苦上加苦;冰糖熬黄连——同甘共苦。人们信手拈来的:苦瓜藤攀黄连树——苦命相连;苦瓜炖黄连——苦不堪言;黄连甘草一担挑——一头苦来一头甜。还有鲜为人知的:鼻尖上抹黄连——苦在眼前;喝罢黄连吃蜜饯——苦尽甘来。

（宁蔚夏）

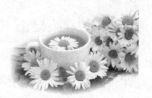

（三）花中趣话

名花·野花·药花

花，迷人的花。杜鹃红似火，玉兰白如雪；桃花千娇百媚，牡丹雍容华贵；茉莉芬芳馨鼻，桂花香飘醉人……

然而，在赞颂这些名花的时候，切莫忘记那些默默无闻的野花，它们不与名花异卉斗艳争香，却是年复一年地吐蕾、开花，用淡雅的美，装点我们生活的苗圃。尤其不能忘记那些朴实无华的药花，为了人类的健康，世世代代的献身，从不企求人们的赞颂，只期望人们合理地利用它。

目赤肿痛用菊花，视物昏花用蒙花。鼻流浊涕用辛夷花，鼻孔流血用白茅花。咽喉肿痛用金银花，痔疮便血用槐花。妇女经血量少用红花，经血过多用鸡冠花。经期不准用月季花，月经疼痛用凤仙花。皮肤生疮，内服野菊花。皮肤长疣，外敷芝麻花。治疗疟疾，煎服绣球花。治疗肝炎，服用玫瑰花……

药花，不仅有重要的医疗价值，也有很高的观赏价值。月季花、玫瑰花早已成为庭院中的贵客；那些生长在山野中的山茶花、野菊花、金银花也各具姿色。丛丛野菊，点点黄花，争相辉映；簇簇金银花，黄如金，白如银，光彩照人。特别是那山茶花，有的火一样的面孔，热情奔放；有的雪一般的肌肤，端庄淡雅。

服用药花，可以治病。观赏药花，可以防病。种植药花，既能美化环境，又赏心悦目，使人精神轻松，心情愉快，无病有助于防，有病有助于治。妙哉，药花，我们怎能不赞颂她！

（马有度）

金花银花金银花

说金属，常以金银铜铁作例子；论财富，喜用金银财宝来概括。金与银确实是两种贵重的金属。有人按此类推，以为金银花也是两种贵重的植物——金花和银花。其实不然，金银花是一种植物。初开花时，花色纯白，以后变黄。有的花先开，有的花后开，于是在每一株上，既有许多新开的白花，又有许多后来变黄的黄花，黄的犹如金，白的比作银，所以称为金银花。正如《本草纲目》所说："一蒂两花，新旧相参，黄白相映，故呼为金银花。"

夏季降临，金银花藤爬满篱架，绿叶相对而生，黄白二色的花成对开放，风一吹过，清香扑鼻，篱架还发出沙沙轻响，好像恋人在悄语情话。金银花的藤叶即使到了寒冬也不凋零，第二年夏天又开花生香，象征着爱情的纯洁和坚贞。这真是"天地蕴缊夏日长，金银两宝结鸳鸯。山盟不以风霜改，处处同心岁岁香"。所以人们又把金银花称为鸳鸯花，把它的藤叶称为忍冬藤。

金银花是多年生半常绿藤本植物，适应性强，不择土质，既耐旱，又耐涝，而且根很深，可以防止水土流失。当然，最重要的还是它的药用价值。

《本草纲目》认为，金银花既是治病良药，又是养生佳品，书中写道："金银花主治寒热身肿，解毒。久服轻身，延年益寿。"宋人张帮基在《墨庄漫录》中还讲述了一个故事：崇宁年间，天平山白云寺里的几个和尚，误食有毒蘑菇中毒，呕吐不止，其中三个和尚急忙食用金银花，于是平安无事，而另外两个和尚却不肯服食金银花，结果双双身亡。

李时珍在《本草纲目》中强调金银花长于治疗"肿毒、痈疽、疥癣、杨梅诸恶疮"。《外科精要》也说它治疗各个部位的痈疽，"皆有奇效"。现代使用金银花60克或忍冬藤120克煎水内服,并配合局部洗涤,治疗疖、痈、丹毒和脓疱疮,都有良好疗效。

金银花不仅长于治疗外科各种疮毒,对于内科热毒病症,也有良效。《本草纲目拾遗》说它"主热毒、血痢",《重庆堂随笔》说它"解瘟疫",都是经验之谈。现代也常用金银花治疗流行性感冒、急性扁桃体炎、细菌性痢疾等急性热病。以金银花为主要药物的银翘散,更是治疗急性感染性疾病的卓效名方。

金银花,鸳鸯花,妙就妙在一蒂两花,似金似银,黄白相映,主治热毒病症,古往今来救助多少危重病人,确实是药中珍品,似金花,似银花,金花银花金银花。

(马有度)

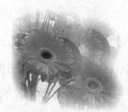

菊花拾趣

菊花有美名,称为"金蕊"。一年四季中,谈花论草,人们已经习惯地说"春兰、夏荷、秋菊、冬梅"。从花的角度来看,菊花是秋天的主旋律,占了绝对优势,其他任何名贵的花花草草都挤不进来,所以,菊花的别号就叫"秋菊"。农历九月,称为"菊月",此时,菊花盛开,花气最旺,占了鳌头。《礼记·月令》说:"季秋之月,菊有黄华。"

菊花的种类有上千种,称得上一个大家族。菊花的故乡在中国,但它不拘一格,放之四海,世界各地都普遍种植菊花。花中有"四雅",指的是菊花、兰花、水仙花、石菖蒲。它们共同的特点是平平淡淡,真真切切,实实在在,不露峥嵘,不慕虚荣。菊花不是等闲之辈,它和梅花、青松、翠竹并列,称为"四君子",具有高雅、纯正、清廉、端庄的形象。菊花是一种象征,表示冰清玉洁,正大光明,德高望重。

中国有传统的"十大名花",这是近年来由众多的爱花之人填票选出的,它标志着群众赏花、爱花已翻开了新的一页。结果揭晓是:菊花、兰花、梅花、荷花、桂花、牡丹花、山茶花、杜鹃花、水仙花、月季花。菊花能跻身十强,表明它的魅力十足。宋代诗人曾端伯,对鲜花情有独钟,从文学艺术角度研究得相当深透,丰富了"花文化",他遴选了十种花,集合成一个新的群体,称之为"花中十友"。具体的称谓是:菊花是佳友,兰花是芳友,梅花是清友,桂花是仙友,莲花是净友,栀子花是禅友,腊梅花是奇友,瑞香花是殊友,海棠花是名友,荼蘼花是韵友。这种神奇的想象充满了浪漫主义色彩,细心玩味,给人留下了情景交融的感情空间。菊花是"佳友",在朋友之前冠上一个"佳"字,一定和诚信、诚恳、交谊深厚、肝胆相照分不开,这正是菊花的品格风采。

古人很喜欢菊花,有的到了如痴入迷的地步,蒲松龄就是其中的一个,他有诗为证:"我昔爱菊成菊癖,佳种不惮求千里。"

菊花典雅,性格奇傲,气味芳香,风情万种,为当代人爱菊提供了形象和理论依据,所以,北京、开封、南通、湘潭、中山等城市,都把菊花推选为自己的市花。

在中国,医生用菊花治疗头痛是一件很平常的事,而且每每收功。天下医理相同,外国人治头痛的方法也用菊花。如欧洲,有人患头痛病,医生就投以菊花泡茶饮之,可慢慢缓解;若是属于慢性头痛,反复发作的,睡菊花枕,以求根治。朝鲜人患头痛病,医生告诉病人,用菊花煎水服用,其功甚著。

世界各地都有送鲜花的习惯,也是礼仪中的光彩点。但是各有各的不同,因地而异。西班牙人忌讳送菊花,法国人最怕亲朋好友送来菊花,因为那表示哀悼、悲伤。

我查了很多有关菊花的资料,印象最深刻的莫过于《本草纲目》的一段评说:"其苗可蔬,叶可啜,花可饵,根实可药,囊之可枕,酿之可饮,自本自末,罔不有效。"菊花的气味,淡淡的,香香的,甜甜的;菊花的一生,全身心奉献,鞠躬尽瘁,令人钦佩。

(冯滁尘)

菊花之语

菊花也有语言,只要我们用心领会,就可以明白很多哲理,悟出人生的真谛。

1.以菊言志

菊花的性格倔强,不怕风霜。古代有诗云:"菊残犹有傲霜枝。"意思是说,即使是到了深秋初冬时节,菊花被霜冻折磨,枯萎不堪,但是菊枝仍然傲立,威武不屈,顶天立地。人们常借菊花之傲表达自己意志的坚忍。黄巢生在唐朝末年,看到时政的黑暗,一天比一天腐败,心里愤愤不平,在《不第后赋菊》中呐喊:"待到秋来九月八,我花开后百花杀。冲天香阵透长安,满城尽带黄金甲。"

2.得菊者寿

《神农本草经》最早说菊花能"轻身,耐老,延年",是上品;久而久之,菊花就成了长寿的同义词。人到老年,喜欢与菊结伴,陶冶情操,养生延年。清代的郑板桥就写了一副对联"青菜萝卜糙米饭,瓦壶井水菊花茶",表现了郑氏的养生原则,推崇恬淡虚无,回归自然,淳朴简洁,平平淡淡。郑板桥还专门咏颂菊花,和延年益寿交织成一体,表现了真实、风趣、生动的画面,他说:"南阳菊水多耆旧,此是延年一种花,八十老人勤采啜,定教霜鬓变成鸦。"苏辙也有诗证实,他说:"南阳白菊有奇功,潭上居人多老翁。"又据《后汉书》记录,在古代,南阳郡郦候国人常饮菊花水,世世代代都长寿。现代医学研究发现菊花的提取物能降低血压,扩张冠状动脉,增加血流量,减慢心率,加强心肌收缩力,是延年益寿的理想药品。

3.用菊抒情

每个人的"情"各不相同,有的忧愁,有的欣喜。借菊抒情,也就愁喜不同。词人李清照哀叹:"满地黄花堆积,憔悴损,如今有谁堪摘。"还唱出了:"莫道不销魂,帘卷西风,人似黄花瘦。"她是借菊花的散落,寄托浓浓的愁绪;以枯黄的菊花,隐约表白出她的无依无靠,孤苦伶仃。此情此景,必然是相当的心酸,这是借菊抒愁。情绪迥然不同则借菊抒喜,表现为心情舒畅,豁达乐观。杜牧即用菊花化妆,装饰头部,他在诗中写道:"尘世难逢开口笑,菊花须插满头归。"这才真是看到了光明,有勇气去克服困难,亮出了朝气蓬勃的一面。

4.借菊增辉

古往今来,很多人借菊点缀诗文,增加了活力。清代医林中,有个才子叫何梦瑶,写的诗词很有名,喜欢菊花,把居住的庄园取名"菊芳园",把装订的诗文专著命名为《菊芳园诗文钞》。盛唐时代的著名诗人孟浩然,在文学史上颇享盛名,他的五言诗被誉为"天下称其尽美"。他在《过故人庄》一诗中说:"故人具鸡黍,邀我至田家。绿树村边合,青山郭外斜。开轩面场圃,把酒话桑麻。待到重阳日,还来就菊花。"从全诗来看,他当时已把菊花作为生活中的大事,谈论也好,观赏也罢,已是不可缺少的部分。全诗描绘幽默,韵味深长,特别是在轻快活泼的田园生活之中,点出菊花,画龙点睛,借菊增辉。

(冯滁尘)

菊花之食

菊花的服用方法很讲究,内容丰富,花样繁多,充实了吃文化。

1.入药奇妙

《玉函方》称:用甘菊,一日三服,百日轻润;一年发白变黑;服之三年,齿落更生;五年八十老人变为儿童。本方有些绝招,但又过分夸张。

2.酿酒保健

菊花可酿酒,醇味香洌,其妙无穷。菊花酒是养生治病的良药。大诗人陆游深有体会。第一,陆游患病,饮用菊花酒后,很快得到康复;第二,菊花酒的保健养生功效好,使人精力旺盛,老而不枯;第三,邀请亲朋好友,聚会一堂,喝起来,跳起来,共饮美酒,乐以忘忧。农历九月初九,是重阳节。在这个节日里,少不了:一要登高爬山;二要畅饮菊花酒;三要采茱萸插头;四要吃糕点。真是一个快乐的健康系列活动日。

3.泡茶醒脑

菊花含有龙脑、菊花环酮等挥发性物质,对人体健康有利。在寻常百姓家中,很多人喜用菊花八九朵,放入茶杯中,冲入鲜开水,待温后饮用,有清热明目、醒脑提神的功效。菊花是茶,也是药,具有药和茶的双重身份。如果把茶叶和菊花一起加工,用沸水浸泡,便是名副其实的药茶。比如,用杭菊花 6 克,茶叶、金银花各 3 克,水煎代茶,能清热消暑。还有人用甘菊花 10 克、龙井茶 5 克,置于茶杯中,冲入开水,加盖泡 10 分钟,对高血压病和眼结膜炎都有较好的疗效。

4.煮粥味美

粥是家常食品。古代养生家把粥当作"世间第一补人之物"。《粥谱》说得更妙:"食粥一可省事,二味全,三润津,四利胃,五易消化。"用菊花做成的粥,强化了养生延寿的作用。用菊花瓣 15 克,研成细粉,备用。将粳米 100 克,煮粥,熟后立即调入菊花粉,再煮一二开。闻之清香,尝之甘甜。有利于高血压病、冠心病、头痛眩晕、目赤疼痛的缓解和康复。常服美容,抗老延龄。

5.做糕香甜

用菊花做糕点,别有风味,食后令人齿颊生香,啧啧称赞。远在唐朝时代,宴席上的珍肴就离不开菊花糕。广东很流行"腊肉菊花饼",是用菊花、腊肉、虾米、米粉等原料制成,荤素兼备,味鲜利口。

6.菜肴珍品

菊花是素食的好材料,常常把它推为餐桌上的重要菜蔬珍品。上海和苏杭一带推出了"菊花火锅",是以素雅为主,色泽美,汤味鲜,不油腻。应该说"菊花火锅"和重庆的"毛肚火锅"、广东的"海鲜火锅"、北京的"羊肉火锅"、东北的"白肉火锅"、香港的"牛肉火锅"、湘西的"狗肉火锅"媲美,各有千秋,是名菜流派中的一个佼佼者。有时候,人们在席桌上吃的"菊花素海参""菊花花卷""菊花麻花""菊花酥",实际上原材料并没有菊花,只不过是借菊花的名,用菊花的形,取菊花的味。这就是烹调大师的技巧,来一个"草船借箭",让"菊花精神"代替了"菊花物质",让人绵绵不休地享受着菊花造就的韵味。

(冯滁尘)

冰清玉洁荷花家

荷花 不喜暮气喜朝阳,入夜闭合,次晨又开。由碧绿莲叶扶持的荷花,在阳光的映照下,更是别具风姿。南宋诗人杨万里写得好:"接天莲叶无穷碧,映日荷花别样红。"

荷花,有的洁白如玉,有的艳红如妆,真是"腻玉肌肤碧玉房,累累波面衬红妆。"众多红、白二色的荷花共开一塘,尤为壮观:"红白莲花开共塘,两般颜色一般香;恰如汉殿三千女,半是浓妆半淡妆。"

人们欣赏荷花的美丽,淡妆浓抹总相宜;人们更赞颂荷花的高雅,出淤泥而不染,玉洁冰清。

荷莲从古至今受欢迎,不仅因为花儿好,还因荷莲周身都是宝,荷花一家,治病皆佳。

荷叶 以清热解暑见长。用鲜荷叶煮粥,气味清香,是深受欢迎的清暑佳品;用鲜荷叶与滑石、甘草煎水当茶饮,清热解暑的功效更强。近年还发现荷叶有降低胆固醇的作用,对多数病人都有降脂效果。

荷蒂 即从荷叶中央靠近叶柄处煎下的叶片,煎水服,民间用于安胎和治疗脱肛。

荷梗 有清暑化湿的功效。暑天胸闷不畅,取两尺荷梗煎水喝,就能通气宽胸。

荷莲的根茎就是**藕**,有清热、生津、止血的功效,既可切片生吃当水果,也可压榨取汁作饮料。

藕节 有收敛作用,常用于治疗出血病症。可将鲜藕节捣烂取汁,也可从药店购买干藕节煎水加冰糖饮用。

荷莲的种仁叫**莲子**,又名莲米,有补养固涩的作用,也有一定的安神功效。治疗脾虚久泻的名方参苓白术散,其中就有莲子。民间还用莲子与红砂糖同煎,吃莲子喝汤,既治脾虚腹泻,也治妇女体虚白带增多,还可用于失眠、心悸的病人。

由此可见,荷花一家,冰清玉洁,荷花一家,治病皆佳。

(马有度)

兰花淡雅绽芳香

一株兰草千幅画,一箭兰花万首诗。兰以它特有的叶美、花淡、香幽兼具气清、色清、神清、韵清的高洁隽雅之感而饮誉古今。其淡泊、高洁、贤德、质朴、坚忍的品质向为国人所尊崇和钟情。爱兰、养兰、咏兰、画兰成为文人雅士寄托感情、精神、品味的体现。历代许多名人都与兰结下了不解之缘。

孔子十分爱兰,他认为兰有"王者之香",欣赏兰生于深谷,不以无人而不芳的淡泊品性,赞兰为善人、君子,并以此教育弟子"君子修道立德,不为困穷而改节"。在处世之道中要"与善人居,如入芝兰之室,久而不闻其香,与之俱化"。孔子是最早把兰引入中国传统文化长河的人。

爱国诗人屈原爱兰嗜兰,常以兰蕙高洁自比,种兰、佩兰、咏兰,以示其忠贞不屈、至死不渝的情怀。

宋末画家郑思肖画兰以无根、无土来抒发亡国悲恨。其唯一传世作品《墨兰图》描绘出兰不畏风霜,孤高自傲的野逸,充分赋予兰花以洁净、忠贞、高尚的象征意义。

著名画家黄凤池画有《梅竹兰菊四谱》,由此梅兰竹菊被称为"四君子"。古代文人高士,常借梅兰竹菊来表现自己清高拔俗的情趣,或作为自己品德的鉴诚。

书法大家王羲之,行笔潇洒飘逸,笔势委婉含蓄,神韵生动,有如行云流水,气脉贯通,错落有致,多得益于其一爱兰、二爱鹅的雅好。

至于历代名家的咏兰诗更是难以数计。东晋诗人陶渊明弃官归里后,采菊养兰,写有"幽兰生前庭,含熏待清风。消风脱然至,见别萧艾丛"的佳句。清代花痴郑板桥不仅兰画名噪一时,兰诗也脍炙人口,如"深山绝壁见幽兰,竹影萧萧几片寒,一顶乌纱早须脱,好来高枕卧其间。"

兰叶碧绿长青,形纤姿柔,多而不乱,俯仰自如,别具神韵。刘灏有诗赞曰"泣露光偏乱,含风影自斜;俗人那解此,看叶胜看花"。将兰叶婀娜多姿之美,形容的惟妙惟肖。观叶胜观花即由此而来。

兰草所生之花以香著称,它香幽清远,花色淡雅,素而不艳,花姿或端庄隽秀,或雍容华贵,或亭亭玉立,变化多端。兰花的香气,清而不浊,一枝在室,满屋飘香。古人赞曰:"兰之香,盖一国",故有"国香"的雅称,还被誉为"香祖"。

　　古人把兰看作是高洁典雅的象征,通常以"兰章"喻诗文之美,以"兰韵"喻音乐之美,以"兰交"喻友谊之真。以"兰摧玉折"喻名人辞世,或借兰来表达纯洁的爱情,"气如兰兮长不改,心若兰兮终不移"、"寻得幽兰报知己,一枝聊赠梦潇湘"。中国人对兰的欣赏已远远超出兰的本身,而是和文学、艺术、情操结合在一起,成为中华民族文化璀璨的一页。

　　中国栽培兰花约有两千多年的历史。据载早在春秋末期,越王勾践已在浙江绍兴的诸山种兰。古代人们最初是以采集野生兰花为主,人工栽培兰花,则从宫廷开始。魏晋以后,兰花从宫廷栽培扩延到士大夫阶层的私家园林。直至唐代,兰蕙才花落一般人家,广植于庭园和农家。于是李白笔下始有了"幽兰香风远,蕙草流芳根"的诗句。

　　兰花为兰科兰属多年生草本植物,以其生态习性可分为地生兰和气生兰两大类。我国传统栽培的是兰属中的地生兰,主要有春兰、惠兰、建兰、墨兰和寒兰五种。台湾有一种花朵似艳丽蝴蝶的,就是驰名世界的蝴蝶兰,曾在第三届国际花卉展览会上被评为群芳之冠。

　　兰花带给人们的美还不仅仅是这些。

　　秀色可饮、可啖、可餐。兰花不但品行高雅,花姿隽秀,还因其香气清洌、醇正,可用于烹茶,而用于熏茶,品质最高。兰花也可做汤等菜肴。用花点汤,先以热水瀹过,花色馨芳,汤味鲜美。兰草作菜肴,乃筵席上的著名川菜,清香扑鼻,缭绕席间,食之令人过口不忘。川菜中的名菜如"兰草肚丝""兰草肉丝",还有"兰草包子"等,均别有风味,令食客流连忘返。

　　秀色亦良药。据古医籍记载,兰花全草均可入药。其性平,味辛、甘、无毒,具有理气宽中,利水渗湿,清热解毒等功效。尤其是其沁人的香气,防病疗疾,可谓独具特色。

　　兰汤沐浴,是极古的习俗,后来便和端午节结合起来。屈原

"浴兰汤兮沐芳华"就是这种习俗的写照。唐代以端午节为中心,把五月称为"浴兰之月",可见当时煎兰汤沐浴的习俗很盛行。古代认为,芳香能够辟秽祛邪,浴兰可以除病驱瘟。从现代观点看,香草中含有多种挥发油,具有杀菌、抑菌作用,以香汤洗洁身体,确有保健功效。

又如治疗郁症,可取兰花 10 克,蜂蜜 30 克,将兰花放入瓷杯中,倒入蜂蜜腌渍半天,以滚开水冲泡,候冷,代茶饮用。治疗郁结胸闷、失眠、健忘,可用兰花 10 克,合欢花 5 克,绿茶 30 克,混合均匀,每取少许,以滚开水冲泡,候冷,代茶饮用。治疗醉酒,将兰花 15 克,加水适量,煎煮 10 分钟,取汁,候温代茶饮用。均取其芳香行气,宽胸醒脾之意。

兰花绽放出的"天下第一香",无论观赏、入馔、药用,都有十分珍贵的价值,令人赞叹不已,感慨万千,在此赋诗一首,以表敬慕之情。

古风　雅兰颂

高洁隽秀入华章,淡雅脱俗一品香。

理气解郁宽胸膈,祛毒辟秽古方良。

（王爱琴）

鼻病妙药辛夷花

相传,古代有一位姓秦的举人,得了一种怪病,经常鼻流脓涕,腥臭难闻,而且头痛得厉害。他四处求医,总不见好,十分苦恼。一位朋友见他终日闷闷不乐,便劝道:"老兄,天下这么大,本地医生治不好,为何不到外地求医?"他觉得有道理,而且在外出求医时,还可顺便观赏山水,散散心里的郁闷。他连忙打点行装,第二天就出门上路了。他走了许多地方,鼻病仍然没有治好。后来,他在夷人居住的地方遇见一位白发老翁,老翁从自己房前一株落叶灌木上采摘了花蕾,让他每天早晚用来煎鸡蛋吃,说是顶多一个月就能治好。他吃了十几天,果然灵验,鼻不流脓了,头也不痛了。

他从老翁那里要了一包药种,回家便在庭院中种下。几年之后,长得郁郁葱葱。他采下花蕾给人治疗鼻病,都很灵验。人们问他这药叫啥名字,他答不上来,因为他忘了向老翁询问药名。后来他想,这是辛亥年从夷人那里引种来的,于是急中生智,便顺口答道:"这药嘛,就叫辛夷花。"

这个故事,当然未必是真人真事,但辛夷花擅长治疗鼻病,却是千真万确的。《本草纲目》就指出,辛夷花治"鼻渊、鼻鼽、鼻疮及痘后鼻疮。"现代用它来治疗急性或慢性鼻炎、过敏性鼻炎、肥厚性鼻炎、鼻窦炎等,都有一定疗效。

用辛夷花治疗鼻病,煎汤内服,常与苍耳子、白芷、黄芩、金银花、连翘配伍。为了便于服用,药厂已制成鼻炎丸、鼻炎片等成品,均有效验。

辛夷花,并不美艳,治疗鼻病,疗效灵验,确实是擅治鼻病的花中妙药。

(马有度)

杏花·杏子·杏仁

春天到来,清明前后,杏树开花,文人墨客最喜吟咏。唐代诗人杜牧写道:"清明时节雨纷纷,路上行人欲断魂。借问酒家何处有,牧童遥指杏花村。"南宋诗人陆游也有"小楼一夜听春雨,深巷明朝卖杏花"的名句。嫣然盛开的杏花,以她特有的艳丽芬芳,引来无数蜜蜂嗡嗡飞舞,更添春光情趣。"蜂围红杏乱纷纷""红杏枝头春意闹"，就是生动传神的绝妙写照。杏花的开放，是春天无限生机的象征，寓意任何禁锢都挡不住正义的伸张和新生事物的成长。恰是"春色满园关不住，一枝红杏出墙来"。

人们喜爱杏花，人们又喜吃杏子。

杏子是夏季的时鲜水果，杨梅上市不久，早熟的杏子便可尝新。杏子的品种繁多，济南的金杏，青岛的将军杏，都是杏中的"明星"。青岛的将军杏，黄中带红，形大肉多，滋味香甜；济南的金杏，据传来自汉武帝上苑之杏，故称"汉帝杏"，色泽澄黄，味道甘美。

杏子，自古就作为食养佳品。春秋战国时期的《黄帝内经》在谈到用药治病时，必须以"五果为助"。而这"五果"之中，就有杏树之果——杏子。

杏子生吃鲜美养人，制成杏脯食用，也有良好的食养效果。《本草衍义》就说："生杏可晒脯，作干果食之。"药王孙思邈也说，将杏制成杏脯食用，可以"止渴，去冷热毒。"

杏子甘甜，因其含糖量多，约占 5% ~ 15%。所含蛋白质、钙、磷、铁，在水果之中也名列前茅；所含维生素 A，在水果之中仅次于芒果。

杏子还有助于防癌延寿。据报道，南太平洋上的岛国斐济，民众有吃杏子的习惯，患癌症的极少，长寿的很多，是有名的"长寿之国"。

人们吃杏，往往随手把杏核丢弃，这实在可惜，因为杏核中的杏仁是一种十分重要的中药。早在汉代，《神农本草经》已经知道杏仁长于止咳平喘，说它治"咳逆上气"。医圣张仲景治疗咳喘的名方麻杏甘石汤、麻黄汤都使用杏仁。现代中医治疗咳嗽，杏仁更是常用的药物。

杏仁不仅擅长止咳平喘，而且具有润肠通便的作用，著名的通便成药麻子仁丸，其中就有杏仁。杏仁还能防治冬天皮肤皲裂，用法是：把杏仁捣烂成泥，加入蜂蜜调匀，外涂皮肤。

杏花好看,杏子好吃,杏仁是好药。

（马有度）

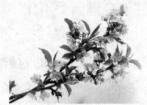

桃花·桃子·桃仁

春季三月,桃花盛开,柳条起舞,桃红柳绿,相映成趣。唐代大诗人杜甫写得好:"红入桃花嫩,青归柳叶新。"

各色桃花,惹人喜爱。那白的像一片云,那红的像一团火,浅绿的淡雅宜人,粉红的娇羞妩媚,确实是"烂漫芳菲,其色甚媚。"《诗经》赞颂:"桃之夭夭,灼灼其华。"诗仙李白更有佳句:"桃李出深井,花艳惊上春。"

桃花好看,桃子好吃。桃子甘甜,略带酸味,是人们喜爱的夏令佳果,那又香又脆的百花桃,那清甜化渣的水蜜桃……

桃花和桃子,都有药用价值。

李时珍在《本草纲目》中引述了这样一个故事:古代有一位妇女,因丈夫亡故,日夜思虑,以致精神失常,得了狂症。她手舞足蹈,甚至登高上墙,家人只好把她锁在房中。一天晚上,她破窗而出,攀登上树,正值桃花盛开,她一夜之间,竟将一树桃花尽数吃光。次晨家人发现,连忙把她接下树来,而她的狂病竟霍然而愈。古代医家认为,桃花治愈狂症,是因桃花具有消积散瘀的功效。现代中医,已很少使用桃花治病。

桃子作为药用,食疗和药物著作均有记载。《随息居饮食谱》认为,桃子能"补心,活血,生津涤热"。《滇南本草》认为,它有"通月经,润大肠,消心下积"的功效。《饮食治疗指南》介绍,生吃桃子,可治夏日口渴、便秘、痛经。《药用果品》介绍:生吃桃子,有益于高血压患者;用鲜桃 3 个,加冰糖 30 克,隔水炖烂后去核食用,可作虚劳咳喘的辅助治疗;用碧桃干 30 克,炒至外表开始变焦,立即加水,再加大枣 30 克,煎水服用,每晚一次,可治遗精、自汗、盗汗。

人们吃桃,往往随手把桃核丢弃,这实在可惜,因为桃核中的桃仁是一种十分重要的中药。早在汉朝时期,就已载入我国第一部药物经典《神农本草经》。汉代医圣张仲景的不少名方,常常使用桃仁,如桃仁承气汤、大黄牡丹皮汤。唐代药王孙思邈的千金苇茎汤,桃仁也是方中的重要药物。

桃仁虽有通便和止咳平喘的作用,但最主要的作用还是活血化瘀。跌打损伤,局部青紫肿痛,可用桃仁、红花、山甲珠、酒大黄各10 克煎水,分三次服;妇女月经量少,夹有乌血块,行经疼痛,甚至月经停闭,可用桃仁、红花、熟地黄、白芍、当归、川芎,煎水内服;还有人用桃仁、桂枝、茯苓、丹皮、赤芍等药制成丸剂,治疗子宫内膜炎、附件炎、子宫肌瘤和卵巢囊肿。

桃花好看,桃子好吃,桃仁是好药。

(马有度)

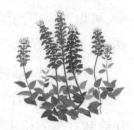

(四)草中趣话

美草国老话甘草

在古代,有一则这样的医话:益寿堂中药铺的老板患病而不自知,他的一个学徒对他说:"师傅,您的脸色不大好看,恐怕体内有病。"老板并无不适,所以不相信自己有病。没过几天,老板果然病倒,茶水不进。这时,他记起前几天那个徒弟的一番话,心想他一定识得自己的病,便叫徒弟为他诊治。学徒诊脉之后,便开了一张处方,药仅一味,就是四两甘草。服药几天,果然康复如初。老板的儿子便问这位学徒:"为何你一味甘草就能治好我父亲的重病呢?"学

370

徒答道:"师傅是开药铺的,什么药都要自己炮炙,亲口尝药,日积月累,便中了百药之毒。而甘草善解药毒,所以服后病就好了。"

的确,甘草善解百药之毒,是它的一大特长。唐代药王孙思邈就说过:"有人中乌头巴豆毒,甘草入腹即定。"孙思邈还强调说:以往认为大豆善解百药之毒,但他试用之后却无效果,后来加入甘草煮成甘豆汤,很快就能取得效验。可见甘草才是善解药毒的解毒宝,如果与长于解毒的绿豆配合煎成甘草绿豆汤,效果更好。

甘草不仅善解药毒,还有润肺止咳、缓急止痛的作用。而它最主要的功用,则是补脾益气。早在《神农本草经》就说甘草能"长肌肉,倍气力"。直到今天,甘草仍然是补脾益气的重要药物,用来治疗脾胃虚弱,中气不足,食少便溏,但应使用经过蜂蜜炮制的炙甘草。为了加强疗效,常与党参、白术、茯苓配合使用,这就是补气健脾的名方——四君子汤。

中医看病处方,十之八九,都有甘草,原因何在? 一是甘草味甜,可以减轻中药汤剂的苦味。二是甘草长于调和百药,无论寒药热药,无论补药泻药,都能和它配合。

古代用甘草制作拐杖,造型生动自然美,所以又称"美草"。甘草入药治病,应用广泛资格老,因而又称"国老"。宋代诗人梅尧臣在吟咏甘草的诗中写得好:"美草将为杖""药中称国老"。

(马有度)

车前草是利尿宝

相传西汉名将马武,在带兵征讨的战斗中,由于地形不熟,打了败仗,被围困在一个荒无人烟的地方。加之正逢酷热暑天,而又天旱无雨,士兵口渴难熬,患病的很多,一个个小腹胀痛,排尿困难,连战马的小便也像血一样鲜红。军医诊断为尿血症,急需清热利尿的药物治疗。在这荒无人烟的地方,到哪里去找这种药呢? 大家束手无策,马武眼看有全军覆灭的危险,更是焦急万分。正在这时,马夫张勇忽然发现三匹病马精神好转,尿血也停止了,为了弄个水落石出,他便跟着这三匹马转来转去,发现附近的一片牛耳形的野草几乎被马吃光。他赶忙采了一些草熬汤喝下,他的小便也不尿血了。他连忙跑去向马武报告,马武大喜,立即号令全军服食这种野草,几天之后,全部人马都霍然而愈。马武问张勇:"此草如此灵验,长于何处?"张勇用手一指说:"就在大车的前面。"马武哈哈大笑:"真乃天助我也,好个车前草!"据说从此以后,车前草的美名就传扬开了。

这个故事,可能带有艺术的夸张,但车前草擅长清热、利尿则是千真万确。早在《神农本草经》中就把车前草正式收载为"利水道小便"的重要药物。《药性论》也强调它能"利小便,通五淋"。直到现代,车前草仍然是最常用的利尿通淋药,对尿道炎、膀胱炎、肾盂肾炎等尿路感染所引起的尿黄、尿热、尿血、尿频、尿急、尿痛,都有清热利尿的良效,所以说:"车前草,利尿宝。"

(马有度)

救命恩人鱼腥草

第二次世界大战接近尾声之时,美军空袭日本广岛,投下了人类战争史上的第一颗原子弹。这颗核弹以摧枯拉朽之势,将广岛瞬间夷为平地。原子弹爆炸产生的大量热光、放射线和巨大的冲击波,使广岛迅速出现了大批以发热、恶心、呕吐、腹泻、脱发、口咽部溃疡、全身各处出血为主要表现的放射症患者。面对突如其来的袭击和变为废墟的家园,眼看一个个身患"核病"的骨肉同胞步入黄泉,面临缺医少药且西医抢救不能奏效的危急情况,毫无核战伤救治经验的广岛人,在死神的逼迫下,纷纷采用民间药物进行自救。

广岛是日本倡导"万病一毒论"的名医吉益东洞的故乡,于是不少人根据生活经验,服用了具有清热解毒功效的鱼腥草,这也是当时人们服用最多且疗效最好的草药。据记载,其中 11 人幸存,以后一直健在。这 11 人大多距爆炸中心 2 500 米以内,最近的仅700 米。

有一对情同手足的亲姊妹,姐姐在爆炸当天出现高热和鼻衄,三天后人事不省,陷入昏迷之中,醒来时发现母亲正在给她喂服鱼腥草,以后她渐渐好转,并连服该药一年,身体完全康复。妹妹在爆炸时身体尚好,无明显病象,因此未服任何药物,一个月后突然出现发热、脱发、腹泻、便血等放射症,病情急转直下,很快处于濒死状态,这时她开始大量服用鱼腥草,经过苦苦抗争,最终摆脱了死神。

据一位长者介绍,他的一个侄女在距爆炸中心 700 米处受伤,身体十分虚弱,生活难以自持,3 天后被疏散到乡间,一位乡医告诉这位女士,可用鱼腥草代茶大量饮服。后来尽管她发生了牙龈炎、脱发、发热等放射症,但她却严格遵从医嘱,连吃带饮,一直不停地食用新鲜鱼腥草,从而获救。此后她不但结了婚,还生有一子。但她妹妹的境遇则完全不同,爆炸时身体尚可,被收进驻地一所海军医院,不幸的是一周后发病,第二周病情开始恶化,经抢救无效而命归西天。这位长者本人,原子弹爆炸一周后白血球降至 500 以下,病情十分严重,虽然对鱼腥草半信半疑,但他还是像前一个侄女那样,从伤后三日开始服用鱼腥草,终于幸免于死。

区区小草显奇效。当上述广岛人死里逃生的经历在防止核战争国际会议上公之于世之后,与会者无不为这一医学史和战争史上的奇迹而感到惊叹。如今的广岛人,不仅痛恨给他们带来沉重灾难的日本军国主义,而且也深深怀念他们的"救命恩人"——鱼腥草。

(宁蔚夏)

草中精灵——黄精

《稽神录》中讲述了这样一个故事：

有个名叫唐遇的人，虐待家中的婢女。婢女逃入山中，饥饿难忍，便拔出一株草根品尝，味道甘美，于是每天采食，也就不再感到饥饿，而且自觉身体轻健。有天晚上，她在树下歇息，突然听见草中有野兽走动样的风声，她怕有老虎前来，急切之间，身子一纵，竟像飞鸟一样飞上树梢。从此以后，她夜宿树上，日行山中，仍然每天采食此草。后来，唐遇的仆人上山打柴，看见这位婢女，刚一走近她，她就飞身上树。仆人赶忙回去告诉主人。唐遇说："这个婢女怎么会有仙骨？一定是吃了灵异之草。"便命仆人准备美味肉食放在她往来的路上，看她是否取食。此女忽然见肉，大吃一顿，埋伏在草中的仆人一齐涌出，于是被捉。审问她是用何物充饥，她指出山中那种药草，于是采回几株，仔细辨认，原来就是黄精。

这个传说故事，显然属于神话。但黄精可以充饥，且有滋补功效，确是事实。古今道家，常以黄精作为滋补服食的珍品。民间也常服食黄精以滋补身体。最简单的吃法就是把洗净的黄精放在饭上蒸熟，先吃黄精，然后吃饭，每次嚼食三四枚即可。

黄精作为药物，最早见于《名医别录》，把它列为草部的第一味药，说它能补中益气，安五脏。《日华子本草》也说它能益脾胃、润心肺。《本草纲目》则说它有补诸虚、填精髓的功效。

现代使用黄精，主要用于以下病症。

肾虚精亏引起的腰酸、头昏、足软，可用黄精与枸杞配伍，水煮服用。也可将以上二药研成粉末，加入蜂蜜制成丸剂，用白开水送服。

小儿肝肾亏虚，下肢痿软，可用黄精一两，加水炖煮后，再加入冰糖服用。

肺虚久喘,可单用黄精,水煮后浓缩,加入蜂蜜,制成黄精膏,用开水冲服。

多饮、多食、多尿的糖尿病,也宜使用黄精,常与黄芪、天花粉、麦冬、生地黄等药同用。

这山野中的草药,民间因其神奇而传为"草中精灵",医药界因其补虚益精而命名"黄精",使人牢记印象深。

(马有度)

仙鹤千里衔种草

"医家白术重天台,郡守曾将蜜饯来。嚼罢不知香满室,桃花流水梦瑶台。"这是说,医家都特别看重浙江天台所产的白术,友人寄来用蜂蜜浸制的天台白术,喜而嚼食,不知不觉就有香气充满居室,越吃越高兴,简直就像桃花流水那样悠然不尽,仿佛就要进入仙境瑶台之上了。

为什么浙江天台所产白术的品质如此优良呢? 相传在很久以前,有一只洁白美丽的仙鹤,从南极仙境衔来一株药草,飞越了几千里路,俯瞰了几十座山,最后才选中了浙江天目山南麓的一片宝地,便把那株药草种植下去。仙鹤日夜守护这株药草,日久天长,他的身子便化为岩石,背上满布青苔,变成一座小山。这株药草也终于长成硕大的老白术,民众称为"天生术"。

这个传说,虽然属于神话,但浙江天台的天气温和,土层深厚,水质优良,这得天独厚的自然环境,最适合白术生长,倒是千真万确的事实。

白术入药,由来已久,《神农本草经》即已正式记载,认为它既有养生之功,"久服轻身延年",又有治病之效,能"止汗""消食"。

从古至今,一直把白术视为补气健脾的要药。用于治疗脾气虚弱引起的胃腹胀、进食少、大便稀、神倦怠、身无力。可单用 15 克以沸水浸泡当茶饮,其味甘香,如食橄榄,且有回甜,久久不散,正如《广群芳谱》所说:"以术作饮甚甘香。"也可以将白术煎水浓缩,加入蜂蜜,制成"白术膏",更是健脾补虚的佳品。

许多补气健脾的著名方剂,都选用白术。四君子汤,就是用白术与党参、茯苓、炙甘草配伍;理中汤,就是用白术与党参、干姜、炙甘草配伍。这些名方,治病救人,功效卓著。

洁白的仙鹤,不辞辛劳,千里含草种白术的美丽传说,终于迎来白术助人养生治病的美好效果。感谢你,洁白美丽的仙鹤!

(马有度)

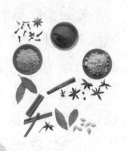

(五) 食中趣话

《红楼梦》中吃蟹趣

螃蟹味美可口,深受民众欢迎,文人墨客尤多赞誉。北宋诗人黄庭坚写下了"一腹金相玉质,两螯明月秋红"的名句。清代文豪曹雪芹的咏蟹诗尤其传神:"螯封嫩玉双双满,壳凸红脂块块香。"

吃蟹,观其形色,是一种欣赏;品其滋味,满口皆香,可以一饱口福。那细嫩的肉质,还含有极为丰富的营养。高蛋白,低脂肪,吃起来不腻口,吃下去好消化,易吸收,又没有常吃发胖的后顾之忧。

吃蟹虽好,但吃法却大有讲究。

吃蟹的时间,以农历九月和十月最好,这时的螃蟹肥壮而肉美。"九月尖脐十月团",就是说九月的雄蟹和十月的雌蟹最为肥美。

对蟹的选择,除肥大之外,尤其讲究鲜活,死蟹不能吃。

吃蟹,必须蒸熟或煮熟,半生半熟吃不得。也不要误吃蟹的胃肠和鳃,因为螃蟹喜食腐烂食物,这些部位常藏病菌和有毒杂物。

蟹的烹调,也有讲究。煮时加些生姜和紫苏,既能调味,又能防毒。李时珍在《本草纲目》中介绍说:得白芷则黄不散,得葱和五味子同煮则色不变。

螃蟹烹熟之后怎样吃法,还有讲究。曹雪芹在《红楼梦》第 28 回中,不仅把贾府吃蟹的情趣描绘得淋漓尽致,而且生动地介绍了吃蟹的种种讲究。

吃蟹,要趁热吃,所以贾府吃蟹,都吃"热蟹"。凤姐吩咐:"螃蟹不可多拿来,仍旧放在蒸笼里,拿十个来,吃了再拿。"就是为了始终都能吃到才从蒸笼中取出的热蟹。

吃蟹要吃热的,吃蟹时饮酒也要喝烫的,所以凤姐又吩咐:"把酒烫的滚热的拿来。"后来林黛玉也说:"我吃了一点子螃蟹,觉得心口微微的疼,须得热热的喝口烧酒。"

吃蟹的佐料,姜和醋不可少,所以平儿请凤姐吃蟹时,凤姐连忙说:"多倒些姜醋。"为了避腥,又离不开菊花叶、桂花蕊、绿豆面。所以在众人吃蟹之前,凤姐"又命丫头们去取菊花叶儿桂花蕊熏的绿豆面子来"。

吃蟹,自己用手掰着吃最有情趣,所以凤姐将剥开的蟹肉让薛姨妈品尝时,薛姨妈说:"我自己掰着吃香甜,不用人让。"吃蟹要用手剥,洗手就必不可少,所以凤姐不仅自己要水洗了手,还吩咐丫头备水让大家洗手。

吃蟹,每次不宜吃得太多,所以贾母嘱咐湘云:"别让你宝哥哥林姐姐多吃了。"湘云答应着。贾母又嘱咐湘云、宝钗二人说:"你两个也别多吃。那东西虽好,吃多了肚子疼。"

蟹肉鲜美,但略带腥味,用酒、用菊、用桂花、用绿豆面,都可去腥;蟹肉鲜美,但性偏寒凉,必须加姜,以防凉胃,正如曹雪芹在咏蟹诗中所说:"酒未敌腥还用菊,性防积冷定须姜。"

(马有度)

泰和乌骨鸡

泰和鸡,俗名乌骨鸡,它以江西省泰和的武山下为原产地而闻名天下。不仅乌皮、乌肉、乌骨,而且其内脏、脂肪以及嘴壳、足趾等都是乌黑的。

明代李时珍在《本草纲目》中说:"乌骨鸡有白毛乌骨鸡、黑毛乌骨鸡、斑毛乌骨鸡。肉骨俱乌者,入药更良。"泰和鸡属白毛乌骨鸡,其肉质细嫩,鲜香味远胜于普通鸡,营养价值甚高,而且它还是举世少有的"药用鸡",如大家熟悉的妇科良药"乌鸡白凤丸",就是以泰和乌骨鸡为主要原料制成的,它既是调经止带的专用药,也是补益气血的佳品。该药品还被权威的《中国药典》收载其中,这恐怕在禽肉类中只有乌骨鸡才享此"殊荣"。

乌骨鸡历来被誉为滋补强壮之食品。现代研究证明,乌骨鸡富含蛋白质、脂肪、钙、铁、磷、维生素 B_1、B_2、烟酸等。特别是乌骨鸡肉含 17 种氨基酸,其中 13 种氨基酸高于普通鸡。因其氨基酸数量多,质量又高,乌骨鸡熬出的汤香气扑鼻,味道特鲜,使它成为既是营养丰富的食品又是疗疾补虚的"药鸡"。乌骨鸡尚含胡萝卜素、维生素 C 与 E 等,对人有延缓衰老、延长寿命的功效。正如李时珍所说:乌骨鸡能治"一切虚损诸病"。无论"煮食饮汁",还是"捣和丸药",都能起到治病强体的作用。中医认为,乌骨鸡性味甘平,主要有滋补肝肾,益气养血,退虚热,调经止带之功。医学研究证明,乌骨鸡适用于治疗妇女崩漏带下、腰酸腿痛、不孕症、遗精、肺结核盗汗体虚发热、头晕耳鸣等症。

乌骨鸡肉可蒸、炖、煎、炸,做成上百种味道鲜美的佳肴。作为补品,既可单用,也可配以其他补品、药物一道合用做成菜肴或熬粥煲汤,不愧是体弱多病、病后康复、产妇、小儿营养不良者的补益佳品。在四川西部的沐川县，当地有一个颇为独特的习俗：女人怀孕或生小孩后，都要炖汤食用当地盛产的乌骨鸡，据说女人吃了既营养又不会长胖。乌骨鸡蛋的营养价值也很高，蛋中含有大量的卵磷脂、维生素，氨基酸含量比普通鸡蛋高数倍，而胆固醇和脂肪含量却比后者低得多。经常食用乌鸡蛋既可增强免疫功能，又能降低血压、软化血管。

乌骨鸡可用于滋补药膳。例如："虫草炖乌鸡"：取冬虫夏草 5 枚，乌骨鸡 1 只。鸡宰杀后去毛及内脏，洗净，下沸水锅内烫片刻，然后将虫草、姜、葱、盐、料酒放入鸡腹，蒸至烂熟，即可食用。适用于肾精亏损，肺气不足的老年人，常表现为咳嗽气短，腰酸膝软，畏寒肢冷等症。

（蒲昭和）

墨鱼是"鱼"还是"贼"

顾名思义，墨鱼当然是鱼。其实，墨鱼并不是鱼，而是一种远比鱼类低等的软体动物，与蜗牛同属一门，只是因为生活在水中，形体也有些像鱼，所以便称之为"鱼"了。

为什么在鱼字之前又加一个"墨"字呢？这是因为墨鱼体内有一个特殊的墨囊，遇到敌害时，便把墨囊里的墨汁喷射出来，将周围的海水染黑，借以掩护自己逃避，所以称为墨鱼。

墨鱼的正式名称叫乌贼，为何又与"贼"字连在一起呢？还是与乌黑的墨汁有关。墨鱼为了捕捉食物，它就喷射墨汁作为"烟幕"，以便悄悄地偷捕，所以获得"乌贼"这个贬义的名称。

乌贼的味道鲜美，营养价值很高，不仅含有丰富的蛋白质，还含脂肪、碳水化合物、钙、磷、铁以及 B 族维生素等多种营养成分。所以它既是著名的海味，又是重要的滋补食品，还可作药治病。

《大明本草》强调乌贼是补益人体的珍品。《曲池妇科》以乌贼肉 60 克、鹌鹑蛋 2 只煮食,用于身体虚弱、贫血头晕。明代著名医药学家李时珍称乌贼为"血分药",是治疗妇女贫血和血虚经闭的佳珍。清代名医王孟英在《随息居饮食谱》中也强调乌贼"最宜妇人",具有滋肝肾、补血脉、调经带、利胎产等多种功效。

正式作为药物,并不是乌贼的肉体,而是它那已经大大退化的残留贝壳——乌贼骨,又叫海螵蛸。

每年 4—8 月,在我国沿海各省均可捕捞乌贼,从其身体背面的皮下取出内贝壳,清洗干净,日晒夜露到无腥味以供药用。

我国使用乌贼骨作药已经有两千年的历史。早在《神农本草经》中就指出,乌贼骨治女子月经、白带过多。《本草纲目》也说它能治疗"下血""跌伤出血"。《圣惠方》治疗突然吐血,用米汤调服乌贼骨粉。对于胃肠道出血的病人,宜将乌贼骨与白芨混合研粉服用。

由此可见,墨鱼虽然不是鱼,但它和鱼一样十分养人,乌贼虽背贼名,但不害人而益人,不仅"贼肉"有养血治病之功,就连"贼骨"也能止血救人。

(马有度)

闲话贵妃吃荔枝

荔枝一直被视为"果中之珍品"。但过去要吃上荔枝会受到很大限制。因为它是南方特有的水果,而荔枝讲究鲜吃,稍置则味全败,非产地的人难以享受这一佳果。正如明代曹学全在《荔枝歌》中所吟:"海内如推百果王,鲜食荔枝终第一。"北宋苏东坡在海南做官,当他初尝荔枝时,甜汁沁脾,大为赞叹,竟要弃官守荔,由此写下了"日啖荔枝三百粒,不辞长作岭南人"的诗句。

不过，使荔枝得以名扬天下，大家都认为要归功于"三千宠爱于一身"的杨贵妃。唐开元年间，明皇李隆基在位，以声色自娱，宫中贵妃杨玉环最得宠爱。杨贵妃生于蜀中，爱吃荔枝，一定要最新鲜的。长安不产荔枝，唐明皇为讨得她的欢喜，乃下旨叫人乘快马取巴蜀荔枝。飞骑传送，历数千里，到达京师时，色香味还未变。杜牧名句："长安回望秀成堆，山顶千门次第开，一骑红尘妃子笑，无人知是荔枝来。"即说此事，荔枝也博得了"妃子笑"的雅名。

荔枝不愧是色香味俱佳的水果，它白肉晶莹，甘甜多汁，食之能生津止渴、利咽除烦。荔枝营养价值也高，它含果糖、蛋白质、脂肪、果胶和大量维生素 C、维生素 B、柠檬酸、苹果酸、精氨酸、色氨酸等，这些均对人体十分有益。古人认为常吃荔枝于人有补。如唐代食疗医家孟诜《食疗本草》中说荔枝能"通神、益智、健气"。明代医家缪希雍认为："荔枝，甘温益血，助荣气，故能益人颜色也。"唐代药学家苏颂还称："荔枝，虽多食亦不伤人。"其实，荔枝虽好吃也营养，但却是不宜多吃的。就拿杨贵妃来说，她就因太嗜好荔枝而吃出了齿病，据说这是多吃荔枝导致"内热太盛"之故。因为荔枝毕竟为甘温之品，多吃对人不利，明代李时珍的经验是："鲜者食多，则龈肿口痛，或衄血。"特别是阴虚火旺所致的咽喉干痛、齿龈肿痛、鼻出血等应少食。此外，过多吃荔枝，尤其是空腹吃，还容易发生"低血糖"，使人出现恶心、头昏、四肢乏力、心慌、出冷汗，严重者可出现眩晕、抽搐，甚至突然昏迷。人们称之为"荔枝病"。出现这种现象，民间认为可以饮蜂蜜水解之，或用荔枝壳煎水饮服亦可。

（蒲昭和）

明目佳蔬胡萝卜

在西方,胡萝卜是餐桌上的主要蔬菜,被视为菜中上品。在西餐中,三分之一的菜中有胡萝卜,做汤、烤饼、配菜、制馅,处处离不开胡萝卜。有的国家还用胡萝卜酿酒,做冰淇淋和清凉饮料。荷兰人对胡萝卜更是偏爱有加,把胡萝卜、洋葱、马铃薯一起烩制的菜尊为国菜。

胡萝卜是一种大众化蔬菜,其中含有大量的β-胡萝卜素,是天然的维生素A原(亦称维生素A前体),为目前最安全的补充维生素A的食物。因其营养丰富,有的国家称它为"皇后",有的叫它"小人参"。胡萝卜有很高的保健功效,可降脂、降糖、降血压,预防"三高症",能增强人体免疫力,延缓衰老,防癌抑癌,养颜美容。

最为重要的是,β-胡萝卜素经小肠吸收转化成的维生素A,可促进眼内感光色素的形成,对维持正常视觉功能具有重要作用。若维生素A不足,可影响暗适应能力,严重时可导致夜盲症。维生素A又可预防由于老化引起的退行性眼病,如老年性黄斑变性等。

维生素A犹如天然眼药水,可保持眼角膜的润滑及透明度,有效防治角膜干燥和干眼病,促进眼睛健康。维生素A对于长期戴隐形眼镜和长时间注视电脑屏幕者来说,更是重要的营养素,所以,常食胡萝卜,有很好的眼保健功效。

我国用胡萝卜治病历史久远,对胡萝卜保护眼睛的作用早有所识。中医认为,胡萝卜有润燥安神、养肝明目的功效,食之能明眸益视。比如:

1.胡萝卜500克,鳝鱼肉200克,均切成丝,加油、盐、酱油炒熟食,每日1次,6天为1疗程,或胡萝卜与猪肝同食,善疗夜盲症。

2.胡萝卜煮熟吃,每顿2~3个,连吃半个月,可治干眼病。

3.把胡萝卜蒸熟,当饭吃,或烹制成菜肴食用,能医角膜干燥症。

4.取胡萝卜100克,鸡蛋1个,先将胡萝卜切片放入锅中加清水煮沸,鸡蛋去壳,放入煮熟,食时调味,饮汤吃蛋,每日1次,7天为1疗程,适用于角膜软化症。

由上可知,胡萝卜的确是名副其实的护眼之宝。正所谓:此物果真是佳蔬,明眸护眼赛珍珠,润燥养肝增视力,目疾用之效更殊。

需要提醒的是,要想发挥胡萝卜养眼护眼功效,掌握好食用方法十分重要。胡萝卜中所含的β-胡萝卜素是一种脂溶性物质,生食仅能吸收10%,所以胡萝卜不宜生食,最好用少许油炒或与肉同炖才更有利于其营养素的溶解吸收和利用。

要想生吃,可将胡萝卜榨汁,加入少许食用油食用。若是凉拌,必须在其中滴入少许如香油之类油脂,然后在口中充分咀嚼,嚼成极碎末,这样才有利于β-胡萝卜素吸收。

有些人喜欢将胡萝卜和白萝卜腌制成咸菜食用,其实这是不科学的。因为,胡萝卜生吃时,90%以上的β-胡萝卜素不能被吸收,可以说是徒劳无功,只能在其中起个红白点缀作用。而白萝卜所含有效成分不耐热,在70 ℃的高温下即被破坏,故白萝卜才宜生食。

还有,胡萝卜的营养成分在表皮为多,吃胡萝卜时不必削皮,只要洗净表皮即可。

(王爱琴 宁蔚夏)

竹笋蔬食第一品

中国是竹子的原产地之一,产量居世界第一。中国人自古喜爱竹、梅、兰、菊,姿态优美,温文尔雅,誉为"四君子",松、竹、梅顶风冒雪,经冬不凋,赞为"岁寒三友"。

我国食用竹笋历史悠久，《诗经》中即有"其籁伊何，惟笋及蒲"的记载，可见竹笋早已同香蒲为蔬。我国有竹二百五十余种，从来源分，有苦竹笋、淡竹笋、毛笋等。从采收季节分，有冬笋、春笋、夏笋等。以春笋、冬笋味道最佳。

竹笋鲜嫩清香，历来为人们喜爱。杜甫有"青青竹笋迎船出，白白江鱼入馔来"的佳句，表达了诗人对竹笋的特殊感情。陆放翁也最嗜笋，一次吃了江西的"猫头笋"后，倍加称颂，认为"色如玉版猫头笋，味抵驼峰牛尾狸。"在诗人心目中竹笋比驼峰狸肉还鲜美，故后人誉竹笋为"寒士山珍"。苏东坡被贬黄州写道："长江绕郭知鱼美，好竹连山觉笋香。"后来传诵一时的"无竹令人俗，无肉使人瘦。若要不俗也不瘦，餐餐笋煮肉"，更是道出了古人对竹笋的溢美之情。竹笋不仅味道鲜美，而且营养丰富，是餐桌上一道味鲜色美的珍品，被誉为"蔬食第一品"。

竹笋烹制和食用方法很多，鲜笋、干笋、腌笋自古至今均为素食和荤食配菜的珍品。

"玉兰片"是行销全国的高档干菜商品。它用冬笋和春笋加工制成，色白，形似玉兰花瓣，故名玉兰片笋，简称玉兰片。玉兰片中之尖片又称笋尖，片长七厘米，表面光洁，笋节很密，无根部，质极嫩，味鲜美，为玉兰片中的上品。古时用醋渍竹笋成酸菜。用姜醋等调料浇浸泡，再烘干，然后装坛中收藏，称为"笋脯"。

竹笋味道鲜美，历来为宴席上的名菜。单烹的有"酱烧冬笋""干煸冬笋""油焖冬笋"等。厨师多用笋调味，以增其鲜。

竹笋与其他时令蔬菜相配，更是相得益彰。可与冬菇、虾仁一同烧菜。烹饪前必须先把竹笋去掉头部、老根部分，剥去笋壳，置于冷水锅内旺火煮沸一小时，捞起备用。如煮不透，口感麻涩。竹笋有解腻开胃之功效，逢年过节在清炖鸡里放上一些冬笋片，味道更美。

竹笋既是一味美食，也是一味良药。唐代名医孙思邈在《千金方》中指出：竹笋"味甘，性微寒，无毒，主消渴，利水道，益气力，可久食。"明代药学家李时珍所著《本草纲目》认为，竹笋有"化热、消痰、爽胃"之功。清代养生学家王孟英在《随息居饮食谱》中说："笋，甘凉，舒郁，降浊升清，开膈消痰。"竹笋还有清热、安神之功效，因而在食养食疗中被广泛应用，是养生学家极为推崇的食材。可谓：竹笋味甘性微寒，宽胸利膈善消痰，清热益气利水道，涤肠通便心神安。

也许有人认为竹笋尝鲜可取，但无多大营养，甚至说"吃一餐笋，刮三日油"，此说实为误解。据现代科学化验分析，鲜笋营养价值高，除含有蛋白质、脂肪、糖类外，还含胡萝卜素、维生素 B_1、B_2、C 及钙、磷、铁、镁等人体需要的成分。同时在竹笋中所含蛋白质中，至少含 16~18 种不同成分的氨基酸，尤其人体必需的赖氨酸、色氨酸、丝氨酸、丙氨酸等。

竹笋具有高蛋白、低脂肪、低淀粉、多纤维的特点，故食之可减少体内脂肪积蓄，促进食物发酵和肠道蠕动，帮助消化和排泄，起到减肥作用，并能预防便秘和结肠癌的发生。除肥胖症外，还对动脉硬化、高血压、冠心病、糖尿病等患者有一定的食疗作用。竹笋还含有一种多糖物质，具有一定的抗癌功效。

（王爱琴　宁蔚夏）

狼桃变佳珍——番茄

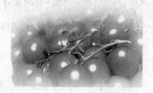

番茄，颜色鲜红，形状像柿子，所以又取名西红柿。名称冠以"番"字和"西"字，就知道它是从海外引进的舶来品。

相传番茄最早生长在南美洲，因其色彩娇艳，人们对它十分警惕，视为"狐狸的果实"，又称"狼桃"，只供观赏，不敢品尝。

1544 年，西班牙人将番茄移植到欧洲，仍然作为观赏植物，不敢食用,以防中毒。直到18世纪,才有人冒险品尝,不但没有中毒,反而大享口福。从此以后,番茄日益受到人们的喜爱,被称为"爱情的苹果"。时至今日,这又好看又好吃的番茄,已经风靡世界,遍布全球。

番茄传入我国之后,很受欢迎,既是食用蔬菜,也是食疗药物。《陆川本草》把它的主要功效概括得十分明白:"生津止渴,健胃消食,治口渴、食欲不振。"

番茄皮薄多汁,肉质细嫩,味道鲜美,酸甜可口。

番茄不但好吃,而且有很高的营养价值。番茄含有丰富的维生素,矿物质的含量也不少。据计算,每天吃2~3个番茄,就能满足一天之中对维生素和主要矿物质的需求。

番茄虽然不是水果,但它的滋味并不亚于许多水果。它的维生素含量也优于许多水果。例如维生素C的含量,比苹果、香蕉、桃子、梨子都要高出几倍。所以食用番茄对防治动脉硬化、高血压和冠心病也有帮助。番茄多汁,可以利尿,肾炎病人也宜食用。男士每天吃一个番茄,还有助于预防前列腺癌。

番茄含有大量苹果酸和柠檬酸,可以帮助胃液消化脂肪,所以宴席常常配以凉拌番茄和番茄汤,好看好吃又有助于消化。

由此可见,番茄成为世界流行蔬菜,绝非偶然。但在吃法上,很有讲究,要尽量避免营养成分的损失,充分发挥它的食疗功效。

中医学认为,番茄甘酸性寒,是清凉性食物,所以当作水果食用,最能发挥"生津止渴,健胃消食"的功效。而且未经加热烹煮,也可减少维生素的损失。取成熟的新鲜番茄,洗净后用鲜开水浸烫,剥去外层薄皮,切片放入盘中,加入适量白糖,浸渍30分钟左右,食瓤饮汁,不仅清甜可口,而且清热解暑,生津止渴。

另一种吃法是,番茄焖毛豆。毛豆富含优质的植物蛋白,番茄又含丰富的维生素,两者配合,营养更为全面。毛豆色绿,番茄色红,搭配好看,催人食欲,吃入口中,更是鲜美可口。

　　还有一种常见的吃法是制作番茄鸡蛋汤。这又是优质的动物蛋白与富含维生素的蔬菜合理搭配,营养丰富,色泽好看,味道鲜美。

(马有度)

抗癌的山珍——猴头菇

　　前几年,一些患严重胃病,尤其是潜伏着恶变可能的患者,医生都常劝其服用一种国产的药物"猴头菇片"。

　　猴头菇是一种食用菌,自古就有"山珍猴头,海味燕窝"之说。它历来与熊掌、海参、鱼翅并驾齐驱,是中国出产的名满天下的四大珍品。

　　猴头菇呈白色,基部狭窄,上部膨大,因周身布满针状肉刺,毛茸鲜活,酷似猴子的脑袋,故名猴头菇,又叫猴头。曾有一个流传甚广的神话:"齐天大圣"孙悟空手下的猴群到处捣乱,花果山被他们弄得不成样子,还四处惹事,所到之处,果木全被这些不速之客糟蹋个精光,人们忍无可忍,借来一对宝剑砍下两个"猴头"挂在栎树上以示惩戒,从此栎树上便经常长出猴头来。

　　"猴头"的生长与栎树确有关系,猴头菇野生于密林深处,有的生长在栎树及柞树的枯树干上,数量极稀少,在自然状态下,树木枯萎处往往会形成小孔穴,每年7、8月间阴雨季节,这些小孔穴便冒出毛茸茸的球状物来,看上去俨然是猴子的首级。据考证,我国食用猴头菇的历史十分悠久。河南伏牛山区至今还流传着唐朝士兵在那里采集猴头的故事。

　　野生猴头菇得之不易,过去是餐桌上难得的美味。60多年前,曹靖华曾送给鲁迅先生4枚当时极为罕见的"猴头"干块,曾经研究过植物学的鲁迅对所赠礼物十分重视,他预言说:"如经植物学及农学家研究,也许有法培养。"鲁迅的预言,如今已成为现实。经多年对人工栽培猴头菇进行广泛研究,四川、浙江及湖南等地都已掌握了这项人工培养技术,取得了良好的经济效果,为发展猴头菇生产开辟了广阔的前景。

过去猴头菇属山珍,大多为达官贵人享用,现在一般人家也能经常品尝,这理应归功于农业科技的功劳。猴头菇肉质鲜嫩,滋味鲜美,可烹调出众多的美味佳肴,诸如黑龙江的银珠猴头,山东的云片猴头,湖南的鸡汁猴头,陕西的红烧猴头等,都享誉遐迩。在名厨手里,通过烧、扒、蒸、炒可以烹制出整席的猴头菇宴。

猴头菇的营养价值很高,每 100 克中含蛋白质 26.3 克,脂肪4.2克,高出香菇 1 倍左右。还含有 17 种氨基酸,包括人体必需的 8 种氨基酸。此外,尚含丰富的 B 族维生素、胡萝卜素以及钙、磷、铁等有益成分。

近年研究证明,猴头菇的药用价值甚高,利用猴头子实体和菌丝体浸出物,制成猴菇菌片、宁猴片等药物,临床广泛应用于胃癌、食道癌、贲门癌、肠癌的治疗,效果显著,且无副作用。实践证明,癌症手术后及化疗病人,多吃猴头菇确有增强免疫功能,延长患者生存期,缩小肿块的良好效果。所以,人们就把猴头菇称为"抗癌的山珍"。

(蒲昭和)

望梅止渴话乌梅

相传在三国时期,曹操大军因天气酷热,没有水喝,人人口干舌燥,着实难熬,这时曹操用手一指说前边即是梅林,将士们顿时想到了梅的酸味,于是人人口水长流,起到了"望梅止渴"的效果。的确,梅树的果实,无论尚未成熟的青梅,或者已经成熟的黄梅,酸味俱浓,入口刺激唾液腺,引起大量分泌;即使并未入口,因酸味形成的条件反射,也可引起唾液分泌,从而暂时止渴。

青梅和黄梅,经过烟火熏制,梅肉的外皮色呈黑褐,便成为乌梅。

酸味的乌梅,是生津止渴的佳品。夏日炎炎,喝上一杯清凉的酸梅汤,既能清暑,又能解渴。号称火炉的山城重庆,冰镇酸梅汤就成为炎夏最受欢迎的清凉饮料。

乌梅生津止渴,自古用于"消渴症",即现代的"糖尿病"。有一种对症的中成药,就用乌梅与天花粉、麦冬、葛根配制而成,就像冰清玉洁的泉水一样,生津止渴,所以特别命名为"玉泉丸"。

乌梅作药,还有多种功效。明代李时珍就广泛用于"敛肺涩肠,止久咳泻痢、反胃噎膈、蛔厥吐利"。

肺虚久咳,干咳痰少,可用乌梅与罂粟壳、制半夏、杏仁等配伍;治肺虚盗汗,民间用乌梅 10 枚、糯稻根 1 把、浮小麦 15 克,每日分 2 次煎服。

慢性腹泻或久痢不止,也可使用乌梅。民间用乌梅 10 枚煎成浓汤,空腹饮用,每日 2 次;或用乌梅 9 克、诃子 15 克,共研细末,加蜂蜜调匀,一日 3 次分服;如久泻久痢属于气虚脾弱,则宜与党参、白术、肉豆蔻、诃子等药配伍,如固肠丸。现代研究表明,乌梅对大肠杆菌及痢疾杆菌均有一定抑制作用,以乌梅为主药的乌梅丸,对慢性痢疾也有较好疗效。

由蛔虫引起的呕吐、腹痛,自古即用乌梅。民间用乌梅 3 枚、生姜 3 片、花椒 6 克煎水服。现代使用乌梅丸治疗胆道蛔虫症,也取得良好疗效。

(马有度)

果园新秀猕猴桃

一提起猕猴桃,人们自然会想起这个很不起眼又有点像"洋芋蛋"的水果。然而,别看它貌不出众,难登大雅之堂,若论营养价值和保健功效,则是众果难敌。你看,"品质无匹的水果"、"世界超级水果"、"世界水果之王"……不知它戴了多少顶桂冠!

猕猴桃原产于我国,故有中华猕猴桃之名,早在《诗经》中就有猕猴桃的记载。李时珍在《本草纲目》中描绘桃的形、色时说:"其形如梨,其色如桃,而猕猴喜食,故有诸名"。可见猕猴桃是因猕猴喜食,被称为猕猴桃。

值得一提的是,这种酸中泛甜、口味清香、营养丰富的荒生之物,竟沉睡了几千年,一直是猴子的"仙果"美食,而人类真正了解和利用它,也不过百余年的历史。20世纪初,美国、新西兰和前苏联等国,先后从我国引进了猕猴桃,加以驯化培育,使这种多少年来人们不屑一顾的野果,一跃竟成为百果中耀眼的新星,而且身价不菲,尤其在欧美国家,一升再升,人见人爱。

猕猴桃是一种低热量高营养果品,其中,维生素C含量极高,是柑橘和柿子的10倍,葡萄与柠檬的13倍,樱桃的30倍,枇杷的40倍,苹果、鸭梨、杏的75倍。现代研究表明,大量维生素C可以阻止致癌物质亚硝胺在体内的生成,能与被认为是致癌原因之一的自由基发生反应使之减少,还可促进干扰素的产生,增强机体的免疫功能和对癌症的抵抗力。另外,猕猴桃中尚含有丰富的半胱氨酸蛋白酶,具有提高机体细胞抗癌的作用。所以,人们将猕猴桃誉为"防癌果"。

猕猴桃的另一营养优势是其中丰富的矿物质,如钙、磷、钾、镁、锰、锌、铜等,普遍高于其它水果,故有"水果金矿"之美誉,可有效补充人体宏量元素和微量元素的不足。在美国农业局最新表示水果 100 克可食部所含维生素、矿物质、食物纤维等 17 种营养素比例的"营养因子评分"中，猕猴桃位居首位，是不可多得的"果中珍品"。

猕猴桃中还含有多种果酸和多量氨基酸，可促使体内胆固醇和甘油三酯转化为胆酸，从而降低其血中含量，对高血压、高脂血症、冠心病有辅助治疗和预防作用。由于猕猴桃营养全面，目前已成为老人、妇女、儿童以及体弱多病者的特殊营养品，并作为航海、航空、高原、高温人员以及运动员的保健食品。这也正是风靡世界令人称奇的奇异果的奇异之处！

猕猴桃除了当水果鲜食外，国外的派场也很多。有的用于三明治，有的登上了宴席。有的切片，浇以奶油，做成别致的拼盘。在吃法上，可羹、可炒、可汤，无不相宜。用猕猴桃酿酒，在我国民间已有悠久历史。诗圣杜甫曾写过一首赞咏猕猴桃酒的诗，云："山瓶乳酒下青云，气味浓香幸见分，鸣鞭走送怜渔父，洗盏开尝对马军。"其中的山瓶乳酒即指猕猴桃酒。用猕猴桃制作果酱，甘甜如蜜，味道独特，很受消费者欢迎。

猕猴桃性味甘酸，有很好的药用价值，对于胃纳欠佳、食欲不振、消化不良者颇有效验。现代研究，无论消除苦不堪言的"苦夏"，还是化解疲乏缠绵的"秋乏"，猕猴桃既可滋补养身，又能健脾开胃，均为首选佳果和难得良药。

作为健康的忠实卫士，果园奇葩猕猴桃实在是难以言喻，倾诉不尽，正是：

> 果中珍品猕猴桃，受宠皆缘养分高。
> 俏皮奇异形可爱，抗癌消脂功昭昭。
> 富含矿物维生素，助力健儿上九霄。
> 宝物如今登大雅，游历五洋乐逍遥。

（王爱琴）

山楂趣谈

山楂,别名红果,有的地方称为胭脂红。

山楂酸甜味美,一直是深受大众喜爱的食品。新鲜山楂可当果品吃,也可制作系列山楂食品。常见的山楂糕、山楂片、果丹皮、山楂果脯、山楂饮料等,都是以山楂为原料做成的。其中山楂糕最常用,清代杨静亭《都门杂咏》有诗云:"南楂不与北楂同,妙制金糕数汇丰。色比胭脂甜如蜜,解醒消食有兼功。"诗中的"金糕"即指山楂糕,旧时以北京汇丰斋的山楂糕最有名。

"冰糖葫芦"本是北方的特产,北京的冰糖葫芦特别有名,晶莹的糖膜里映出红宝石样的鲜果,葫芦状的图案造型,还带着甜香,真可说是可看、可玩、可吃、可药了。说到"冰糖葫芦"的由来,还有这样一段故事:南宋绍熙年间,宋光宗最宠爱的妃子病了,面黄肌瘦,不思饮食,身体衰弱,御医用了许多贵重药品,都不见效。于是,宋光宗张榜招医。一位江湖郎中揭榜进宫,郎中为贵妃诊脉后说:"只要将山楂与红糖煎熬,每饭前吃五至十枚,半月后病准能见好。"贵妃按此法食用后,果然不久病就痊愈了。后来,这种酸脆香甜的蘸糖山楂传入民间,就成为冰糖葫芦。如今,冰糖葫芦已不独在北方才有,全国各地都已盛行,成为儿童十分喜爱的食品了。

山楂制成的果丹皮,也是一种大众化食品。

山楂自古便是有名的"果子药"。中医认为,山楂有消食化积、生津止渴、散瘀止痛的功效。相传李时珍邻居家的孩子患了重症消化不良,面容消瘦,腹大如鼓,孩子在偶然采食了山上的新鲜山楂后,疾病竟霍然而愈。所以,历代医家都以山楂为消导要药,认为它能消化食积和肉积。临床证明:小儿患消化不良症,吃些山楂水或山楂食品,可帮助消化,并能开胃助餐;慢性胃炎病人,平素胃酸偏少,食后腹胀,如在饭后嚼食几粒鲜山楂,对消食除胀很灵验。一位年近百岁的长寿老人,每次饭后总要吃一两粒山楂,几十年来从未得过消化不良。

山楂不仅是儿科消食化积要药,而且还是防治心血管疾病和妇科病的良药。用山楂煎水服,或用山楂与决明子泡水代茶饮,能降血压,常饮还对冠心病、高血脂确有疗效;产后恶露不尽,腹中疼痛,用山楂数十粒,打碎煎水,加适量砂糖,空腹温服,能起到立竿见影的神奇效果。山楂治疗血瘀实证的闭经也有效,名医张锡纯说:女子月经不来,用山楂两许煎汤,冲化红蔗糖七八钱,服之即来,此方屡用屡效。若月经数月不通者,多服几次即可通下。临床验证,山楂治疗闭经确有良效。不过,食山楂有可能导致流产,早期孕妇最好不吃为妥。

(蒲昭和)

颐养天年话寿桃

中国是桃子的故乡,每到万物繁茂的夏日,鲜桃满园,阵阵果香便会拂面而来。在中国传统文化中,桃一向被作为福寿吉祥的象征,素有"寿桃"和"仙桃"的美称,因其色泽红润,肉质鲜美,又被誉为"天下第一果"。

关于桃子,在中国有许多美丽的神话和传说。传说中,桃子是神仙吃的果实,吃了头等大桃,可"与天地同寿,与日月同庚";吃了二等中桃,可"霞举飞升,长生不老";吃了三等小桃,也可以"成仙得道,体健身轻"。正因为此,桃子自古就蕴含着长寿的寓意,一直象征着延年益寿。

作为一种民俗,人们每每会看到,年画上的老寿星,手里总是拿着桃——"寿桃"。于是,大凡在老人过生日做寿时,人们都要蒸桃形的馒头,把做成的"寿桃"献给老人,以祝福老人健康长寿。

我国栽培的桃子,有油桃、蟠桃、寿星桃、碧桃等 800 多个品种。其中油桃和蟠桃是作果树栽培,寿星桃和碧桃主要供观赏。如河北的"深州蜜桃"、山东的"肥城佛桃"、上海的"水蜜桃"、浙江的"奉化玉露桃"、陕西的"渭南蜜桃"、甘肃的"天水齐桃"等均为上品。目前,全世界近百个国家种植桃树,桃的品种多达 3 000 余个,正所谓,桃香飘溢五大洲,华夏桃李满天下。

鲜桃之所以养人,是因其性味平和,营养丰富,有很好的补益作用。桃肉中含有葡萄糖、果糖、蔗糖、木糖、蛋白质、脂肪、维生素 B_1、B_2、C,以及铁、钙、磷、苹果酸和柠檬酸等营养物质。它的含铁量为苹果和梨的 4~6 倍,是防治缺铁所致贫血的理想食物。桃含钾多,含钠少,更适合血钾过低的人食用。桃含的糖分易于为人体吸收,对于低血糖者十分有益。

桃子历来被列为我国"五果"之一,具有补益心肺、生津止渴、消积润肠、解劳热等功效,特别适合老年患者的食养食疗。如:

治疗虚劳咳喘,可用鲜桃 3 个(去皮),冰糖 30 克,隔水炖烂后去核,喝汤食桃,每日 1 次。

治疗冠心病,可用鲜桃 2 个,黑芝麻 20 克,杏仁 2 粒,大枣 5 枚,洗净生食,每日 1 次。

治疗年老体虚、气血不足、乏力眩晕,可用鲜桃 2 000 克,洗净去皮核,切块,加白糖 500 克,混匀,晒去水分后食用,每次 30 克,每日 2~3 次。

鲜桃不愧为名副其实的长寿佳果,食之好处多多,益处多多,在此不得不为它的颐养天年的妙用点赞:

先得春机果含情,面如敷粉态丰盈。

甘甜似怡味香美,补虚养人向有名。

多汁最能滋津液,润肠善将劳热清。

鹤发童颜永不老,鲜桃延年添寿庚。

桃子食法众多,既可鲜食,也可加工制成罐头、桃干、桃脯、桃酱、果酒、果汁等。桃仁可用于甜点、甜菜的配料。如鲜桃与桂花为伍,制作的冰桃和蜜汁甜桃,清香甘美,可口宜人。桃鱼,味道鲜美,富有营养,尤其适宜于厌食者食用。亲朋好友相聚,叫上一个火锅八宝桃,若配上蒋大为那首深受人们喜爱的《在那桃花盛开的地方》名歌伴食,会带给人无穷的遐思。再如桃仁素火腿、桃仁椒酱肉、桃仁鸭、桃仁鳝花,以及桃仁冬菇、桃仁鲜蘑、桃仁笋、桃仁香菇汤等,更是脍炙人口。

（王爱琴　宁蔚夏）

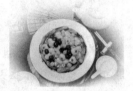

老姑亭亭玉立靠红枣

宋朝四川仁寿县有位喜欢藏书的学者,后来当了检校秘书监的官,此人名叫孙光宪。他收集了许多唐末五代的遗文轶事,编著成《北梦琐言》一书。书上记载了这样一个故事:有个年逾半百的老姑娘,生在农村,年轻时自持长得俏丽,欲嫁一风流倜傥的白面书生。尽管向她求婚者甚多,但没有一个中她意的。所以50多岁了,还待字闺中。但使人惊奇的是,她不因岁月的流逝而变老,依然亭亭玉立,面容鲜艳如妙龄少女。外地人见了都以为她是"二八佳人"(16岁少女)。邻村的一位穷秀才埋头苦读,直到55岁中了进士才谈娶亲之事。许多年轻佳丽他都看不上,就看中那位年逾半百的老姑娘。村里的女人们都很羡慕她,追逐着问她为什么"不老"?她羞答答地悄悄回答说:"我没有什么诀窍,只是天天吃几个大红枣而已。"

那个村本来就出产大红枣,可谁也没有天天吃枣,只是逢年过节用枣待客。自此之后,那个村的妇女老老少少成天枣不离口。几年之后这个村的妇女"老有少容""少更靓丽"。所以那里民间有句

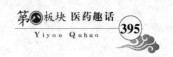

谚语:"一日吃三枣,一生不显老。"

早在汉代,人们就知道大枣有养颜抗衰老的功效。1953 年湖南长沙月亮山汉墓出土了一个珍贵铜镜,上刻有铭文:"上有仙人不知老,渴饮玉泉饥食枣。"说明将大枣当饭充饥,可以使人像仙女那样美丽而不老。大家知道,三国时貂蝉有沉鱼落雁之容,闭月羞花之貌,倾国倾城之美,而使吕布、董卓为之神魂颠倒。貂蝉难道真是天生丽质?非也。她是陕西米脂县人,那里盛产大红枣,因她家境贫寒,常以野枣充饥。后来卖到王允府中为婢女,由于从小养成了吃枣的习惯,到了王府也天天吃枣不断,所以十六岁时她就亭亭玉立,美若天仙。

古代医家在上述传说的启发下,以红枣为主制成了有美容作用的"红颜酒"。

现代研究,大枣富含维生素 C 和铁。鲜枣的维生素 C 含量在水果中名列前茅。维生素 C 对皮肤有美白作用,并有较强的抗氧化作用,能消除面部的黄褐斑和其他色素斑,能使面色光洁。大枣所含的铁和蛋白质,能使血红蛋白增加,因而常吃可以养颜令面色红润。蛋白质还使皮肤柔和而富有弹性,所以大枣的美容作用是有科学依据的。

大枣既是食物,又是药物,是中医健脾益气、扶助正气的妙品。中医祖师爷张仲景所著的《伤寒论》载有药方 113 个,就有 63 个药方用了大枣。说明大枣在临床上应用范围广泛。

现代医生主要用大枣增强人体免疫功能,预防感冒;抗过敏,防治过敏性紫癜;升血小板,治疗血小板减少性紫癜;养血安神,治疗妇女更年期综合征。

增强免疫力,预防感冒:大枣 30 克与黄芪 40 克相配,煎水喝或煮粥吃,对于体虚经常感冒者,有很好的预防作用。

抗过敏:大枣 30 克与蝉衣 6 克加粳米 50 克煮成粥吃,可防治过敏性紫癜。

升血小板:大枣 30 克与生花生(带红衣)30 克煮食,或大枣 30 克与仙鹤草 30 克水煎服,治疗血小板减少性紫癜有良效。

养血安神:用大枣 30 克、小麦 30 克,与炙甘草 9 克水煎服,对妇女更年期综合征出现嬉笑无常,失眠,心绪不宁,有较好疗效。

(刘正才)

"吃醋"趣闻

在调味品中,人类最早使用的就是盐和醋。盐取于自然岩石和海水,而醋是靠人工制造的。据文字记载,醋至少已有 3 000 年历史,西方《圣经》的"摩西五书"中就有"烈酒之醋,葡萄酒之醋"的记载。我国在 2 400 多年前的《论语》中也已提及醋字,这说明人类食醋的历史十分悠久。

醋的味道酸涩,还带有较强的刺鼻味。少量用醋可以调味增香,但大口呷醋却并不令人舒服,胃也受不了。不过说起吃醋,历史上倒留下过许多美妙而令人稀奇的传说。

1.埃及艳后喝醋美容

美国电影巨星伊丽莎白曾主演《埃及艳后》而闻名于世。影片中的克丽佩得拉七世是古埃及著名的皇后。相传,这位皇后美丽的容颜与喝醋有关。有一次,皇后与他的情人——罗马将军安东尼打赌,看谁能够在一次用餐中能花掉更多的钱财。克丽佩得拉就用醋去溶解天然的珍珠,一饮而下。结果,她不仅赢得了胜利,还由此而获得了绝世的美貌。

据当时一位化学家的记载,饮用溶解了珍珠的醋液是克丽佩得拉七世的美容妙法。她不是只喝了这一次,而是经常不停地饮用。现代研究证明,醋有阻止人体产生过氧化脂质的作用,对延缓衰老有益,经醋溶解出珍珠中贝类硬蛋白成分也有美容功效。这种醋饮

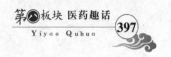

料使克丽佩得拉成为名垂千古的艳后。

2.反抗王旨,房夫人舍命喝醋

房玄龄为唐王朝统治立下过汗马功劳,被唐太宗李世民封为宰相。一天,太宗打算赐他几名美女作妾,不料遭到房玄龄婉言谢绝。后来才知道,是房夫人坚决反对。李世民不由大怒,皇帝的话,一个女人竟敢不依! 此时李世民想出一个办法,叫人装好一壶"酒",送给房夫人,并传旨:如不服从,请饮此毒酒自尽。房夫人毫无惧色,端过酒壶,一饮而尽。过了一会儿,房夫人只觉得酸味扑鼻,满口酸水流出,人却安然无恙。这时李世民不由大笑起来,说:"房夫人真是个能吃醋的女人!"原来,壶中装的不是毒酒,而是醋。

房夫人为维持一夫一妻制与和睦的家庭生活,抗命喝醋,这给后世留下一段佳话。

3.醋治烫伤不留疤

据传古时候有一员外做寿,盛宴招待众宾客。因是冬天,厨师在客厅里升起四盆大火。为了做"糖醋鱼",员外叫人买来了数十条活鱼,还特地购回来一大盆醋。员外有一儿子才5岁,十分淘气,在院内东跑西跳,嘴里嚷着要这要那。家中保姆想抱他,哪知这孩子一挣,竟跌进了火盆,顿时孩子身上的棉裤烧着了。保姆吓坏了,又没有水,她只见旁边有一盆醋,就什么都不顾了,于是提着孩子就往盆里放,火灭了,孩子哭声也小了。员外夫人急忙上前,脱下孩子的裤子一看,屁股虽烧了几个泡,但没破,就蘸着醋把水泡擦了擦,真没想到,一会儿泡消了,也不痛了,几天后屁股上竟连一点伤疤都没有。后来有人笑道:"稀奇稀奇真稀奇,火烧敷醋泥。"这样醋就成了一味治疗烧伤的良方。宋代孙光宪的《北梦琐言》中曾有类似记载:"一婢抱儿落炭火上烧灼,以醋汤敷之,旋愈无痕。"李时珍也说:"汤火伤灼,即以酸醋淋洗,并以醋泥涂之甚妙,亦无瘢痕。"看来,醋疗烫伤还真有效。

醋不仅是调味品,而且在我国自古就入药。中医认为,醋"酸温散瘀解毒,下气消食,开胃气,下水谷,治心腹血气痛,产后血晕,症结痰癖,黄疸痈肿,口舌生疮,损伤积血,解鱼肉菜蕈诸毒"。说明醋的治病范围相当广泛。由于醋中氨基酸及各类有机酸、矿物质等人体必需的营养成分相当丰富,近年来,人们还把醋作为一种美容、防癌、解疲劳、防止心血管疾病的保健佳品。曾风靡全球的"醋蛋疗法"之所以受人青睐,就是因为这种用醋液泡过的鸡蛋,有助于防治动脉硬化、脑血栓、癌症、糖尿病等常见病和疑难病。饮服"醋蛋液"也一度成为一种健康时尚,日本、美国还流行饮用陈醋稀释后加入蜂蜜、姜汁调制成的"醋蜜可乐",认为常饮这些醋制饮料可起到抗衰老、美容、长寿的效果。

（蒲昭和）

起死回生的食物疗法

1945 年 8 月 6 日傍晚,随着一声震雷般的爆炸,一场灭顶之灾在日本广岛从天而降。在原子弹形成的蘑菇云的笼罩下,寂静的广岛顿时火光冲天,气浪翻滚,烟雾弥漫。一时间,焚化和腐烂的尸体,以及由核裂变产生的气体,使广岛的空气中散发着一股令人窒息的恶臭,久久不能消失。美军投下的这颗人类历史上首次用于实战的核弹,如同叫门的小鬼,把广岛带入了死亡的深渊。在与死神的殊死抗争中,奇迹在广岛发生了。

在距爆炸中心 1 000 米左右的广岛女子学院,有一位正在教室上课的女学生,原子弹爆炸十余天后,出现了发热、呕吐、脱发等放射症,伴有全身多处出血。因毫无救治之法,很快便濒于死亡,亲人只能眼睁睁地看着她步入阎王店。就在绝望的母亲请来僧人为她安排后事时,恰逢这位女学生的父亲从外地办事返家,看到女儿痛苦的样子,心急如焚的父亲迅即转身奔到田里,采回了一些田螺,把外壳打碎,让她生吃了下去。所幸的是,次日她的体温开始下降,随后出血也止住了。后来她恢复了健康,一直如同正常人般地生活着,并结了婚,做了孩子的妈妈。

当时缺医少药的广岛人,在万般无奈的情况下,根据"药食同源"的原理,充分利用成熟于夏秋季节的新鲜水果、蔬菜,如黄瓜、南瓜、番茄、胡萝卜、马铃薯、桃子、西瓜、无花果,以及牛肝、豆浆、酒与食盐等进行调养、治疗。有位年轻的医生,住在距爆炸中心 700 米的一所军营,原子弹爆炸后大量食用番茄和黄瓜,此后仅出现轻微放射症,70 余岁时仍在为患者治病。

据一位后来的女药剂师回忆,原子弹爆炸时,她在距爆炸中心 2 500 米处,不慎足部挫伤,深夜途经爆炸中心返回郊外住宅。面对惨不忍睹的现状和空气中散发着的大量"毒气",生活经历告诉她,此时必须尽快将体内毒素排除。为了解毒,当晚她便将鱼腥草、望江南、薏苡仁煎熬之后,代茶服用,并作为家庭保健茶,从原子弹爆炸开始一直喝了 40 多年。作为营养、强壮和补血剂,她还大量食用红颜色的蔬菜如番茄和胡萝卜,并经常把胡萝卜和葱放入煎蛋中,或将胡萝卜与牛蒡、洋葱做成精美的菜肴食用,还常自磨豆浆代替牛奶饮用。40 多年来,竟未出现一点原子弹爆炸特有的伤害及症状。

原子弹爆炸及其后引发的放射病被认为是无可救治的,但广岛人却凭借在身边的食物神奇般地起死回生。这也是人类用食物疗法成功防治原子弹爆炸核污染最早的记录。

(宁蔚夏)

天下第一养人果品

春秋战国时期,栽种栗子已很盛行。一些国王对栽栗有功之臣大力嘉奖,凡栽栗千株以上者,就以"千户"相待。

为何我国如此重视栽栗呢？这是因为，香甜味美的栗子，自古就作为珍贵的果品，是干果之中的佼佼者。《图经本草》还称赞它是最有益于人体的第一果品。

栗子，又名板栗，不仅含有大量淀粉，而且含有蛋白质、脂肪、B族维生素等多种营养成分，古时还用来代替饭食。相传晋朝时期，有一次晋王率军追击敌人，粮草断绝。晋王便命士兵采摘当地所产板栗，蒸熟当饭。士兵吃后，不仅充饥，而且精力特别旺盛，晋王此战大获全胜。

栗子，不仅是美食佳品，也可作药治病。

《名医别录》说栗子"主益气，厚肠胃，补肾气。"《本草纲目》还记述了这样一则医话：古代有个名叫周武的人，患腰腿无力症，行走困难，百药无效。有一次，他的朋友陪他到栗树下游玩，他因好奇便尝了一个栗子，越吃越甜美，于是饱餐一顿。几天之后，他的腰腿痼疾竟霍然而愈，已能行走自如。

这则医话，可能有些夸张，但栗子有补肾壮腰健腿的功效，确是事实。唐代医药学家孙思邈就认为栗子是"肾之果也，肾病宜食之"。他还在《千金方·食治》中介绍说："生食之，甚治腰脚不遂。"《食物本草》也介绍，对于小儿脚软无力，三四岁还不能行走的，可以采用每日生吃栗子的食疗方法。

北宋文学家苏东坡，晚年身患腰腿痛的毛病，也常常服食板栗来治疗。后来有位客人告诉他一种慢慢嚼食栗子的食疗方法：每天早晨和晚上，把新鲜的栗子放在口中细细咀嚼，直到满口白浆，然后再一次又一次地慢慢吞咽下去，就能收到更好的补益治病的效果。苏东坡有感于此，特赋诗吟咏："老去自添腰脚病，山翁服栗归佳方。客来此说晨兴晚，三咽徐收白玉浆。"

南宋诗人陆游，晚年齿根浮动，也常食用栗子，既可作为夜晚的充饥食品，又能治疗牙齿松动的毛病。他在诗中写道："齿根浮动叹吾衰，山栗炝燔疗夜饥。"

清代的慈禧太后,为了养生保健,也常吃含有栗子粉的御膳糕点。

砂炒板栗,又香又甜,是现代人们喜吃的风味食品。

板栗炖鸡,尤其鲜美,而且有补肾健脾的食疗功效。

栗子,既养人,又好吃,但每一次切不可进食过多。生吃过多,难以消化;熟食过多,阻滞肠胃。所以著名医药学家李时珍强调说:"若顿食至饱,反致损伤脾胃。"

的确,即使是天下第一果品,也只有合理食用,才能有益于人。

(马有度)

菜中之王——红嘴绿鹦哥

菠菜,菜叶绿得翠,菜根红得艳,所以得到一个美妙的名字——红嘴绿鹦哥。

菠菜,好看又好吃,而且营养丰富。古代阿拉伯人还把菠菜称为"菜中之王"。

菠菜富含植物蛋白质,所含维生素也很全面,维生素 A、B、C、D 及胡萝卜素都不缺少。菠菜还含有钙、磷、铁、锌,尤其是含铁量高,在蔬菜中名列前茅。

食用菠菜,可以养人。古代食养专家孟诜就称赞菠菜有"利五脏"的功效。

食用菠菜,又可治病。中医学认为,菠菜的性质偏于寒凉。《食疗本草》说它有清热通便的功效。火体之人,大便秘结,或患肛裂、痔疮出血的病人,都宜食用菠菜。正如《儒门事亲》所说:"凡人久病大便涩滞不通及痔漏之人,宜常食菠菜、葵菜之类,滑以养窍,自然通利。"当然,寒体之人,脾胃虚弱而容易腹泻的人,都不宜多吃菠菜。

《医林纂要》称菠菜可"和血",是说它有生血的作用;《本草纲目》称菠菜"通血脉",是说它有活血的功效;《陆川本草》说得比较全面,认为菠菜既能生血,又能活血,还可止血,可用于治疗鼻出血、肠出血等。

说起菠菜止血,还有一则传说:

清朝时期,有一年秋天,乾隆皇帝到徐州乡下游玩私访,因钱财被盗,饥渴难忍,加之秋天气候干燥,鼻子又流血不止,便到农家讨食。农夫给他煎了几张饼,煮了一锅汤。乾隆品尝这汤,味道特别鲜美,不久,鼻血也止住了。他向农夫请教这汤是什么菜做的,老农笑笑说:"青浆白玉版,红嘴绿鹦哥。"乾隆回到京城,便命大臣解析这两句民谣。原来是说,在这青绿色的汤中,有一块块雪白如玉的豆腐,故称"青浆白玉版"。汤中又有叶子翠绿、根部红艳的菠菜,就像"红嘴绿鹦哥"。从此以后,乾隆就常常品尝菠菜豆腐汤了。

(马有度)

(六)康寿趣话

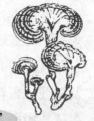

少妇打老翁只因不吃"训老丸"

明朝皇帝朱棣下诏编写的百科全书《永乐大典》,记载了这样一个故事:"昔宣徽使在终南山路边见村庄一少妇持杖责打一老儿。宣徽驻车,令问其故?妇人至车前云:此老儿是妾长男。宣徽怪之!下车问其仔细。妇人云:适来责此长男,为家中自有神药,累训令服,不肯服,至今老迈,须发如霜,腰曲头低,故责之。宣徽因恳求数服并携方以归。宣徽常服,气力倍常,齿落更生,白发再黑,容貌如婴儿,得以还童益寿。"

　　这个故事说明少妇家藏的"神药"有抗衰老的作用。这少妇看起来年轻,实际年龄至少在80岁以上。他的大儿子那样老态龙钟,其实只有60岁。80岁的老妇吃了"神药"变成少妇;大儿子拒绝吃"神药"而过早衰老。母子对照就证实了"神药"的神效。过去此药无具体名称,因为少妇训斥老儿,后人便称此药为"训老丸"。这与宋代《太平圣惠方》所载枸杞抗老延寿的故事如出一辙。只是《圣惠方》仅枸杞全株一味药,"训老丸"却是复方。临床证明复方的疗效常常优于单方,所以"训老丸"的可信度较高。

　　其方是:干生地、熟地各150克,川椒300克,怀牛膝150克,大黑豆500克,怀山药150克,雌雄何首乌各300克,肉苁蓉150克,枸杞子150克,藁本30克。

　　将何首乌晨起在甑中蒸,日出即晒,夜在室外露。如此九蒸、九晒、九露后,焙焦为末;其他药食也打成细末与何首乌末和匀,用酒调和拌匀成梧桐子大。每日空腹温酒或盐汤送下,每次30丸,早、晚各1次。

　　本方以滋补肾阴肾精的药食为主,辅以温肾的川椒,防止药食滋腻碍脾运化,而且助肾的阴精生长。妙在用一味引经药藁本,藁本能引肾精直达头部,以补益脑髓。"人老先老脑,脑衰寿不长。健脑抗衰老,脑健必长寿"。本方中用量最大的食物和药物是大黑豆和何首乌。现代研究黑豆和首乌都含有丰富的卵磷脂。卵磷脂是构成脑细胞的主要成分,约占神经组织的1/5,有很强的健脑补脑作用。卵磷脂在大脑内转化为乙酰胆碱的主要原料,乙酰胆碱是大脑神经细胞间传递信息的主要物质。缺少它,脑细胞间联系受阻,脑细胞就逐渐萎缩,记忆力迅速下降,甚至出现老年痴呆。卵磷脂还能溶解清刷附着在脑动脉上的胆固醇,防止脑动脉硬化。方中的生熟地、枸杞子、肉苁蓉、山药等还含有维护脑细胞的成分微量元素锌、锰、硒。所以本方诸药食的综合作用主要是补脑健脑。脑健必然寿长。

值得一提的是,方中川椒用量也大,连核仁共达300克之多。古人认为川椒有聪耳明目,乌须黑发,延年益寿的功效。《永乐大典》载陈晔服椒歌:"青城山老人,服椒得妙诀,年过九十余,貌不类期耋。……一年效即见,容颜顿悦泽,目明而耳聪,须乌而发黑。补肾轻腰身,固气益精血。……耐老更延年,不知几岁月。"现代研究,川椒富含微量元素锰,每百克含锰3.33毫克。锰被称为"长寿金丹"。锰能维持脑细胞的正常功能,缺锰会引起智力、记忆力减退,严重者导致痴呆。

成都市有位百岁老中医杨天鹏,70岁时服自制长寿丸(与本方主药相同),百岁仍能诊病疗疾。由此可见,"训老丸"确有抗衰老的功效。

(刘正才)

唐代著名诗人为何短命多

"人生七十古来稀"是一句十分流行的老话,在唐诗中最早见于杜甫的《曲江》诗:"酒债寻常行处有,人生七十古来稀。"过去一般人能活上古稀之年的确不多,但作为诗人这一特殊的群体是否也是如此呢? 本人专门对唐代著名诗人的寿命做了一个统计,结果发现,能活到70岁的诗人真的很少,且大多数诗人都死于60岁以下。

在36名具体生死年龄可考的诗人中平均寿命只有55.2岁。说明"人生七十古来稀"这话是符合唐代诗人客观实际的。值得注意的是,这些著名诗人的平均寿命不高,像李白、杜甫这样的大诗人都只活了60余岁,既令人扼腕,又发人深思! 这其中原因何在呢?

本人认为,唐代诗人平均寿命不高,其原因除了与当时的经济、社会、医疗卫生等诸多因素有关外,更重要的是与唐代知识分子所处的那个特定的政治环境、个人的追求以及生活遭际颇有关系。简单说来有以下四点：

1.功名心切、仕途艰辛

隋唐始倡科举制度，结束了盛行魏晋时代"仕族无寒门"的状况，这大大激发了一般中下层知识分子对功名和事业的向往和追求。大多数诗人所走的道路是：读书—应举—做官。但这条道路并不宽广。不少诗人历经数年乃至数十年的苦读，但结果并不尽如人意，有的还屡试不第而遗憾终生。如孟浩然 40 岁求仕无望，不得不过着孤独隐居的生活；李欣闭门苦学，46 岁方中进士；高适 50 岁才进入仕途，得到的只是一个县尉的卑职；贾岛更糟，一生苦求功名，至花甲仍与官宦无缘。诗人们怀着无限的希冀和求取功名的强烈愿望，以图能施展自己的抱负，但一次次失望和打击，使他们心力交瘁，心灵受到极大的伤害，这无疑会大大地损害他们的身心健康。

2.忧国忧民，屡遭贬谪

唐代不少诗人怀有强烈的爱国之心和济世之志，忧国忧民常常使他们提出一些改革时弊的合理主张。但因政治的黑暗，进言常不被采纳，不少人还正因其有才能，不时还遭到奸佞嫉妒、谗毁。这些敢于进言者最易遭到迫害、罢黜或谪迁的命运。无情的迫害和打击，使诗人们心情悲愤、压抑，精神的折磨对他们健康的伤害也是不容低估的。

3.颠沛流离，生活困顿

唐代诗人大多有四处漂游的经历，有的游学是为增长见识，广交朋友，为致仕作准备。也有的是遭迫害而频繁调迁，不得已而为之。这种居无定处，风餐露宿的无规律生活，加之过度的跋涉劳苦，是对身体不利的。特别是为谋生计和遭贬谪的诗人，在精神和物质上会受到双重磨难，有的人在这种境遇下导致贫病交加而亡。如杜甫政治上屡遭打击，四处寄寓，生活凄苦，最后客死逆旅。柳宗元被贬 14 年，精神和生活的长期重压，使健康恶化，最后含冤逝去。这种颠沛流离，精力暗耗，加之生活困顿而缺乏规律，恐怕也是唐代诗人短寿者居多的重要原因。

4.以酒解愁,纵酒伤身

唐代诗人仕途多坎坷,精神上无以寄托,常会流露"人生如梦""人世无常"的慨叹。"何以解忧? 唯有杜康"。所以,许多诗人都喜欢借酒抒怀,以酒解愁。适量饮酒对身体有好处,但过量饮酒或纵酒,对健康危害很大。李白、杜甫、李商隐、刘禹锡、白居易、杜牧、孟浩然等一大批诗人,几乎无人不嗜酒。李白饮酒是出了名的,人称"酒仙"。王维一生放浪纵酒,酒对他可说是"不可一日无此君",有"斗酒学士"之称;诗圣杜甫困守他乡,生计再艰辛,也不惜"借酒""赊酒",他经常是"竭囊而沽",处处欠下酒债。唐代诗人嗜酒是一个十分普遍的现象,且将狂饮暴喝作为时尚。纵酒伤身,纵酒致病而损寿,可说是唐代诗人难逾古稀之年的一个不可忽视的因素。

(蒲昭和)

陆游长寿秘诀

笔者曾对唐宋著名诗人的寿命做过统计,发现南宋诗人陆游算是少有的长寿者,他活了86岁。作为陆游这样一个一生都饱经忧患、屡遭谪贬、在精神和肉体都承受巨大磨难的诗人,能活到如此高寿,确属罕见。

那么,陆游何以能在长期的忧思苦闷中步入长寿之列呢? 我认为,从精神上树立信心,不断化释忧愁和苦闷,是陆游得以长寿的重要原因。他的养生之道主要体现在以下三方面,至今仍给我们很多有益的启示。

1.读书有味身忘老

陆游生于北宋灭亡之际,面对外敌入侵,山河破碎,他具有很高的爱国激情,力主抗战抵御外敌,不惜投身军旅。然而,朝廷的昏庸和主和派的压制,使陆游报国志向无法实现,加之不断遭到排挤和谪贬,感情上备受摧残。但他并未消沉下去,而是"清坐无事书可读",其后读书也成了他的一种养生方法。至晚年,他的读书热情丝毫未减,甚至达到发愤忘食,乐以忘忧,"不知老之将至"的境地。读书成为他的第一大乐趣,还将其卧室取名"书巢"。

读书何以能养生呢? 正如陆游所说:"读书有味身忘老。"从读书中,他体会到了书的妙意奥理,于书中访古问今,吊山览水,给他带来了无限的乐趣。陶醉于读书,使他平心静气,积精全神,何不长寿?

2.做诗抒怀释忧患

陆游一生命运充满了不幸和坎坷。诗人曾为此忧虑、郁闷、痛苦过,但他并没有为此消沉而不能自拔,而是把对当时的不满、对国家的担忧、对爱情的向往以及郁积在心中的苦闷,用诗歌尽情淋漓地宣泄出来。写诗已成为他生活不可缺少的部分。可以说陆游是在"六十年间万首诗"中度过了他智慧的一生。

写诗成为了他养生的独特方式。写诗有益健康,是由于它是一种可以毫无顾忌地宣泄感情、排除内心压抑的好方法。尤其是每当佳句频出,妙语惊人之时,会产生一种收获的喜悦,一种激昂的升发,还会带来一种如释重负的轻松。此时可以转悲为喜,使气血流畅,少生疾病。现代医学认为,许多疾病都与心情郁闷相关,心理压抑极易导致躯体方面的疾病产生,尤其是癌症、冠心病、高血压等,无一例外都与负性情绪密切相连。用诗歌来抒情开郁无疑是一种有益健康也有助长寿的好方法。

3.存神止虑寿自长

作为一个爱国诗人,陆游时时都想到民生的疾苦和国家的安危。他一生可谓是多虑的一生,为山河破碎而焦虑,为统一祖国而谋虑,为生活的颠沛流离而忧虑。太多的"虑"曾一度使他感到悲观,身体受损,但经数十年的坎坷经历后,他终于悟出人生贵在"存神",即保持一种精神、一种信念。尽管他屡遭排挤和压制,但力主抗金,盼国统一的信念始终不变,临终时还给儿子写了《示儿》:"王师北定中原日,家祭勿忘告乃翁。"全诗荡气回肠,催人斗志,可谓"存神"之至。"止虑"即消除久积胸中的忧虑。因为忧虑过多,对人健康无益,只有面对现实,重新选择自己的乐趣,才是积极的生活态度。当他遭谪贬回到故乡时,那湖泊山川,小溪清流,风景优美,山清水秀,是他得到安慰、清除忧虑最好不过的地方了。他学习农耕,散步山荫小道,泛舟镜湖,与邻居野老攀谈交往,那颗激愤而忧虑之心也慢慢地平静下来。这样悠然自得,悦心爽目的生活,使萦绕脑海的忧虑之情得以转移、忘却,自然就达到了"止虑"。

"存神止虑"的目的就是为了保全人的精气和神气的充盛,使脏腑功能运行正常,这样不仅少得病,而且有利长寿。"存神止虑"的养生方法对老年气血虚弱,心力不济者尤为适合,这点无疑也是陆游得以长寿的重要原因。

(蒲昭和)

九九重阳话长寿

农历九月初九是我国传统的重阳节。为什么把九月初九叫"重阳"呢? 古代将"九"定为阳数,九月初九,月是九为阳,日也是九又为阳,两九相重为重九,两阳相重为重阳,所以九月初九既称"重九",又称"重阳"。

几年前,我国就已正式把"重阳日"当作老年人的特定节日,这体现了国家对老年人的关心和爱护。老年人很重视的就是晚年过得愉快,活得健康长寿。所以笔者认为,将"九九重阳"定为老年节,在寓意上也是很恰当的。

从数字上讲,古人将"九"看作"最大数"。"九九"也有谐音"久久"之义。选择这一天为节日正好包含了老年人希望长寿的愿望。另外一点也很有意思,就是在我国古代,"九九"重阳之日有登高、插茱萸、饮菊花酒等习俗,而这些活动大都与健康长寿密切相关。

重阳登高,也在于秋游,陶冶情感。《千金月令》说:"重阳之日,必以肴酒登高眺远,以畅秋志。"其实,古人早已明白生命在于运动的道理,重阳登高实际是鼓励人们走出户外,运动肢体,活动筋骨。而登临高处,静观云霞,远眺河山,还能使人心旷神怡,豪情满怀,一扫秋天之愁绪。过去登高的方式也多样,年轻人可去远处登山、游猎;老年体弱者可到近处登高台,去城内游佛寺或爬寺塔等。其间既能获得精神上的无穷乐趣,又可使身体得到有益的锻炼,这无疑有助于身心的健康。

古人常云:"茱萸为辟邪翁,菊花是延寿客。"重阳节所佩戴的茱萸(即吴茱萸),为常用中药,有驱虫、除湿、祛寒邪、利五脏、通关节等功效。至于菊花,自古就是一味常用中药,《神农本草经》将其列为上品,认为有"利气血,轻身耐老,延年"的作用。菊花酒是用菊花酿造的酒,制法是:取当年菊花瓣煎汁,与米、曲同酿而成,来年重阳始熟饮用。重阳饮菊花酒能强身延年,《荆楚岁时记》说:"饮菊花酒令人长寿。"故菊花酒历来颇受人们的钟爱,特别是重阳节饮菊花酒更是成为时尚。如《旧唐书·李适传》载:"凡天子游幸,秋登慈恩浮图,献菊花酒称寿。"皇帝喜饮菊花酒,文人贤士也不甘落后,晋时陶渊明"采菊东篱下",更是嗜菊花酒如命,每当重阳节这一天,他总会"引吟载酒须尽一生之兴"。现代药理研究表明:菊花的有效成分对革兰氏阳性菌、结核杆菌、流感病毒及皮肤真菌都有抑制作用,并有解热、降压、扩张冠状动脉、增强毛细血管抵抗力等功效。对老年高血脂、高血压及动脉硬化等均有良好效果,不愧为保健益寿之佳品。

(蒲昭和)

卫生保健端午节

一定的风俗活动与某个历日相结合便产生了节日。细心的人会发现，在我国一些民间传统节日里，常常散发着浓郁的医药气息，传承着驱邪辟秽、防病除疾、强身健体的有效方法。端午节即是其中之一。为了应付俗信中的恶月，端午这天的卫生保健活动可谓丰富多彩、热闹非凡。

兰汤沐浴，是远古的习俗，后来便和端午节结合起来。屈原"浴兰汤兮沐芳华"就是这种习俗的写照。古人认为，浴兰可以除病驱瘟，使得香汤洁身之风盛行一时。时至今日，这一习俗已经逐渐演变为简便实用的草药浴。即在端午节这天，采摘各种新鲜草药，水煎后倒入浴盆或浴缸内泡浴，具有清热解毒、祛暑化湿、行气活血、润肤舒筋、杀虫止痒等功效。

端午当日，家家户户都要把从田野采回的艾蒿、菖蒲悬挂在门户上，有的还制成人或虎样的饰物，也有用艾叶、菖蒲、大蒜烧水喷洒房前屋后。一些地方的人还喜欢将艾叶、菖蒲研成末，包上布，制成香包佩饰。现代研究，艾叶与菖蒲中均含有挥发油，能抑菌、杀菌。古人所用，也是取其芳香辟毒之意。

饮用药酒在端午节中较为普遍，制酒原料多为艾叶和菖蒲。据说，法国有种葡萄酒"味美思"，即是以艾叶汁为香料。菖蒲酒又叫蒲觞，浸制方法与艾酒相同，饮之可辟邪气。在一些气候潮湿地区，五月初五采五加皮，酿五加酒，也是民间的习俗。当然，过去端午节给人印象最深的似乎是雄黄酒，人们还将雄黄酒泼洒墙壁床帐，以此驱瘟除瘴。雄黄属有毒类中药，雄黄酒不能饮用！

根据"药食同源"的原理，在端午节的餐桌上，各种"保健食品"可谓琳琅满目。其中最常见的即是用糯米与红豆制成的粽子，红豆不仅营养丰富,且有清利湿热之功。吃咸鸭蛋为端午又一食俗,它咸而微寒,能滋阴,清肺,为夏日食补与佐餐佳品。不少地方还用米粉或面粉发酵与艾蒿一起蒸馍馍。大蒜炒苋菜颇受众人青睐,两者均有杀菌解毒作用,堪称夏病防治佳蔬良药。

在端午节这天,有一项非常引人注目的活动,便是龙舟竞渡。盛唐时期,这项体育活动达到了鼎盛程度。是日,但见两岸仕女云集,齐声歌呼动容,为竞渡之船助威,竞渡龙舟更是鼓声震天,棹击波浪,争先恐后,似离弦之箭一般向锦标飞驰。竞龙舟不仅能够强健体魄、增益体质,而且充分体现了以龙为中华民族图腾的奋发向上的拼搏精神。

"踏百草""斗百草"是端午节的又一项娱乐活动。俗话说,端午百草都是药。仲夏五月,不少药草已经成熟,药力最强,故民间认为端午日采的药功效最好。每逢此时,人们一边采摘芳香沁脾的新鲜草药,一边尽享天地之间大自然的恩赐,悠然自得,愉悦身心。

(宁蔚夏)

白发转青何首乌

相传在唐代,有个名叫何田儿的人,由于体弱多病,58岁还未娶妻成家。有一天晚上,酒醉后睡卧在山野间,忽然看见两根野藤相距三尺多远却互相交缠,许久才又分开,随后又再交缠。何田儿见此藤如此特殊的情状,十分惊异,第二天早晨便连根挖回,遍问众人,谁也不认得这是什么植物。后来,他向一位从山中前来的老者请教,老者告诉说:"此恐是神仙之药,何不服之?"何田儿便把挖回的根捣为细末,每天早晨空腹时用酒送服一钱。七天后就思念房事,连服数月,身体逐渐强健,于是改为每日服二钱。一年之后所患诸病完全痊愈,而且头发由白转青,容颜也变得年轻了。他娶妻成家之后,在十年之中,连生几个男孩,于是把"田儿"改名为"能嗣"。他的子孙和他一样,都享高寿。儿子延秀活到160岁,孙子何首乌在130岁时,头发仍然乌黑。从此以后,便把这夜交藤的根取名为何首乌。

唐代的李翱将此传说写成《何首乌传》,何首乌便身价十倍。后来,明代的邵应节向嘉靖皇帝献上以何首乌为主药的七宝美髯丹,何首乌就更加名扬天下了。

历代医家,也十分看重何首乌的补养抗衰功效。宋代《开宝本草》说:"何首乌,益气血,黑髭鬓,悦颜色,久服壮筋骨,益精髓,延年不老。"明代名医李中梓也强调指出:"何首乌,老年尤为要药,久服令人延年。"明代医药学家李时珍还称赞何首乌:"益血养肝,固精益肾,健筋骨,乌髭发,为滋补良药。"

用何首乌滋补,一定要用制首乌。生首乌以黑豆煮汁拌蒸,晒干后变为黑色,即为制首乌。生首乌主要用于缓泻通便;制首乌才长于补养。生首乌有毒要慎用,更不能长期服用!

怎样使用何首乌呢?

最简便的方法就是饮用首乌茶。每次取制首乌6克,用鲜开水冲泡当茶喝,味淡为止。适用于高脂血症、动脉硬化、高血压病和冠心病人。因为何首乌可降低胆固醇和缓解动脉硬化的形成。

服用首乌枸杞汤,也很简便。取制首乌、枸杞子各15克水煮,分3次服。适用于肝肾两虚引起的头昏、眼花、耳鸣、腰腿酸痛等。

食用首乌红枣粥,对头昏耳鸣、腰膝酸软、须发早白、大便干燥的人,很有帮助。制作的方法:先将制首乌30克加水煎煮30分钟,过滤去渣,加入红枣5枚、粳米60克,待米粥煮成,再加适量红糖,趁热服食。

古往今来,使用何首乌补养,确有多种功效,而最具魅力的还是延缓衰老,以其有助于白发转青、乌须黑发而名扬天下。

(马有度)

抗衰延龄枸杞子

枸杞子，红如胭脂，艳如玛瑙，光彩映目，十分好看。正如古诗所云："玛瑙天然胭脂色，东来紫气益精光。"

枸杞子自古就是滋补养人的上品，有延衰抗老的功效，所以又名"却老子"。唐诗有云："上品功能甘露味，还知一勺可延龄。"

《保寿堂方》记载，古代有位人称"赤脚张"的异人，向猗氏县一位老人传授了一种食用枸杞子的方法，这位老人坚持食用，活了一百多岁，"行走如飞，发白变黑，齿落更新，阳事强健"。

历代养生家、医学家都很看重枸杞的补养功效。早在《神农本草经》中就指出"久服坚筋骨"；《本草经集注》和《名医别录》都说枸杞擅长"补益精气"；《食疗本草》也说："能益人，去虚劳。"

晋代和南北朝的葛洪、陶弘景，唐代的孙思邈、孟诜，都是医林寿星，他们都喜欢喝枸杞酒。唐代宰相房玄龄，操劳过度，身心衰惫，后来坚持食用枸杞银耳羹，也收到保健强身的良好效果。明代邵应节献给嘉靖皇帝的补养名方七宝美髯丹，其中就有枸杞这一宝。清代慈禧太后服食的益寿膏、长春益寿丹，枸杞也是其中的重要药物。

李时珍在《本草纲目》中把枸杞子的主要功效归纳为"滋肾、润肺、明目"，简明扼要，符合实际。

肾阴亏虚，肝血不足，引起腰膝酸软、头昏、耳鸣、遗精等症，宜用枸杞子。《古今录验方》所载滋肾养肝的名方枸杞丸，就以枸杞子为主，配伍地黄和天冬。

肺阴亏虚，经常干咳，也宜使用枸杞子，可与麦冬、知母、贝母等养阴润肺药配伍。

枸杞子尤其擅长明目，所以俗称"明眼子"。历代医家治疗肝血不足、肾阴亏虚引起的视物昏花和夜盲症,常常使用枸杞子。著名方剂杞菊地黄丸,就是以枸杞子为主要药物。民间也常用枸杞子治疗慢性眼病,枸杞蒸蛋就是简便有效的食疗方。

枸杞子治疗消渴(糖尿病)也有一定效果。《汤液本草》记载,枸杞子"主渴而引饮,肾病消中"。民间验方把枸杞子蒸熟嚼食,每次 10 克,每天 2~3 次。用枸杞子 15 克,与黄芪 30 克、山药 30 克、生地黄 15 克、麦冬 15 克同煎服用,效力更强。

老年人阴虚,睡眠不安,食用枸杞,有养阴安神的功效。近代名医张锡纯,在《医学衷中参西录》中谈到他的亲身体验:50 岁以后,夜晚每次醒来,都自觉心中发热,必须喝几口凉水才能再睡,一个晚上几乎喝完一壶水。后来,他思量这是自己阴分不足、阳分偏亢,而枸杞子擅长补阴,便每晚睡前嚼服一两,果然夜晚睡觉安稳,凉水也饮得少了。妙哉,枸杞!

(马有度)

灵芝仙草不是草

据传说,秦始皇为了长生不死,派徐福带领三千童男童女到蓬莱仙岛去寻找长生不死之药"灵芝仙草";《白蛇传》更是绘声绘色地描述白蛇盗取灵芝仙草,给许仙一吃便"死而复生"。

所谓"灵芝草",其实并不是草,而是一种野生的菌,为多孔菌科植物,所以中药取名为菌灵芝,以紫色的灵芝最多。郭沫若在《题灵芝草》中写道:"茎高四十九公分,枝茎处处有斑纹。根部如髹光夺目,乳白青绿间紫金。"

正因为灵芝形状奇特,光泽夺目,加之生长环境特殊,采集不易,使人感到神秘,各种神话传说也就应运而生。

灵芝,在我国现存最早的中药文献《神农本草经》中即已记载,分为紫芝、赤芝、青芝、黄芝、白芝、黑芝等六种。现代所见的灵芝，主要是紫芝和赤芝两种。

《神农本草经》把灵芝列为上品药，认为它有益心气、增智慧、补精气、坚筋骨、好颜色的功效。现代药理实验也证明，灵芝确有滋养强壮的作用。

神经衰弱的病人服用灵芝，失眠、多梦、头昏等症状可明显好转。慢性支气管炎患者服用灵芝，既可减轻症状，又能减少复发。慢性肝炎患者服用灵芝，有保肝功效，有助于转氨酶下降。高血脂、高血压和冠心病患者，也可服用灵芝，有降低胆固醇和降低血压的作用。身体虚弱，抵抗力低下，容易感冒的人，服用灵芝也有减少发病的效果。

以往灵芝全靠野生采集，现在不仅变野生为家种，而且采用化学工艺繁殖的方法，大量生产，并制成片剂、糖浆等剂型。

《神农本草经》说久服紫芝，"可以轻身、不老、延年"。而久食赤芝，不仅"轻身不老"，而且能成"延年神仙"。这显然是夸张之说。从古至今，还未见到久服灵芝而"轻身不老"的。如果说对某些人起到一定延年益寿的作用，也只是灵芝防治一些老年常见疾病的结果。

灵芝非仙草，本是野生菌，滋养是佳品，防治老年病。

（马有度）

名副其实的"长寿菜"——马齿苋

夏日，当你漫步在田野、路旁潮湿而又向阳的地方，随时随地都可看到一种肥嫩的野菜——马齿苋。

马齿苋，状似马齿，味如苋菜，所以叫"马齿苋"。正如李时珍《本草纲目》所说："其叶比并如马齿，而性滑利似苋，故名。"

　　马齿苋有许多别名,报恩草、长寿草、救命草、长寿菜。其中"报恩草"源自这样一个美妙的传说:上古之时,十日并出,田禾皆枯,百姓只得躲进山洞里。有一个叫后羿的勇士,为拯救人民,搭箭拉弓,连发九箭,把九个太阳都射落了。仅存的一个太阳无处躲藏,情急生智,向下一看,只见大地有一片片长得油绿绿的马齿苋,于是便躲进茂密的马齿苋叶下,终于得以逃生。太阳确是有心,为了报答马齿苋的救命之恩,太阳从此不肯曝晒马齿苋。即使天旱无雨,别的植物都垂头丧气,没精打采,唯独马齿苋绿郁葱葱,结子繁殖。这就是"报恩草"名字的来历。

　　马齿苋耐高温和干旱,生存力特强,它长夏开花,朝开暮闭,炎夏酷暑太阳越大,它的花却开得越盛。把它拔下来,挂于屋檐下,十天半月,它照样开花结籽。这种顽强的生命力的特性,便赢得了"长寿草"的美誉。有人称它叫"长寿菜",这是因为每遇自然灾害之年,粮食颗粒无收时,老百姓都会把遍地生长的马齿苋当做菜吃,以度饥荒之年。明代皇帝朱元璋之子朱棣"留心民事",为了在遇到荒年时度过饥荒,在他专门编撰的专著《救荒本草》中,就收载有野菜马齿苋。所以,在民间有人把马齿苋叫"救命草",可谓是名副其实。

　　有人说,马齿苋只算一般可食用的野菜,没有什么营养价值。然而,近年研究表明,马齿苋实为一种营养成分丰富、且不可多得的天然绿色保健佳蔬。

　　马齿苋自古就是一味良药,具有清热解毒、散血消肿的功效。可用于辅助治疗热痢脓血、痈肿恶疮、血尿、丹毒、湿疹、赤白带下、阑尾炎、胃溃疡等多种疾病。近年研究发现,马齿苋所含的某些活性物质,对冠心病、高血压病、糖尿病、肥胖症也有一定的防治功效。

　　活血降脂　研究证明,马齿苋具有降低血液粘度,起到预防血栓形成的作用。还有抑制或清除胆固醇和甘油三酯生成的效应。所以,常吃马齿苋可降血脂及防治冠心病。

降血糖　美国科学家发现,用糖尿病大鼠和兔做试验,马齿苋水溶性和脂溶性提取物,都能够延长糖尿病老鼠和兔子的寿命。同时又证明:马齿苋能促进胰岛分泌胰岛素,调整人体内糖代谢过程,从而达到降血糖的效果。国内曾有报刊载:有人采用马齿苋淡水煮食,治疗多名糖尿病患者,全部有效。

美容减肥　马齿苋富含维生素 C、维生素 E。维生素 C 和维生素 E 有抗皮肤衰老功效,维生素 C 有消除色素斑作用,而维生素 E 有抗自由基功效,都能起到一定的美容效果。常吃马齿苋能增加表皮黑色细胞的密度和相关酶的活性,有助于白发变黑。马齿苋属于一种低热营养食品,每 100 克仅含 26 千卡热量,有人称它是一种典型的减肥食品,常吃有助于防治肥胖症。

(蒲昭和)

慈禧太后的香发散

"清宫医案"中记载了一个专为慈禧太后而设的美发干洗方,名"香发散"。该方由玫瑰花、零陵香、檀香、公丁香、大黄、丹皮、细辛、苏合油等组成。其制法是:先将诸药细末,用苏合香油拌和,晾干,再研细面,备用。使用时将药粉掺匀于发上,后用密梳篦去。发有油腻,不用水洗,将药掺上一篦即净,久用还会使发落重生,至老不白。

慈禧太后在晚年时很喜欢这种干洗"香发散",究其原因,有这样两种传说:

其一,此方创制于光绪 31 年,尽管老佛爷已年逾七十,对爱发护发的兴趣丝毫不减,但无奈她晚年体弱多病,常患感冒,又常复发偏头痛。洗头本是一件小事,但从洗头到晒发总要花费不少时间,体弱多病的慈禧总觉得是件麻烦事,不愿轻意洗头,但久不洗头易生腻垢,会发出汗臭气和搔痒。于是御医们为免除太后用水洗的麻烦,就特意为她研制了这种干洗方,取名"香发散"。

其二,慈禧贵为至尊,好保养且又重仪表,即使一根头发都视为珍贵,最忌脱发。据野史载:太监李莲英谨慎伺候太后多年,但一次为太后洗头,不知是用力稍重,还是老年自然脱发,太后见水盆中掉落了数十根头发,一怒之下,便打翻了铜盆,还严令将李莲英重杖数十,以解脱发之恨。后来,李莲英为太后洗头,总是心惊肉跳,万分小心。不过,李莲英毕竟是聪明之人,他买通了御医李德裕,李德裕又会同诸太医,遍查方书,搜索枯肠,最后终于制成了这种免洗干梳的"香发散",经老佛爷试用,除腻止痒效果明显,所以颇受太后的喜爱。

香发散作为护发美发用,不仅用法奇特、少见,而且从药物配伍看,确也合理精当。方中零陵香、檀香、丁香、玫瑰花、细辛、苏合油均为芳香之品,具有开窍通络、辟秽除臭、温养毛发的作用。药理研究表明:芳香药富含挥发油,有刺激扩张毛细血管、改善头皮血液循环、促进毛发再生的效果。而细辛还兼具祛风燥湿止痒的功效。丹皮、大黄能清热活血,又能加强全方抑菌杀菌的作用。诸药配合,可共奏洁发止痒、香发护发的效果。

(蒲昭和)

健康基石　养生民谚

民间谚语,言简意赅,寓意深刻,应用广泛,为人民群众喜闻乐见。在我国千百年流传的民谚中,不乏与健康长寿有关者。这些源于生活、通俗易懂、发人深省的警言妙语,对于强身健体、防病治病、

延年益寿起到了不可低估的作用。现将其中反映四季养生与"健康四大基石"内容的,辑录于下:

1.四季养生

天上四时春为首,人间五福寿当先。感冒不避风,从春咳到冬。夏天常喝绿豆汤,防暑解毒妙非常。夏练三伏,冬练三九。春夏鸡鸣宜早起,秋冬日出始穿衣。冬吃萝卜夏吃姜,不劳医生开药方。

2.健康基石

心理平衡 笑一笑,十年少;愁一愁,白了头。千保健,万锻炼,乐观开朗最关键。常乐常笑,益寿之道。知足者长乐,善笑者长寿。生活上适度,精神上大度。生理卫生强身,心理卫生强心。心胸里头能撑船,健康长寿过百年。

合理膳食 早饭吃好,午饭吃饱,晚饭吃少,大夫不找。饮食秘诀在平衡,调配合理寿自增。大蒜是个宝,常吃身体好。要想身体好,吃饭八成饱。饮食有节,医生失业。饭前要洗手,饭后要漱口。不干不净,吃了得病;干干净净,吃了没病。

适量运动 生命在于运动,运动延缓衰老。运动一小时,增寿六十分。多动多得益,少动少得益,不动不得益。返老还童求灵丹,不如早起跑三圈。

戒烟限酒 饭后一支烟,害处大无边。嗜烟酗酒,百病之首;不嗜烟酒,天长地久。不吸烟,不喝酒,病魔见了绕着走。烟酒不分家,害了你我他。不抽烟,少饮酒,健康长寿九十九。

(宁蔚夏)